実践にいかす
歩行分析

明日から使える観察・計測のポイント

訳

月城慶一
広島国際大学教授

ハーゲン愛美
HM SAPERE 代表

Ganganalyse
in der Praxis

Anwendung in Prävention,
Therapie und Versorgung

2. erweiterte Auflage

Oliver Ludwig

医学書院

著者　Dr. Oliver Ludwig
生理学博士，ドイツ　ザールラント大学講師
専門分野：ヒトの生理学，バイオメカニクス，神経学，整形外科的アライメントに基づいた姿勢，運動器官分析

1967年生まれ．ザールラント大学卒業．フリードリヒ・シラー大学イェーナにて博士号取得．ヒトの生物学と生体力学分野生物学博士号取得．大学院課程にて技術的生物学と生体工学専攻．整形外科，スポーツ医学副専攻．ドイツ　ザールラント大学　姿勢と運動障害におけるスポーツ科学科講師．小児，青年期の姿勢障害に対する長期継続研究における科学ディレクター．

＊現在取り組んでいる「キッドチェック」プロジェクトは，小児，青年期の不良姿勢に関して，これまで2,000人以上の被験者を対象とした，この分野ではドイツ最大の研究プロジェクトである．

Authorized translation of the German language edition, "Ganganalyse in der Praxis Anwendung in Prävention, Therapie und Versorgung 2. erweiterte Auflage", published by C. Maurer Druck und Verlag, Geislingen. Copyright © 2015 by C. Maurer Druck und Verlag, Geislingen(Steige)

© First Japanese edition 2016 by Igaku-Shoin Ltd., Tokyo

Printed and bound in Japan

実践にいかす歩行分析
―明日から使える観察・計測のポイント

発　行　2016年10月1日　第1版第1刷
著　者　Oliver Ludwig
　　　　オリバー　ルードヴィッヒ
訳　者　月城慶一・ハーゲン愛美
　　　　つきしろけいいち　　　まなみ
発行者　株式会社　医学書院
　　　　代表取締役　金原　優
　　　　〒113-8719　東京都文京区本郷1-28-23
　　　　電話　03-3817-5600（社内案内）
印刷・製本　三美印刷

本書の複製権・翻訳権・上映権・譲渡権・公衆送信権（送信可能化権を含む）は株式会社医学書院が保有します．

ISBN978-4-260-02805-9

本書を無断で複製する行為（複写，スキャン，デジタルデータ化など）は，「私的使用のための複製」など著作権法上の限られた例外を除き禁じられています．大学，病院，診療所，企業などにおいて，業務上使用する目的（診療，研究活動を含む）で上記の行為を行うことは，その使用範囲が内部的であっても，私的使用には該当せず，違法です．また私的使用に該当する場合であっても，代行業者等の第三者に依頼して上記の行為を行うことは違法となります．

JCOPY　〈出版者著作権管理機構　委託出版物〉
本書の無断複製は著作権法上での例外を除き禁じられています．複製される場合は，そのつど事前に，出版者著作権管理機構（電話 03-3513-6969，FAX 03-3513-6979，info@jcopy.or.jp）の許諾を得てください．

訳者序

　本書の著者，Oliver Ludwig はドイツ人の生物学博士であり，ヒューマンバイオロジーとバイオメカニクスの専門家として 20 数年来，姿勢と運動分析を専門に研究に取り組んでいる．そのかたわらドイツのザールラント大学で教鞭をとり，また整形外科靴技術の臨床応用と技術開発，整形外科靴技術者のためのセミナー開催に精力的に取り組んでいる．本書は，多様な診断と治療の評価において歩行分析が必須手法であるという観点に立ちながら，大規模な機材を使用した方法には焦点をあてず，また，肉眼によるヒトの歩行の観察と評価の重要性を認めつつ，その中間点にあるビデオ解析や動的負荷圧測定装置のサポートを用いた手法の利点を紹介している．これらは，とりわけ歩行分析に取り組み始めて間もない分析者には取り組みやすい方法である．そのような簡易的な装置を使用した測定方法であっても，歩容の評価と歩容変化の認識，計測の質の向上，歩行分析の有用性を獲得することに大いに貢献することを本書は説明している．

　本書を日本に紹介するきっかけとなったのは，2014 年 8 月に東京都八王子市で開催されたセミナーで Oliver Ludwig が講演したことである．このセミナーは，本書の翻訳者であるハーゲン愛美の夫のクレメンス・ハーゲン氏(オーストリア出身，整形外科靴マイスター，長野県在住)によって企画されたもので，全国から医師，整形外科靴技術者，シューフィッター，義肢装具士が参加者として集まり，2 日にわたって行われた．その際に紹介された本書の原書は，Oliver Ludwig 自身により，姿勢と歩行の観察と計測のエッセンスがまとめられたものであり，セミナー内容に感銘を受けた受講者の多くから翻訳出版が強く望まれた．原著はドイツ語で書かれていたため，和訳は，ドイツ語が堪能で，これまでドイツ語圏からのエキスパートによるセミナー資料の翻訳を手掛けていたハーゲン愛美が担当している．そのうえで私が『観察による歩行分析』(医学書院，2005 年初版)の翻訳経験と教育の経験をもとに推敲し，さらにハーゲン愛美が原著の内容と照らし合わせて，訳文に間違いがないか入念にチェックしながら仕上げたのが本書である．

　本書によって，歩行分析をこれから始めようとする方から，すでに多くの経験をもつ方まで，実践の場で明日からいかせる知識を得てもらえれば幸いである．

　本書の出版実現のために大きな牽引力を果たした医学書院の大野智志氏にこの場をお借りして深く感謝する．

2016 年 8 月

訳者を代表して　月城慶一

謝辞

ヒトの歩行分析に取り組むにあたり，多くの方々に何年にもわたってのご指導を賜り，多岐にわたる分野の専門知識やそれぞれの視点についてご教授いただいたことに心から感謝いたします．とりわけ以下の方々には特別な感謝の意を表します．

運動解析と科学的研究について基礎知識をご教授下さった，Dr.rer.nat. Bernhard Möhl 教授．

医学的歩行診断における神経学的観点についてご教授下さった，Dr. med. Ulrich Dillmann 教授．

歩行分析においてスポーツ科学の分野から技術的アプローチについてご教授下さった，Dr. phil. Hartmut Witte 教授．

実践的な適用方法に即した歩行分析の応用法についてご教授下さった，整形靴マイスター Paul Peter Zender 先生．

多様な理学療法，徒手療法の観点と歩行運動の観察方法についてご教授下さった，理学療法士の Norbert Fuhr 先生．

最後に，貴重なご意見と多くの優れたアイディアを教示して下さった，私のセミナーを受講していただいた皆様にも心からお礼を申し上げます．

本書に登場するペドバログラフィー録画は，以下の機器を使用して行った．
　Zebris 社（イズニー）製　足底圧計測プレートシステム（商品名：PDM Plattform）
　Novel 社（ミュンヘン）製　計測器（商品名：emed Plattform）
　GeBioM 社（ミュンスター）製　足底形状計測システム（商品名：GP MobilData）

序

　歩行分析は，多種多様な臨床的実践のための幅広い上位概念であり，診断と評価，治療または理学療法を実施するために必要である．歩行分析は，臨床現場におけるさまざまな疑問に対し，答えを導き出す手助けとなるため，さまざまな歩行分析の種類が導入されている（表1）．スポーツ医学や整形外科に特化した分野における運動解析活用はますます増えており，運動時に発生する問題の原因を特定するのに役立っている（Jöllenbeck, 2012）．そこでは，歩行分析がX線画像やCT，MRIといった静的な解析方法の補完的役割を果たしている．なぜなら，運動解析が，逸脱運動や，それによる組織への過負荷の危険性となる原因の特定を可能にするからである．また，スポーツ傷害の後に行う歩行分析は，たとえば再びスポーツ選手として活動が可能かどうかといった重要な判断にも役立つ．

　科学的研究において実施されている解析方法は，実に大規模で包括的である（Nüesch et al, 2010）．さらに医学的研究においては，歩行に関与する構造（筋，腱，靭帯，関節，骨，神経系）の連携はとても重要である．そのために用いる研究方法は，歩行分析全体のトップに位置するような高度なものである．

　しかし，本書ではそのような大規模な機材を使用した方法に焦点をあてていない．大規模な機材は価格が桁違いで，日常的に医療に従事している者にとっては手の届かないものである．たとえ使用する機会があったとしても，操作や評価には長時間の作業を要する．対極に位置する方法として肉眼による歩行の観察と評価があるが，これを過小評価することはできない．経験豊かな歩行観察者が一定の基準に従って歩容を評価すれば，多くの場合に優れた成果をもたらすからである．しかしながら，豊富な経験を積み重ね，診察の信頼性と再現性を保証する"完全な観察力"を獲得するまでの道のりはとても長い．

　これらの両極の中間的な位置付けとして，ビデオ解析や動的負荷圧計測の助けを借りて，医学的歩行診断を容易にするという選択肢がある．手の届かない高度で複雑な方法

表1　歩行分析の種類とそれぞれの適応

分析方法	適応分野	目的	方法例
科学的歩行分析	・科学分野 ・医療関係	・科学的基礎研究 ・応用研究 ・医学的診断	・運動の3次元録画 ・筋電計測 ・運動学的＋運動力学的分析 ・シミュレーション
医学的歩行分析	・整形靴 ・義肢装具 ・理学療法	・歩行障害の分析 ・義肢装具デザインと療法の決定 ・治療結果の評価	・運動の2次元録画 ・ソフトを用いた角度解析 ・運動力学的分析 　（ペドバログラフィー）
記録的歩行分析	・理学療法 ・スポーツシューズ	・歩容の変化の確認 ・スポーツシューズの推奨	・2次元ビデオ記録 ・目視による分析

と，信頼性と再現性を有する経験豊かな観察力の狭間で一定の評価を得られている(Chambers & Sutherland, 2002). 特に歩行分析に取り組み始めて間もない分析者にとって，手軽な装置を使用した計測方法は，歩容の評価と歩容の変化の認識，そしてそれらの質的向上と歩行分析の有用性に対する確信を得ることに有効である(Wren et al, 2011).

　本書が活用されるべき場面について説明する．著者は今まで自ら講師を務める数多くの歩行分析に関するセミナーにおいて，歩行分析への簡単な入門方法を探している数多くの意欲的な専門家と知り合った．しかし，数多くのセミナーや講習を受講したにもかかわらず，歩行分析の実践を躊躇することが多いのが現状である．それは歩行運動の複雑さゆえに，ステップバイステップで順を追って歩行分析を習得するための，とりわけ実践にいかす手がかりがみつからなかったからではないだろうか．

　それゆえ，本書執筆にあたって，読者にとっての導入口となるテーマ選びはとても重要であった．第一に，無数の運動パターンの大いなる複雑さのなかで学習ポイントを見失わないように，重要な観察ポイントのみを選んで紹介した．最初の一歩を勇気をもって踏み出せば，実践者の分析アプローチは磨かれていく．専門家であっても常に学習は必要である．本書で述べたことを理解し，実践した後は，さらに理解を深めるために，複数の優れた書籍を一読することを推奨する．

　最もお薦めするのは，"バイブル"と呼ばれるJacquelin Perry博士の歩行分析に関する数々の著書である．彼女の著書『Ganganalyse』（日本語版：『歩行分析―正常歩行と異常歩行 原著第2版』，医歯薬出版，2012）では，包括的なバイオメカニクス的背景の知識の紹介と標準的な歩行のバリエーションが論述されている．他に，非常に素晴らしい著書としては，Perryの教え子であったKirsten Götz-Neumannの『Gehen verstehen』（日本語版：『観察による歩行分析』，医学書院，2005）がある．観察による歩行分析を行う方法について，とても理解しやすい形で根拠を明確にしながらまとめられている．英語が堪能な方なら，Chris Kirtleyの『Clinical Gait Analysis』を読むことで，幅広い歩行分析分野を体系的に理解し，全体像をつかめる．さらに深く掘り進めたい場合は，Verne Inmansが基礎部分を執筆し，Jessica RoseやJames Gambleによってヒトの歩行のすべての重要な要素が追述された『Human Walking』がお薦めである．ランニングスポーツに焦点を絞っている方には，Marquardtの著書『Laufen und Laufanalyse』によって，ランナーのケアに関する重要な情報が得られる．

　本書は，歩行分析活動に深く関わる前の道のりがどこから始まるのかについて，明確なスタート地点を示している．繰り返しになるが，歩行に限らず，第一歩を踏み出すのは最も困難なことである．今がその第一歩を踏み出すときである．

Oliver Ludwig
（オリバー・ルードヴィッヒ）

目次

訳者序 iii
謝辞 v
序 vii

第1章 歩行　学習と変化のプロセス 1

A 位置と運動制御のセンサー 3
- **A-1** 筋紡錘 4
- **A-2** ゴルジ腱器官 4
- **A-3** 皮膚の圧受容体 4
- **A-4** 関節受容器 4
- **A-5** 前庭器官 5
- **A-6** 眼 5

B さまざまな要因による運動パターンの変化 5
- **B-1** センサーの障害 6
- **B-2** 筋系の障害 7
- **B-3** 運動プログラムの障害 8

C 自然に備わった衝撃緩衝機能 8
- **C-1** 皮下脂肪組織 9
- **C-2** 足部アーチ 10
- **C-3** 半月板 10
- **C-4** 筋収縮 10
- **C-5** 脊柱形状と椎間板 11
- **C-6** 脳漿（脳脊髄液）に浮かぶ脳 11
- **C-7** 衝撃緩衝系の障害による影響 12

第2章 スタティックの理解は，ダイナミックの理解を深める 13

A 静的な検査と筋のテスト 13
- **A-1** 足部長軸と足部形状 14

- A-2 大腿脛骨角 ·· 16
- A-3 回旋異常 ·· 17
- A-4 姿勢の検査 ·· 21
- A-5 筋テスト ·· 31
- A-6 可動域テスト ·· 36
- A-7 知覚テスト ·· 38

B バイオメカニクス的関節間連携 ·· 39

- B-1 中足部の回内と膝軸の動き ··· 39
- B-2 大腿の内旋と骨盤前傾 ··· 44
- B-3 メディアルコラプス（medial collapse） ····························· 46

C 「静」の変化が「動」に及ぼす効果 ·· 46

- C-1 下腿と足部の軸のアライメント異常 ··································· 46
- C-2 足部アライメント異常と距骨
  —脛骨のカップリングモーション（連動） ····························· 50
- C-3 後足部から股関節までのカップリングモーション（連動） ······ 51
- C-4 軸のアライメント異常—股関節と大腿 ································ 52
- C-5 骨盤と腰椎のアライメント異常 ··· 55

第3章 歩行分析の方法論 ·· 57

A ペドバログラフィーの基本原理 ·· 57

- A-1 定義 ··· 57
- A-2 計測システム ·· 58
- A-3 計測原理 ·· 59
- A-4 再現性 ·· 60
- A-5 結果の描出（表現方法） ··· 61

B ペドバログラフィーの使用上の注意点 ·· 62

- B-1 平坦な歩行路 ·· 62
- B-2 滑り止め加工 ·· 62
- B-3 視覚に対するカムフラージュ ·· 63
- B-4 十分な歩行距離 ··· 64

C ペドバログラフィーによる計測値の正確性 ·· 64

- C-1 物理的な精度に対する考慮 ··· 64
- C-2 生理学的な精度に対する考慮 ·· 65

Ⓓ 足底圧計測結果の解釈 66

D-1 足部部位ごとの最大負荷圧の絶対値 66
D-2 各部の平均負荷圧 68
D-3 足圧中心軌跡 69
D-4 圧と面の曲線 70
D-5 力の増加率 72

Ⓔ ペドバログラフィーで計測できるアライメントと運動の異常 73

E-1 開張足 73
E-2 垂下足 74
E-3 凹足 76
E-4 外反足 77
E-5 内転足 77
E-6 内反足 77
E-7 足圧中心軌跡の異常 78
E-8 足根部・中足部の拘縮 79
E-9 仙腸関節の拘縮 80
E-10 不安定な距腿関節 81
E-11 脚長差 82
E-12 異常な前足部接地 82
E-13 代償運動 83

Ⓕ ビデオ解析 84

F-1 歩行分析分析室の設備 85
F-2 被験者へのマーカーの貼付 88
F-3 角度計測 92
F-4 歩幅と歩隔の計測 97
F-5 ポイントのトラッキング 98

Ⓖ トレッドミル 105

G-1 トレッドミル歩行と自然歩行の違い 105
G-2 トレッドミルによる歩行分析の適正 106
G-3 走行面の硬さ 108
G-4 トレッドミルへの順応に要する時間 108
G-5 歩行速度の選択 108
G-6 不安定な被験者への対応 109

H 歩行路 ……… 110

- H-1 歩隔 ……… 111
- H-2 歩幅 ……… 112
- H-3 歩行速度 ……… 112
- H-4 歩行率―ケイデンス ……… 113
- H-5 足部タイプがもたらす歩容パラメータへの影響 ……… 115
- H-6 足部の回旋位 ……… 115
- H-7 歩行路の長さ ……… 115
- H-8 歩行路とトレッドミルの比較 ……… 115

I その他の分析方法との併用 ……… 116

J 歩行分析における標準値 ……… 118

K 歩行分析のプロセス ……… 119

- K-1 スケジューリング ……… 119
- K-2 既往歴 ……… 119
- K-3 患者の衣服着脱 ……… 120
- K-4 マーカーの貼付 ……… 120
- K-5 ペドバログラフィーと(または)ビデオ解析の実施 ……… 120
- K-6 評価 ……… 121
- K-7 アドバイスと報告書 ……… 121
- K-8 衛生管理 ……… 122

L 小児の歩行分析 ……… 123

- L-1 内旋歩行 ……… 124
- L-2 骨盤前傾 ……… 125
- L-3 尖足歩行 ……… 125
- L-4 神経疾患による障害 ……… 126

第4章 歩行相に基づく分析法 ……… 127

A 歩行相の概要 ……… 127

- A-1 イニシャルコンタクト ……… 130
- A-2 ローディングレスポンス ……… 131
- A-3 ミッドスタンス/立脚期 ……… 133
- A-4 ターミナルスタンス/プッシュオフ ……… 134
- A-5 プレスイング ……… 135
- A-6 イニシャルスイング ……… 136

- A-7 ミッドスイング ... 137
- A-8 ターミナルスイング ... 138

Ⓑ バイオメカニクス的観点からみた安定歩行のメカニズム ... 139
- B-1 推進力は何によって生まれるのか？ ... 139
- B-2 肩と腕の振り ... 139

Ⓒ 歩行のクリティカルフェーズ ... 140
- C-1 イニシャルコンタクト―踵骨の安定性 ... 140
- C-2 ミッドスイング（遊脚中期）―クリアランス確保 ... 142
- C-3 プッシュオフ―アキレス腱による牽引 ... 143

Ⓓ 各歩行相の歩行分析 ... 144
- D-1 イニシャルコンタクト ... 144
- D-2 ローディングレスポンス ... 145
- D-3 ミッドスタンス/立脚期 ... 151
- D-4 ターミナルスタンス/プッシュオフ ... 153
- D-5 プレスイング ... 155
- D-6 イニシャルスイング ... 156
- D-7 ミッドスイング ... 157
- D-8 ターミナルスイング ... 159

第5章 走行の分析 ... 161

Ⓐ 走行分析のために必要となる機器 ... 162

Ⓑ 走行スタイル：足部接地 ... 163
- B-1 ヒールストライク走法 ... 164
- B-2 フラットフット走法 ... 164
- B-3 フォアフット走法 ... 165

Ⓒ 走行分析結果の評価 ... 165
- C-1 イニシャルコンタクト ... 166
- C-2 ローディングレスポンス ... 166
- C-3 プッシュオフ ... 167
- C-4 遊脚期 ... 167
- C-5 腕の振子運動 ... 167
- C-6 体幹のポジション ... 168

第6章 典型的な愁訴とその原因の分析 169

- Ⓐ 中足趾節関節—中足骨痛症 170
- Ⓑ 趾騎乗症 171
- Ⓒ 強剛母趾（第1趾の拘縮） 172
- Ⓓ 尋常性疣贅（いぼ） 172
- Ⓔ 中足部の愁訴 173
- Ⓕ 踵骨棘 174
- Ⓖ 足底腱膜炎 174
- Ⓗ 距腿関節 175
- Ⓘ アキレス腱 175
- Ⓙ 後脛骨筋症候群 177
- Ⓚ 脛骨内側症候群/シンスプリント 178
- Ⓛ 膝の愁訴 179
- Ⓜ 膝蓋軟骨軟化症—膝蓋大腿疼痛症候群 181
- Ⓝ 腸脛靭帯炎 — "Runner's knee, ランナーズニー" 183
- Ⓞ 腓骨頭（腓骨近位端） 184
- Ⓟ 鼠径部痛症候群 184
- Ⓠ 外転筋筋力低下 185
- Ⓡ 大腿筋膜張筋の炎症 — "Runner's hip, ランナーズヒップ" 187
- Ⓢ 仙腸関節のロッキング 187
- Ⓣ 腰痛 189
- Ⓤ 関節リウマチ 189
- Ⓥ 糖尿病足 190
- Ⓦ 転倒予防 191

第7章 ランニングシューズの機能と評価 193

- Ⓐ 衝撃緩衝 194
- Ⓑ サポート 196

- **C** 誘導 ... 198
- **D** 自然な運動が可能か ... 200
  - **D-1** 踵部軟部組織の動き ... 201
  - **D-2** 前足部/後足部のねじれ ... 201
  - **D-3** 前足部の柔軟性 ... 202
- **E** ランニングシューズの構造特性と歩行分析における評価 ... 203
  - **E-1** 後足部 ... 203
  - **E-2** 前足部 ... 204
  - **E-3** 甲革とアウトソール ... 205

第8章 トレッドミル解析を用いた足底板の最適化 ... 207

- **A** 足底板の構成要素(エレメント)がバイオメカニクスに与える影響 ... 208
- **B** 足部のポジションと足底板構成 ... 209
  - **B-1** 足部ポジションが足底板に及ぼす影響 ... 209
  - **B-2** 足底板が足部ポジションに及ぼす影響 ... 211
- **C** 足底板による矯正と近位関節への影響 ... 212
  - **C-1** 膝関節内旋の改善 ... 212
  - **C-2** 膝関節外旋の減少 ... 212
  - **C-3** 膝関節内側裂隙の負担軽減 ... 212

文献 ... 215

付録 ... 228

- **1** 歩行分析において確認するべきポイント ... 228
- **2** 歩行周期の各相と正常から逸脱した動き ... 230
- **3-1** 歩行分析シート1 ... 232
- **3-2** 歩行分析シート2-1 ... 233
- **3-3** 歩行分析シート2-2 ... 234
- **3-4** 歩行分析シート2-3 ... 235
- **3-5** 歩行分析シート2-4 ... 236
- **3-6** 歩行分析シート2-5 ... 237

索引 ... 239

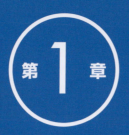

歩行
学習と変化のプロセス

　歩行は生後すぐにできることではなく，乳幼児期に学習するものであり，これは，とても重要なことである．乳幼児が安定した一歩を踏み出すまでには，とても長い時間がかかり，その間，乳幼児の脳が最大限に稼働していることは想像に難くない．この"プログラミングプロセス"の過程において，中枢神経系でシナプス結合が起こり，歩行のためのプログラムが構築，最適化されて，最終的には無意識に歩行ができるようになるのである．

　歩行能力の獲得は学習プロセスの結果であるが，決して幼少期に完結するものではなく，生涯にわたり可変性をもち続ける(James, 2004)．3歳半から4歳頃に歩容は安定し，多くの歩容パラメータでばらつきが減少する(Sutherland, 1997)．中枢神経系は運動プログラムを構築するだけではなく，筋の中(筋紡錘，ゴルジ腱受容器)，関節の中(侵害受容器，圧受容器，自由神経終末)，そして皮膚(**メカノレセプター**)のセンサーや眼球，前庭器官を介して，絶え間なくフィードバックを受けとる．つまりその**運動プログラム**が機能しているか，望む運動が本当になされているのか，あるいは運動が逸脱していないか，そしてもし逸脱運動があれば修正が必要であるかなど，常に運動の確認をしているのである．図1-1は，これらの関係を模式的に表している．歩行に関係する，時間的，空間的筋活性パターンの運動プログラムは，脳の中枢の特定部分に記憶され，階層構造の中で相互調整しながら歩行をコントロールしている．たとえば脳幹部には，下肢拮抗筋群の活性と抑制を交互に行いリズムを作る役割として機能する細胞群〔**セントラルパターンジェネレータ**（central pattern generator：CPG）〕がみられる．これは"基本プログラム"のようなものであり，上位の細胞群が多数の筋群をより正確に調整することで歩行運動を精緻化している(Van de Crommert et al, 1998, Harkema et al, 1997)．この"ファインチューニング"は運動皮質によって支配されており，詳細な運動プログラムへと導かれていく．この相互

運動プログラム：特定の運動を実行するために，中枢神経系によって相互的に調節される筋緊張の一連の流れ．

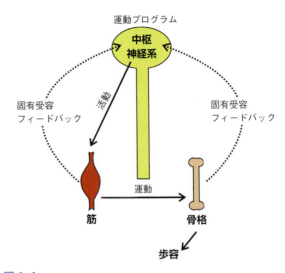

図 1-1
中枢神経系が骨，腱，筋の相互作用を介して歩容を制御する．

的に構築されている階層構造において，単純な運動パターンはほぼ全体的に自律運動となるが，上位中枢による変更はいつでも可能である．これはたとえば，歩行中に障害物を発見した場合，それを避けるよう無意識に歩幅を変化させるなどである(Ludwig, 2002)．日常における多くの運動は，不随意的な自律運動プログラムと随意的な運動との重なり合いと理解できる(Ivanenko et al, 2006)．

> 中枢神経系の多様な感覚的フィードバックにより，歩行パターンを現実的な環境や身体条件に適応させていることを知っておくことは，とても重要である(Kuo, 2002)．片足だけでも約 7 万もの感覚受容体が存在することを思えば，この感覚情報がいかに重要であるかは想像に難くない．

歩容は個々人で特徴的である．

われわれの**歩容**は総じて多様であり，個々人で特徴がある．外的または内的な障害要因が生じない限り，歩容は一生を通じてほとんど変化することはない（図 1-2）．そのため現在では，歩容による生体認証が実用化されつつある．

アメリカ合衆国国防総省の機関である DARPA（国防高等研究計画局 www.darpa.mil）は，民間防衛に役立てる目的で行った，歩容をもとに人を自動認証する研究プロジェクトを成功させている(Nixon et al, 2010)．歩容は部分的に非常に再現性が高く，かつ個人差があるため，監視ビデオカメラ画像をソフトウェアを使って，個人識別のための解析に利用することに適している．しかしながら，事前に大量の歩行パターンがデータバンクに記録されていること，そしていくつかの重要ポイントで相違があること，外的な干渉がないことなど，きわめて限定的な状況でのみ，生体認証が可能となる．つまり，ヒトの歩容の適応性は非常

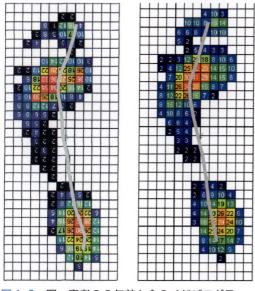

図 1-2 同一患者の 5 年前と今のペドバログラフィー計測画像
圧分布と歩容は定性的に同じ.

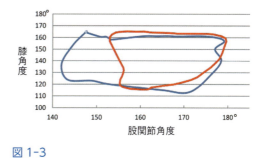

図 1-3
一歩行周期における同一被験者の疲労前(青)と疲労後(赤)の膝角度と股関節角度. 歩容は脚部各筋の疲労に応じて変化する.

に高く，同一人物であっても大きな変化を示すのである（図 1-3）．歩容は，生まれたときから備わっている変化のない指紋とは異なるのである．

　乳幼児期に裸足歩行で習得した運動パターンは，障害要因が生じなければ，長年靴を履いていても忘れることはない（Hirschmüller, 2004）．たとえば，中枢神経系においては，靴を脱いだ直後に調整時間など不要で，すぐに裸足の安定した運動プログラムを呼び戻すことができる．それは中枢神経に記憶されている個々人の特徴的で，しかも適応力の高い運動パターンなのである．

A　位置と運動制御のセンサー

　空間における身体や関節の位置，腱緊張度と筋の長さについては，常に中枢神経系にフィードバックをすることによって，運動パターンを学習し，そのときの環境的必要条件に適応することができる．そのために使われる**受容体**は非常に重要である．中枢神経系が運動をコントロールするために必要とする信号を選択するため，無数の受容体が過剰に活動している．つまり，中枢神経系が実際に必要とする情報よりも，ずっと多くの情報が入力されている．受容体は生物学的な意味で**センサー**であり，常に自然発生的な情報に反応する（ノイズを拾う）という状況を鑑みれば，中枢神経系に入力される（＝**求心性**）信号はフィルターを通さなけ

受容体（生物学的な名称）＝センサー（機械的な名称）．
求心性＝中枢神経系へ．
遠心性＝中枢神経系から．

ればならないのは当然である(Kuo, 2002). その際, 個々の信号の価値が決定されるが, 不完全なセンサーによる欠点をすべて補うことはできないものの, いくつかの受容体が脱落すると, 過剰に働いているセンサーの信号が, 欠損をある程度は補填する.

これら筋, 腱, 関節の受容体からの感覚情報は, **深部感覚(固有受容)** を可能にし, 眼(視界)が関与しなくても, 位置や運動, そして身体に作用する力を認識する. 特に前足部に最も密度が高く存在する**足底のメカノレセプター(機械受容器)** からの感覚信号も, この感覚情報としての役割を担っている(Schneider, 2006).

A-1 筋紡錘

筋線維(すなわち筋細胞)の間に存在する糸状の感覚細胞であり, 脳に筋の長さを伝える. 特定のループ制御を介して, 脳は筋紡錘の信号の強さを能動的に変更することが可能であり, 感度を調節できる. 筋によって存在する筋紡錘の数は異なる.

> 筋紡錘は筋長を計測する.

A-2 ゴルジ腱器官

筋への移行部の腱に存在する感覚細胞である. 腱にかかる緊張を記録し, 重要な腱の保護機能の役割を担っている. 腱の緊張負荷が一定レベルまで増加してくると, 腱器官の信号が, 関与する筋の活動を停止させる.

> 腱器官は筋緊張を計測する.

A-3 皮膚の圧受容体

数多くの異なるタイプ(マイスナー小体, パチニ小体, ルフィニ小体, メルケル細胞)があり, 皮膚にかかる圧, 振動, そしてまた圧の変化も計測する. これらは中枢神経系にとって重要度が高く, 歩行中どのタイミングで足底が接地したか, 体重移動が行われたかを知らせる. 特に前足部(足趾球群とつま先)には, 反応の速いこれらの受容体が密集しているという研究結果が出されている. 歩行中の機械刺激の受容と歩行の逸脱をコントロールすることにおいて, 前足部の重要度の高さが推論されている(Schneider, 2006).

A-4 関節受容器

関節包にある**メカノレセプター(機械受容器)** は, 中枢神経系に関節の位置情報を伝える. 関節運動によって関節包は伸張(緊張)または弛緩し, それにより感覚細胞に刺激を与える. 関節受容器の感覚情報は筋紡錘やゴルジ腱器官からの情報と共に, 非常に正確な関節角度を捉える. 眼を閉じても関節角度の再現性は驚くほど高く, また, 他動的な力が働いているときも知覚精度は高い(誤差:肩関節 0.2°～0.4°, 指関節 1.0°～1.3°).

A-5 前庭器官

内耳にある平衡感覚を司る器官で，空間における頭部の位置と加速度について脳に情報を送る．頸部の筋からの感覚情報と共に体幹に対する頭部の位置を計測し，その情報をもとに全身の位置を逆推する．前庭器官は歩行中，身体運動に関する重要な情報を提供する(Borel et al, 2004)．

A-6 眼

視覚情報は，歩行運動を計画し調節するうえで重要である(Patla & Greig, 2006, Patla, 1991)．つまり，歩行経路の計画や障害物を回避するための決定的な役割を担っている．しかしながら，複数の非常に複雑な情報を処理する場合，その処理速度は遅くなり，脳がそれらの情報を必要とすればどうしても運動も緩慢となる．たとえば，それは滑りやすい地面やでこぼこ道を歩くときに顕著である．自分のおかれている環境を観察し，足元に注意しながら慎重にゆっくりと進む．

B さまざまな要因による運動パターンの変化

前述の感覚細胞の機能についての解説は非常に簡素化したものであるが，まず明確に知っておかねばならないのは，多様な情報の相互作用により，脳は身体の位置についての正確な状況情報を得ているという事実である．受容体からの信号伝達に応じて，脳は運動パターンを適応させる．たとえば，ある関節に痛みが出た場合，歩行中，無意識のうちにその部位に負担をかけないようにすることは，誰でも思いあたることであろう．このような場合において，制御工学的な表現をすれば，**身体センサー**(この場合は，**痛覚受容器＝侵害受容器**)によるフィードバックに基づいて脳が運動プログラムを変更しているのである．それ以外はありえない(Wolff, 1996)．日常会話的には，それは痛みをかばう姿勢または歩行と呼ばれる．松葉杖での歩行，前述の代償運動，激しい筋疲労時の歩行，でこぼこ道，または滑りやすい地面，すべての場合において運動プログラムは多少なりとも異なっており，常に新しく"学習"され，変更され，最適化がなされている(Cham & Redfern, 2002)．

歩行プロセス(運動プログラム)を変更させる外的要因には，以下が挙げられる．

- 滑りやすい地面．
- 通路上の障害物．
- トレッドミル上で設定した一定の速度．

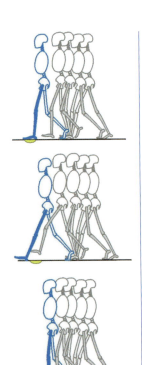

図 1-4　障害物の克服
歩行路上にある障害物(黄色)の状況に応じて,歩幅は拡大(中央)または縮小(下)する.中枢神経系は常に最も効率的な運動を選択する.

標準値からの逸脱が,異常であるとは限らない.
すべての異常が標準値からの逸脱が原因で起こっているとは限らない.

歩行プロセス(運動プログラム)を変更させる内的要因の例としては,以下が挙げられる.

- 筋疲労.
- 筋肉痛.
- 関節痛.
- ストレス,不安感.

たとえば,路上にある石のような身のまわりの"障害物"に対する適応は,非常に短時間で行われる.運動パターンの変更は,障害物に到達する1〜2.5歩手前あたりで行われる(図1-4).運動プロセスへの変更を可能な限り最小限にするため,中枢神経系で行われる計算は非常に迅速で効率的である.歩行路にある障害物の位置に応じて,歩幅を拡大,または縮小させる.その際,脳はいったんスタートした運動プログラムの変更を最小限に留めるよう試みる.それは制御技術的,またエネルギー効率的なメリットとなる(Ludwig, 2002).

ヒトの歩行プロセスは可変的であり,変化を受け入れることを意識するのは重要である.なぜなら運動の診断で確認する歩行パターンは,そのいずれも中枢神経系の学習に依存しているからである.われわれの中枢神経系は,個々人の筋,骨格,神経の実状態から,機能的な歩行パターンを作り出す役割を担っている(Taga, 1998).その際,先天的な前提条件(例:骨のアライメント異常)と後天的な前提条件(例:特定の筋群の能力)がある.それだけに,ヒトの歩行を標準的な値に基づいて評価するときには注意が必要である.つまり標準からの逸脱が必ずしも異常とは限らず,単に個々のバイオメカニクス的な適応結果という可能性もある.逆も然りで,歩容パラメータは標準値内であっても,愁訴が発生する場合もある.

制御ループの模式図を考えてみると,どの部位で障害が発生しても,歩容が変更されるのは不思議ではないことが理解できる.障害は運動プログラムを変更し,ひいては歩容を変化させる.障害は筋または骨格系から信号として発信されることもあるが,受容体や神経,または中枢神経そのものが障害の原因となりうる.これは歩容に対して一時的な影響を与えることもあれば,長期的な影響となる運動プログラミングの変更につながることもある.また,ストレスや不安といった心理的要因も歩容の変化につながる(Lemke et al, 2000).

B-1　センサーの障害

中枢神経系が歩行プロセスの調節のために使用する感覚情報が変化すれば,**歩容は変更される**.中枢神経系に送られる感覚情報の冗長性は,運動コントロールにおけるエラーの発生を非常に少なくさせる.しかし

感覚情報の不足や欠陥がある一定限度を超えると，運動実行に障害が出る(図 1-8，p.12)．

その障害とはどのようなものか？
- たとえば，神経障害(糖尿病による)により足底皮膚にある圧や振動の感覚細胞からの信号が変化することで，運動プログラムが変更される(Höhne et al, 2012, Horak et al, 2002)．
- ソールが非常に柔らかいスポーツシューズの着用により，接地時の圧のピークが減少してしまうことで，メカノレセプターを介した中枢神経系への足部接地の信号が遅くなる，または弱くなる．そして，そのことによって筋活性，歩容ないし走行の様子が変化する．
- 前庭器官の障害や正しく矯正されていない視覚異常は，誤った感覚連動系の情報をもたらし歩容は不安定となる．視力に異常がある被験者の歩行分析では必ず適切な眼鏡を着用してもらう必要がある．

感覚信号の処理における障害は，必ずしも病的なわけではない．座り方が悪かったために，脚部や足部がしびれても歩くことは可能である．しかし足部からの感覚フィードバックが欠如することにより(麻痺に似た感覚)，歩容は注意深くぎこちないものとなる．

特定の整形外科的療法では，受容体への作用を利用した歩容矯正を可能にしている(Nurse et al, 2005)．たとえば，**知覚連動インサート**と呼ばれるものは，足部の筋と腱からの感覚情報に影響を与える主要なアプローチポイントを有している．腱への意図的加圧が受容体信号を変化させ，歩容の機能変化をもたらすことが可能となる(Ludwig et al, 2013a + b)．

> センサーの障害は歩容を変化させる．

B-2 筋系の障害

あなたは大腿部に強い筋肉痛があるときに歩いた経験があるだろうか？　もしあるなら，筋肉痛によって歩容が強く変化することが理解できるだろう．また，筋疲労においては，まず小筋群に起こり，中枢神経系が歩容を変更させる．この場合，大筋群がより多く使用される．なぜなら大筋群の疲労は遅れて起こるからである．これらの調節精度は低いため，歩容は硬くぎこちないものとなる．

身体のどの筋が適用されるかは多くの要因に依存するが，とりわけ疲労や運動速度が強く関係する．ヒトの運動システムは，筋のレベルにおいても冗長性をもって機能している．それはつまり，異なる機能の筋活動の組み合わせ(運動プログラム)でも同じ運動の実行が可能だということである．最近の研究報告によれば，中枢神経系は常に同じ特定の運動速度で最適な働きをする筋を一緒に働かせている(Carrier et al, 2011)．それにより運動系はさまざまな速度において常にエネルギー効率を高

> アクチュエータ＝筋．

め，また障害をうまく補填することができる．

　一般的に中枢神経系は，さらなる痛覚刺激を回避するため，常に特定の関節や組織構造には負荷を与えないようにしており，その結果として歩容の変化が起こる．

B-3　運動プログラムの障害

　長期間の安静状態の後，たとえば怪我や病気療養のための入院後，歩き始めの第一歩はぎこちなく，ふらつくものである．これはわれわれの姿勢や運動に必要な筋の調整過程が，うまく実行されていないことに他ならない．簡単にいえば，**中枢神経系が精密な運動実行を"ど忘れした"状態で，運動プログラムは不正確なのである**．しかし短時間で再び調節され，精密に調整された，より安全な歩容となる．

C　自然に備わった衝撃緩衝機能

　ランニングまたはジョギング中は，足部へかかる負荷が体重の何倍にもなる．それほど速くない小走りでも，体重の2倍相当の負荷が足部にかかっていると想定されている．たとえばクロスカントリーラン（トレイルランニング）などのようにジャンプや不規則な走行においては，体重の3倍相当の負荷が計測されている（Novacheck, 1997）．

　ヒトの身体は何百万年も続く進化の過程で，衝撃のピークを緩衝するためのさまざまな能動的，ないし受動的なメカニズムを進化させてきた（図1-5）．特に身体で最も敏感な器官であるヒトの脳は，衝撃から守られる必要がある．脳が衝撃に対してどのくらい敏感に反応するかは，脳震とうを起こしたことがある人ならば容易にわかる．また，組織や関節構造への負荷は，生物学的な構造的特徴によって，できる限り低く抑えられる．こうして，進化の過程で実証された，能動的ないし受動的衝撃緩衝システムがヒトの身体に出現しているのである（Nikooyan & Zadpoor, 2011）．

　部位別の緩衝機能のいずれかが損なわれると，システム全体が障害を受ける（Kapandji, 2009）．衝撃が拡大するとき，存在するウィークポイントの致命的な結果として衝撃が抑制できず，足部接地の衝撃が踵を通過し身体の高位にまで達する．そのようにして，仮に原因が足部のアライメント異常のみであったとしても，全く別の身体レベルで愁訴が発生することもある．たとえば，下肢の衝撃緩衝と腰痛の関連性はよく知られている（Wosk & Voloshin, 1981）．

　これは痛みのピラミッドとして表現されている（図1-6）．頸部筋の緊張による疼痛が，足部のアライメント異常の矯正により消滅するのは周知のことである．

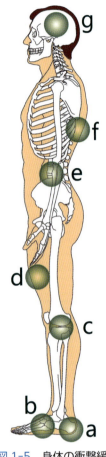

図1-5　身体の衝撃緩衝機能
a：踵の脂肪層．
b：縦アーチ．
c：半月板．
d：大腿部の筋．
e：椎間板．
f：脊柱のS字形状．
g：脳漿（脳脊髄液）．

自然に備わった身体メカニズムは衝撃を軽減する．

診断および治療のために必要であることは言及するまでもないが，整形外科的には無関係な愁訴においても効果的な治療をするためには，骨格系とその軸やそれらの位置（アライメント異常），そして運動（異常）を全体的に分析しなければならない．可能性のあるアライメント異常の影響因子を排除するために，治療はあらゆるレベルで行う必要がある．逆もまた然り，治療の有効性を検証するために，あらゆるレベルでその効果を検証しなければならない．

次に，脳へ伝わる衝撃を減少させるメカニズムを紹介する．

C-1 皮下脂肪組織

踵の脂肪層は，ゴムバンパーのように第一の衝撃波を吸収する（Rodgers, 1995, Jørgensen & Ekstrand, 1988）．それは弾性線維組織の中に埋め込まれた脂肪の微小な部屋状構造である（Kimani, 1984）．足部接地時に脂肪層が側方へ向かって平たく潰れることで緩衝効果を発揮するため，余裕のない，きつすぎる履物でその邪魔をしてはならない（第7章 D-1, p.201）．このジェルパッドのような働きをする組織は，平均で1.6 cmの厚さがあるといわれている（Campanelli et al, 2011, Gooding et al, 1985）．老化の過程で足底脂肪層が萎縮し，ボリューム減少によって衝撃緩衝機能が制限され，圧の集中が起こることも明らかにされている（Walther, 2011a）．

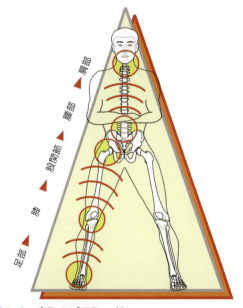

図1-6 痛みのピラミッド
異常運動は，さまざまな身体レベルを介して痛みを伝播させる．

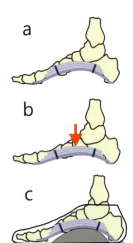

図 1-7
a：バネ構造モデルとしての縦アーチ.
b：負荷がかかると板バネのように低下する.
c：靴内の硬すぎる縦アーチサポートは，運動の障害となりバネ機能を阻害する.

回内＝生来備わった衝撃緩衝機能.

遠心性収縮：張力と長さをコントロールしながら筋が拮抗的に働く様子.

C-2 足部アーチ

　足部骨格のアーチ構造は**板バネ**のような働きをする．蹴り返し時に，特に内側縦アーチは腱と筋（後脛骨筋などの外在筋と母趾外転筋などの内在筋）によって弓なりに緊張しているが，荷重に対してバネのように変形することで衝撃の一部を緩衝している（Niu et al, 2008, Fiolkowski et al, 2003）．特に足底筋膜，長・短足底靱帯は，足部接地時にエネルギーの一部（約17％）を受け止めて蓄積し，足部を蹴り出すときにその一部を使用している（Ker et al, 1987）．内側縦アーチ構造は，このように緩衝機能だけではなく，その柔軟性によって**エネルギー回生**という特性をもっている（図 1-7 a, b）．回内運動によって距骨はわずかに内側下方へ移動し，内側縦アーチは 8 mm 程度まで低下する（Schmeltzpfenning, 2011, Kouchi et al, 2009）．それにより足長も 1〜7 mm 程度，伸長する（Schmeltzpfenning, 2011, Deutsches Schuhinstitut, 2010）．外反扁平足のように足部にアライメント異常がある場合，上記の運動が強く起こりすぎ，また，必要とされる拮抗力の働きもない．そのため生来の衝撃緩衝機能がほとんど役割を果たさない．その結果，緩衝されなかった衝撃はまず足関節，次に膝関節に伝わる．

　靴もまた内側縦アーチ，横アーチの柔軟性を制限することがある．すなわち必要なアーチの低下運動を妨げることがあり（Wolf et al, 2008），生来の**足部衝撃緩衝機能**を制限する（図 1-7c）．距骨下関節で起こる回内は内側縦アーチを低下させるが，これは生来備わった緩衝メカニズムの一部である．もし靴の構造によってそれがすべて制限された場合，衝撃による負荷は増加する（Perry & Lafortune, 1995）．日常的な足底筋の疲労の蓄積によっても，内側縦アーチは低下する（Gräßle & Heinrich, 2014, Headlee et al, 2008）．

　内側縦アーチが過度に高い場合（凹足）も，緩衝機能が制限される．その場合，**イニシャルコンタクト**直後に衝撃による大きな負荷が生じ，また，一般的に下肢の関節剛性の増加が観察される（Williams et al, 2004）．

C-3 半月板

　膝関節の中にある半月板は，ジェルクッションのような働きをする．下腿から上方へ向かう衝撃を効果的に受け止め，脛骨関節面の上で大腿骨顆の滑りを可能にする．半月板を切除すると関節軟骨間で摩擦が発生し，圧力やせん断応力の負荷で摩耗が進む．

C-4 筋収縮

　足部が踵から接地すれば，前足部は"むち打ち"のように打ちつけられるはずだが，主に前脛骨筋の**遠心性収縮**によって回避される．同様に，

前足部から接地する歩行のとき，下腿三頭筋の収縮により意図しない踵部の地面への打ちつけを回避する．双方のケースにおいて，筋活動は衝撃負荷を軽減するのに役立っている．スポーツなど，長時間の負荷により筋が疲労すると，筋による制御が困難になり，加速度が増大する．これに関しては脛骨と仙骨の領域の計測により科学的に証明されている (Mizrahi et al, 2000a).

　膝の主動作筋（大腿二頭筋）と拮抗筋（大腿四頭筋）の同時収縮によって，身体は膝の関節剛性を積極的に変化させ (Dixon et al, 2000)，**イニシャルコンタクト**（と**ローディングレスポンス**）の衝撃を吸収する．たとえば，イニシャルコンタクトの直前から膝屈筋と膝伸筋が同時に収縮する．純粋なバイオメカニクス的観点からすれば，体重負荷による膝関節の屈曲に対する反作用としては膝伸筋の活動だけで十分である．しかし，拮抗作用をもつ筋群との同時収縮によって，歩行システムはスタンバイモードとなる．予備活性された筋は，そうでない筋に比べると力を早く発揮できる．たとえば，滑りやすい地面などで，足部接地時に身体の安定性に不安を感じる場合など，中枢神経系が素早く対応できるように備えておくのは意味のあることだといえる．その後，**ローディングレスポンス**では，膝の伸筋である大腿四頭筋が遠心性収縮し，意図しない膝屈曲（膝折れ）を制限する．そのようにして，大腿四頭筋は歩行時と走行時に衝撃緩衝の役割に大きく貢献している (Chi & Schmitt, 2005). われわれの筋が衝撃緩衝に対してどれくらい効果的に関与しているかは，30分間走行の疲労により，脛骨に作用する加速度が $6.9\,g \rightarrow 11.1\,g$（$1\,g$＝重力加速度）に増加した，という Mizrahi とそのチーム (2000b) の研究が如実に示している．

C-5　脊柱形状と椎間板

　ヒトの脊柱はSを2つ連ねた形状である．この形状が，椎間板，靭帯や筋と共にバネのようなバイオメカニクス的効果をもつ．歩行時には，上下動（腰椎前弯，胸椎後弯，頸椎前弯）が少し生じることで，衝撃負荷を効果的に緩和する．腸骨間でシーソーのような運動をするように固定され，靭帯により安定している構造の仙骨もまた，わずかな**バネ運動 (nutation)** により衝撃緩衝効果を生むことができる (Schomacher, 2003).

C-6　脳漿（脳脊髄液）に浮かぶ脳

　身体の最上位に位置する脳は，脳髄滑液中に浮かんだ状態にあり，流体力学の効果的な緩衝機能により，歩行中の強い振動が抑制される．

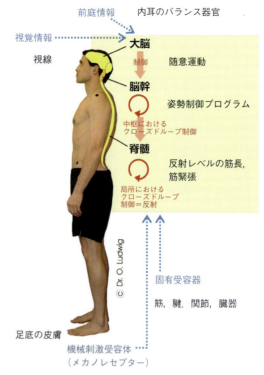

図 1-8　身体姿勢の制御メカニズムモデル

C-7　衝撃緩衝系の障害による影響

　この一連の緩衝連鎖のどこかで障害が発生すると，100％の衝撃緩衝が期待できなくなる．健常者では，頭部に達する衝撃波は最大で10％である．つまり身体通過時に90％が緩衝される．身体の緩衝システムに部分的障害がある場合，緩衝効果は低下し，肩や首の領域まで達する衝撃が大きくなる．進化的に発達してきた**身体緩衝メカニズム**は，通常，衝撃力や関節への負荷が最小限になるように働く．現在の研究では，衝撃力の増加は関節の摩耗と変性の進行につながるとされている．**衝撃緩衝機能の障害の原因は多岐**にわたる．アスリートの場合，足部のアライメント異常が原因であることが非常に多い．また脊柱の柔軟性不足は子どもにさえみられる．これは，おそらくの1日のほとんどを座って過ごす生活に起因していると考えられ，そのような場合では，体幹部の衝撃緩衝機能が制限されている．

衝撃緩衝系の障害は関節への負荷増大を導く．

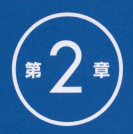

第2章

スタティックの理解は，ダイナミックの理解を深める

A 静的な検査と筋のテスト

　歩行を診断的観点から観察し，分析しようとする際，事前に個々人のバイオメカニクス的条件を考慮する必要がある．そうすることによって，なぜその人はそのような（独特の）方法で運動するのか，またはしなければならないのかが理解できる．

　歩行診断を行う前に以下の所見を集める必要がある．

- 静的状態の骨格（足部，膝，腰の軸の関係，場合によっては脊柱も）．
- 関節の状態（拘縮，可動域不足，過可動性，不安定性）．
- 筋の状態（筋力低下，短縮，緊張）．
- 感覚の状態（知覚異常）．

　このような検査は専門的有資格者（医師，理学療法士，スポーツ科学者，運動科学者）によってなされるべきであり，さまざまな専門職グループ間の連携が必要とされる．歩行分析を行う前に，**静的アライメントの異常**や，関節可動域の制限，筋力低下や短縮など，歩容へ影響を及ぼす要因を十分に検査をするのは有用である．

　立位時と歩行時の身体姿勢は，あらゆるレベルの筋活動によって調整されている（図1-8，p.12）．身体のセグメント別の筋力低下に関する知識は，医師や理学療法士にとって，歩行時の身体のアライメントや安定を理解するための一助となり，簡易な静的検査であっても，歩行に関する貴重な結論をもたらす．簡単にいえば，歩行分析には立位分析が必要なのである．

　機能的欠損と運動異常の関係の概要をすばやく理解するため，いくつかの重要な相関を**巻末の付録2（p.230）**に挙げている．

> 歩行分析を行う際には，立位分析が前提条件となる．

A-1 足部長軸と足部形状

最近の研究によると，静的な足部形状と可動性に関する検査において（たとえばFoot Posture Index：FPI），その結果から運動時の後足部の動的角度(Chuter, 2010)と足部の可動性(Cornwall & McPoil, 2011)に関する逆推論が可能であることが示されている．しかしながら，足部軸と下腿軸から運動パターンを正確に結論づけることはできない(McPoil & Cornwall, 1996)．何よりもまず，**動作分析を行う前に，静的な足部形状を知ることが重要である**．まず静的立位で足部形状を検査し，開張足の場合は，さらにペドバログラフィー計測も行うべきである．

静的な状態の後足部の角度〔踵骨角，第3章F-2(1), p.89〕は，平均で0°～4°外反している．また6～16歳までの小児では，立位時，平均的な後足部の角度は4°外反である(Sobel et al, 1999)．歩行時の荷重によって，この角度は2倍まで増加する．立位時の後足部角度と歩行時の踵骨外反の最大角度との間には，統計学的に有意な相関がある(Hunt et al, 2000)．

> 静的な状態の後足部は0°～4°外反．

- 外反足の患者は前足部のみで立たせ（つま先立ち），扁平足の場合は後足部のみで立たせる（踵立ち）．このとき，筋活性によって変形が解決されているかを確認する．

同様に，立位時と歩行中の荷重負荷による**内側縦アーチ出現**の形状変化についての関係はよく知られている(Franettovich et al, 2007)．内側縦アーチが低下していると，運動時に過度の回内が出現する場合もある(Levinger et al, 2010)．このことは，歩行分析の開始前に静的な検査を行うことの必要性を強調しているといえる．

- 片足立ちの状態で**舟状骨指数**(navicular index：NI)，つまり舟状骨の相対的高さを判定する（図2-1, Murley et al, 2009a, Queen et al, 2007）．値による足のタイプの分類を以下に示す．

- 0.22～0.31：正常なアーチ
- ＜0.17：扁平足
- ＞0.35：凹足

- 内側縦アーチ指数もアーチ構造の分類（タイプ分け）を可能にする(McCrory et al, 1997)．それにはフットプリント（ブループリント，ペドバログラフィー）の足趾を除いた部分を3等分し（図2-2），それぞれの接地面積を算定する．アーチ指数は次のように計算される．中央部分の面積を総面積で割った値，つまり**アーチ指数＝B/(A＋B＋C)**となる．ペドバログラフィー撮影では，足部が接地しているセンサーの数が合算されることによって面積が簡単に割り

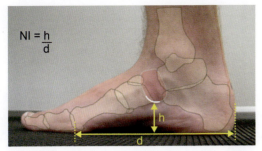

図 2-1　舟状骨指数（navicular index：NI）による縦アーチの評価（normalised navicular height truncated）
NI = h/d（h：接地面から舟状骨の最前面底部までの高さ，d：第1中足趾節関節の中心から踵骨の最後部となる点までの水平な間隔）

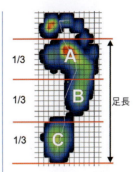

図 2-2　アーチ指数（arch index：AI）の評価
足趾を除いた足長を 1/3 ごとに区切った 3 面から構成．それぞれの面積中で負荷のかかったセンサ数は，
A：83，B：43，C：47
AI = 43/(83 + 43 + 47)
　 = 43/173
　 = 0.248
つまり，これは正常な縦アーチである．

出される．参考値は以下のとおりである（Cavanagh & Rodgers, 1987）．

- ＜ 0.20：高い内側縦アーチ
- 0.21〜0.26：正常な内側縦アーチ
- ＞ 0.26：平坦化した内側縦アーチ

- 足部は以下のタイプにグループ分けされる．

  ・外反足
  ・扁平足（先天性で柔軟，先天性で拘縮，または後天性）
  ・開張足
  ・凹足（先天性で拘縮，または後天性）
  ・内転足
  ・内反足
  ・踵足
  ・尖足

- 外反母趾の有無を確認．
- 足趾変形の有無を確認（クロートゥ，槌趾，足趾の騎乗）．
- 第2趾の長さに基づいて足部形状を判定．

- エジプト型：第1趾より第2趾が短い（約 65％）．
- ギリシャ型：第1趾より第2趾が長い（約 22％，図 2-3）．
- ローマ型（スクエア型）：第1趾と第2趾の長さが等しい（約 13％）
（Maier & Killmann, 2003）．

歩行時の足角によっては，第2中足骨頭での蹴り返しをしなければならず，ギリシャ型の長い第2趾は障害となる．たとえば，下腿がわずかに内反位である場合，第2中足骨頭で蹴り返しが行われる．さらに前足

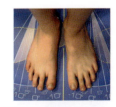

図 2-3　第2趾が長いギリシャ型の足

第 2 章　スタティックの理解は，ダイナミックの理解を深める

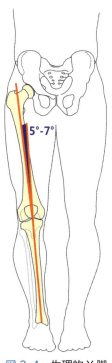

図 2-4　生理的 X 脚

生理的 X 脚：5°〜7° 外反位.

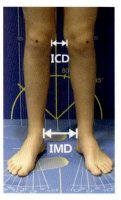

図 2-5　顆間距離(ICD)と果間距離(IMD)

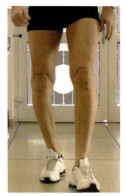

図 2-6　内反膝
右下腿のアライメント異常が顕著(Ch. Mayer 提供).

部が代償的に内反位(外側が低下)となることによって，第3，第4中足趾節関節で蹴り返しを行っている症例もある．

A-2　大腿脛骨角

　大腿脛骨角(femur-tibia-angle：FTA)の解剖学的定義は，大腿骨長軸と脛骨長軸延長線との間にみられる角度であり，成人の場合では，5°〜7°の外反位である(**生理的 X 脚**，図2-4)．正確な計測は X 線画像でのみ可能であるが，次のテストは概観の把握に役立つ．

　患者は両側の踵を揃えて立ち，足部を若干外旋させ，膝関節が完全に前方へ向くようにする．両側の膝関節の間隔は指 2 本分が望ましく，間隔が著しく大きい場合は**内反膝**である(**O脚**)．間隔が狭く(**外反膝**，**X脚**)，両側の膝関節が接触しているため，内果同士が触れない場合もある．記録については，**顆間距離**(intercondylar distance：ICD)を計測するが，膝関節が接触している場合は**果間距離**(intermalleolar distance：IMD)を計測する(図2-5)．大腿脛骨角の異常は歩容に大きく影響する．たとえば，**内反膝**は下腿のアライメント異常となり，後足部の内反位を強める(図2-6)．

　大腿脛骨角を計測するもう 1 つの方法として，身体表面上から触診できる骨突起部で確認する **Q 角**(図2-7)が挙げられる．Q 角とは上前腸骨棘(anterior superior iliac spine：ASIS)から膝蓋骨中心を通過するラインと膝蓋骨中心から脛骨粗面を通過するラインを引いたとき，その間にある鋭角である(Juhn, 1999)．Q 角は静的状態のときと**ミッドスタンス**で計測可能だが，間違いが発生しやすい．なぜなら，膝蓋骨中心と脛骨粗面の間隔が狭いため，脛骨粗面の特定における小さな誤差によって，Q 角は大きく変動するからである．

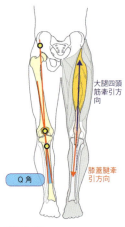

図 2-7
Q 角は大腿四頭筋の牽引方向と膝蓋腱によって形成される(図右)．上前腸骨棘，膝蓋骨中央，脛骨粗面にマーカーシールを貼付するとわかりやすい(左)．

平均的な静的Q角は以下のとおりである．

- 男性 9°（＋/－ 4°）
- 女性 13°（＋/－ 5°）

（Nguyen & Shultz, 2007）

複数の研究結果を要約することで，臨床で実用可能な基準値を得ることができる（Klein & Sommerfeld, 2004, Walther, 2005, Kernozek & Greer, 1993）．

- 男性 10°〜15°
- 女性 13°〜18°

運動時には，膝蓋骨と下腿の生理的内旋運動によって，Q角が増幅する．

X脚とO脚の場合，それを純粋に機械的構造体として観察すると，足部のアライメント異常を伴っていることがよくある．X脚の場合，膝関節や下腿の配列により，足部が外反位になりやすい．その場合には，トレッドミルでの歩行検査で，特に後足部の中心軸の傾きに注意を払う必要がある．一方O脚の場合は，踵骨内反位を助長させ，多くの場合は凹足を伴っている．

しかし，以上がすべてのケースにあてはまるとは限らない．足部の多くのアライメント異常がそうであるように，大腿脛骨角のさまざまなバリエーションもまた成長期に発生し，相互に影響しあっている．

成長発達期の下肢の大腿脛骨角，特に計測可能な膝の角度の変化には注意が必要である．2歳未満の幼児の下肢は，最終的な生理的X脚位にはまだ到達していない．図2-8に，膝角の年齢別変化を示す．

A-3 回旋異常

第1中足趾節関節で機能的に蹴り返しを行うためには，足部は立脚期でわずかに外旋している必要がある．膝関節の運動方向が身体の進行方向と一致していれば（臨床では生理的といえる範囲で，わずかに外に向いている場合も認められる），膝関節部の内外側の半月板には均等な負荷が加わる．わずかに外旋した足部と身体の進行方向と一致した膝の運動によって，歩行はバイオメカニクス的に有利で効率的なものとなる（Perry & Burnfield, 2010）．

これは腰，大腿，下腿と足部から構成される複雑な回旋運動によって可能となっている．立脚期の足部の最終的なポジションは，主に以下の2つの回旋によって決まる．

Q角は大腿脛骨角を表す．

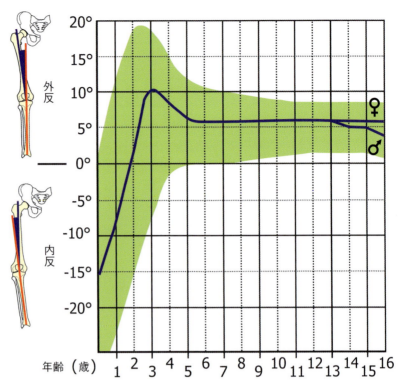

図 2-8　小児期の膝軸の角度（大腿脛骨角）の発達
14歳頃から女児と男児の軸は異なった様相を呈す〔Salenius & Vankka(1975)，Cahuzac et al.(1995)，Heath & Staheli(1993)〕．

1. 大腿骨の前捻が，代償的に下肢の内旋として作用する．
2. 脛骨のねじれが，外果と内果（果間関節窩），足部の解剖学的長軸を外旋させる．

　また，寛骨臼の前捻のような別の要因も，下肢の回旋位を変化させる（Tönnis & Heinicke, 1999, Tönnis & Skamel, 2003）．
　足部の機能的長軸は，踵骨隆起外側突起と第1趾の中心を結んだ線であり（Klein-Vogelbach, 1995），**足部の解剖学的長軸**とは異なり，踵骨の中心から第2，第3趾の中間を通過する線である（一部の文献では第2中足趾節関節を前方通過点としている）．Klein-Vogelbachによれば，足部の機能的長軸とは，踵部外側による接地から踵外側を通って，第1中足趾節関節から抜けていく荷重の通過ラインである．大腿骨前捻と相対する脛骨の外旋によって，機能的長軸は解剖学的に影響を受ける．両者は互いに相殺し，**足部の最終的な解剖学的長軸は平均で11°外旋位**となる．しかし，臨床的にはこの角度に関して0°～20°の大きな幅があり（Staheli et al, 1985），5°～15°が最も多くみられる外旋位である（Kaufman & Sutherland, 2006）．いずれにせよ，足部の機能的長軸に

踵骨隆起外側突起＝踵骨突起の下部外側にある突出部．

足部の解剖学的長軸は5°～15°外旋．

沿って蹴り返しがなされれば，効率的な前進運動が保証される(Perry & Burnfield, 2010, Klein-Vogelbach, 1995)．比較的新しい動的検査方法であるペドバログラフィーにより，歩行時の足圧中心(作用点)軌跡を確認することができる．理想的な歩行時には，足圧中心は踵骨の外側から始まり，第1中足骨頭から抜けていく，機能的長軸にほとんど相当するものとなる．

(1) 下腿の長軸のねじれ～足部

腰幅に両足を開いた被験者を目の前に立たせ，正面から膝蓋骨に触れ，膝を少し曲げるよう指示する．その際，以下の点に注意する．

> ① 膝関節がまっすぐ前に向かって動くか．
> ② 両膝が外側方向へ向かうか(両膝が離れていくか)．
> ③ 両膝が内側方向へ向かうか(両膝が近づくか)．

②の場合には，患者の足部をわずかに内旋させる(踵は同じ位置のまま，膝と足部を内旋させる)．そして，膝屈曲を反復させる．そのようにして患者の膝関節が正面に向かってまっすぐ屈曲するまで足部を内旋させる．

③の場合は同じ手順で足部を外旋させる．

このようにして膝関節を調整することによって，踵中心から第2，第3足趾の中間へ向かう仮想軸が，足部の機能的正面方向を示す．

> - 5°～15°：下腿に対する足部の正常な解剖学的アライメント(図2-9)．
> - 20°以上：足部は強く外旋(toe-out)しており，下腿に外旋異常がみられる(図2-10)．
> - 5°以下：足部は内旋し，下腿には内旋異常がみられる(図2-11)．

このときに注意しなければならないのは，標準からの逸脱がすべて病的とみなされるわけではないことである．**機能的軸アライメントのバリエーションは幅広い**(Staheli et al, 1985)．また，脛骨の強い外旋は，大腿骨の内旋によっても補われる．脛骨のねじれが足部の外旋に最も大きく影響することは実証されている(Radler et al, 2010)．そのため，われわれが臨床で行う簡易な検査では，そこだけに焦点をあてるべきである．たとえば股関節の内旋や外旋によって，歩容はバランスのとれたものとなるなど，解剖学的条件は歩行して初めて可視化される．

(2) 大腿骨軸と足部長軸のねじれ角

膝関節に対する足角を計測する前述のテストで，膝関節の向きを正面に向ける際に股関節の回旋が必要であるならば，足部と大腿骨の軸の関係を確認するさらなるテストを行うこともできる．しかし，それによる

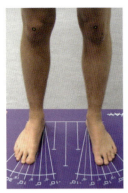

図 2-9　生理的足部外旋

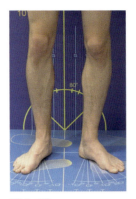

図 2-10
たとえ膝関節位が平行であっても，下腿の外旋異常は足部外旋を誘因する．

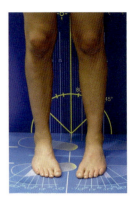

図 2-11　下腿の静的内旋異常

大腿骨軸に対する足部長軸のねじれ角 5°～15°．

結果は前述のテストの結果と大きく異ならない．

　被験者は診察台の上で腹臥位になり，両脚を揃える．その状態で他動的に下腿を上方向へ 90°屈曲させる．そして，力を抜いてぶら下がった状態の前足部を指で軽く押す．すると足部はわずかに外旋方向へ振れるので，それを角度計で計測する（図 2-12）．踵骨の中央から第 2 趾と第 3 趾の間を結ぶラインは大腿骨の長軸に対して 5°～15°の角度となる．その角度の形成度合いは年齢によって異なる（図 2-13）．

（3）股関節の回旋（大腿骨頸部の前捻）

　このテストは，内旋歩容が過度の大腿骨頸部前捻に起因するかを確認するために，小児期や思春期に特に重要である．

　被験者は診察台の上に腹臥位になり両脚を揃え，その状態で検査の対象となる側の下腿を上方向へ 90°屈曲させる．検者は片手で，検査側の大転子を触診する（Hepp & Debrunner, 2004）．屈曲した下腿を，大転子が最も強く出現するまで外側へ倒す（下腿を外へ倒すことによって大腿部と腰部は内旋する）．

　このポジションでの下腿の垂線に対する角度が，おおよその**大腿骨頸部前捻角**を示す（図 2-14）．これに関する厳密な情報は X 線画像（Rippstein と Müller の方法による）や CT スキャンによってのみ得ることができる（Tönnis & Skamel, 2003）．

- 成人における標準値：12°～15°
- 前捻股：＞20°
- 後捻股：＜5°

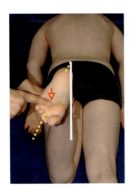

図 2-12
大腿骨軸と足部長軸のねじれ角を判定（Exner, 1990）．

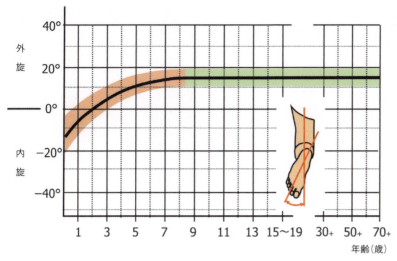

図 2-13 大腿骨に対する足部のねじれ角の年齢別変化.
カラー部分は年齢別グループの平均値の分布幅を示している．標準偏差の表示はなし．9歳からの角度値が一定であるため，表の曲線においての線形補間（緑部分）はStaheli et alの解釈とは異なる〔Staheli et al, 1985より改変（Rockwater社提供）〕．

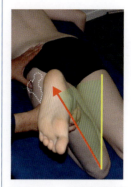

図 2-14 大腿骨頸部前捻角を判定

小児の発達過程で，この数値は変化する（Fabry et al, 1973, Exner, 1990）．

- 5, 6歳　　：平均27°（ばらつき範囲20°～34°）
- 8歳　　　：平均24°（ばらつき範囲17°～31°）
- 10歳　　　：平均21°（ばらつき範囲14°～28°）
- 12, 13歳　：平均20°（ばらつき範囲14°～26°）
- 15, 16歳　：平均変動15°（範囲7°～23°）

A-4 姿勢の検査

姿勢の検査は，医師，理学療法士はもちろん，義肢装具士や整形靴技術者にとってもますます重要なものになっている．その理由は，姿勢を総括的に観察することが患者への最適なアプローチにつながるからである．当然のことながら静的な姿勢の異常は，運動にも引き継がれるため，静的立位の不良姿勢に関する知識は，歩行や走行の運動を理解するのに役立つ．解剖学的に元来備わっている条件をもとに，中枢神経系が運動をコントロールする運動プログラムを発達させることについては第1章で触れた．解剖学的基本条件が異なると，運動プログラムも異なるのは言うまでもない．**姿勢の（静的）クローズドループ制御に影響する要因**（図2-15）は，運動の（動的）クローズドループ制御にも作用し，またその逆もある．

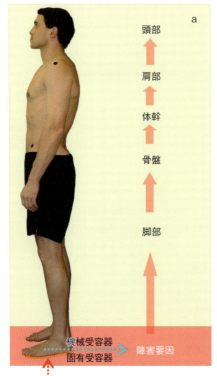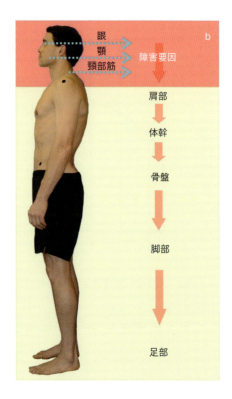

図 2-15　身体姿勢の原則と障害要因
a：ボトムアップ型，b：トップダウン型

　　　　ヒトの静的立位を理解することで，どのような要因が歩容に影響を及ぼすのかを推論することができる．

　姿勢の検査を目的とした分析システムは広く普及している．理学療法分野においては，そのような技術とシステムが従来の検査方法に統合されているのは至極当然であるが，整形靴，義肢装具，スポーツビジネスといった分野では姿勢分析システムの計測結果を適切に解釈するための重要な基本的理論に対する理解が不足している．特に運動解析の場合は，装置によって収集されたデータを適切に解釈するために基本検査技術の習得が必須である．計測数値を盲目的に使用した場合，間違った方向へ進んでしまうことはまれなことではない．しかしながら，患者の身体姿勢の根本的情報については，目視検査だけでも必要な情報を得ることができる（Kendall et al, 2001, Ludwig, 2009）．

　巻末の付録（pp.233〜236）に，シンプルで体系的な姿勢検査のための記録用紙を掲載している．

> 不良姿勢は歩容に影響を及ぼす．

（1）骨盤領域

常に注目するべきは，患者の股関節，骨盤の領域である．その検査においては上後腸骨棘（posterior superior iliac spine：PSIS）の触診を行う．ドットシールや皮膚を刺激しないマーカーでマーキングをすると，アライメント異常を容易に目視で確認することができて便利である．目視検査の段階で，すでに側方傾斜などのアライメント異常を確認できるケースも多い．図2-16は，仙腸関節の浅部（腰椎の横のくぼみ）と上後腸骨棘の解剖学的関係を示している．

チェックその1‐骨盤側方傾斜（図2-17）

患者は水着着用が望ましい．上後腸骨棘と上前腸骨棘にマーキングをし，背面から観察する．

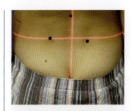
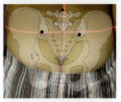
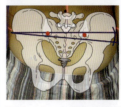

図2-16　右側骨盤傾斜がある場合の仙腸関節の浅部（腰椎の横のくぼみ）から上後腸骨棘の位置

* **注意点**：患者は足を腰幅に広げて立つ（足部は前後させない）．さもなくば，骨盤がねじれて正確な診断ができない！

• **ポイント**：両側の上前腸骨棘と上後腸骨棘は同じ高さにあるかどうかチェックする．

* **実践のためのヒント**：骨盤上に投影する水平のレーザーラインにより，分析をさらに容易に行うことができる．

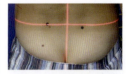

図2-17　脚長差による右側骨盤傾斜

* **注意点**：両側の上後腸骨棘を結んだラインが傾く骨盤の側方傾斜は，仙腸関節部の拘縮が原因となっていることもある．同様に，股関節外転筋の拘縮も，見かけ上の**脚長差**を引き起こしていることがある．このような関節の状態は，分析の前に医師や理学療法士によって明らかにされるべきである（Ludwig，2011）．さまざまな厚さの板を足底下に置くことで脚長差の調整をする場合，その効果は上後腸骨棘の高さに直接的に現れる．高さ調整をした場合としていない場合の骨盤のポジションを比較すると，この機械的障害または矯正に対する身体の反応について，非常に良好な概要が得られる．その際，上前腸骨棘の確認も重要である．理由は，**脚長補正**によって，両側の上後腸骨棘と上前腸骨棘のそれぞれが同じように水平になる場合のみ，**骨格的脚長差**と推測することができるからである．これが前後の腸骨棘で不均衡な変化がみられる場合，**骨盤のねじれ**とそれによる機能障害を考慮する必要がある．

脚長を計測する前に，まずは後足部のアライメント異常を，たとえば足底板などで矯正する必要がある．片側の後足部だけに強い内反や外反が存在する場合，それが機能的脚長差と骨盤側方傾斜につながることがあるが，その場合には絶対に**片側の補高**を行ってはならない（図2-18）．

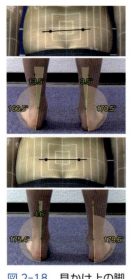

図 2-18 見かけ上の脚長差につながる外反足（右より左が重度の外反）の患者（写真上）

指示に基づき，患者自らが後足部と中足部を位置矯正した時点で，左身体の骨盤傾斜は水平となった（写真下）．

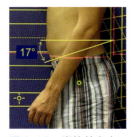

図 2-19 脊柱前弯症による過度の骨盤前傾

脊柱前弯症は足部の外反扁平を強め，また外反扁平足が脊柱前弯症を強める．

*実践のためのヒント：トレッドミル分析の事前チェックとして，脚長差の確認は意味がある．歩行の立脚期に骨盤側方傾斜がみられる場合，静的な要因が理由であるのか，あるいは筋の弱さが問題なのかを知ることは重要である．

脚長差は歩容の対称性に大きく影響を及ぼす〔第2章 C-5(1)，p.55 を比較参照〕．

チェックその2－骨盤前傾（図 2-19）

矢状面で観察される骨盤の前傾角の平均はおおよそ以下のとおりである．

- 男性 9°（ばらつきの範囲 5°〜13°）
- 女性 12°（ばらつきの範囲 7°〜17°）

(Nguyen & Shultz, 2007, Grifka, 2005, Decupere, 2000)

この角度は，上前腸骨棘と上後腸骨棘を結ぶ線の水平に対する傾斜角と定義されている．骨盤の過度の前傾は，仙骨の連動によって過度の**腰椎前弯（脊柱前弯症）**を引き起こす．脊柱前弯症は特に静的な検査において診断が容易であり，歩容にさまざまな悪影響を及ぼす．

1．大腿部の内旋

機械的構成要素として観察してみると，まず腸骨の前傾により股関節の回旋が誘発される．大腿骨頸部の内旋は骨盤の前傾により発生している（Hruska, 1998）．左股関節を例にとると，水平面を上から観察した場合，**骨盤前傾**によって大腿は時計回りに回旋する．下肢全体がこの運動に追従すれば，膝関節と脛骨も内旋することになる．距腿関節と距骨下関節の機械的連動によって，距腿関節（底背屈運動のみを行う）の近位の内旋運動は距骨下関節に回内運動をさせる．それにより足部アーチは低下する．骨盤のアライメント異常は，二次的障害として**足部の外反扁平**を引き起こす．

これらのことは歩行分析においても当然ながら顕著に出現する．
重要なことは以下のとおりである．

- 脊柱前弯症の場合，膝関節（内旋していないか？），後足部の軸（外反していないか？）と足部内側縦アーチ（低下していないか？）を常に検査することである．

この相互作用を認識することで，重要な治療アプローチが得られる．1つは，骨盤周辺の筋力バランスを改善することで，骨盤をニュートラルポジションにさせる．それにより，膝の回旋位を正常に戻し，外反扁

平足を改善できる可能性がある．

　もう1つは，矯正作用をもつ足底板や適切なスポーツシューズによって中足部や後足部をサポートし，膝関節と股関節のアライメントを整えることで，骨盤をニュートラルポジションとなるように促すことである．

2．筋バランスの変化

　骨盤前傾により，中殿筋がより股関節の前方に位置するようになり内旋筋として働くようになる（第2章B-2，図 2-46，p.44）．また，骨盤前傾によって，股関節屈筋群（大腿屈筋群）の起始同士が近づく．それによって，股関節領域の感覚運動系（知覚連動）にとっての状況が変化し，それが長期に及ぶと，関係する筋群の短縮とトーヌスの亢進が観察されるようになる．結果として，歩幅が縮小する可能性がある．

- 股関節屈筋群の短縮の有無をチェックしてみる〔第2章A-5(1)，p.31〕．

　骨盤前傾は，筋のアンバランスの結果でもあることが多いため，骨盤のニュートラルポジションに関わる筋群の筋力検査を行う．そのなかでも特に腹直筋，大殿筋，大腿二頭筋は重視すべきである．同時に，腸腰筋の短縮によって骨盤が前方へ牽引されていないかもテストする．

　骨盤前傾を伴う大殿筋の筋力低下は，別のレベルの関節に影響を与えることもある．中殿筋は（大腿筋膜張筋と共に）大腿筋膜に張力をもたせ，膝蓋骨および脛骨外側顆へ付着することで膝関節の安定に貢献するが，筋力が弱いと膝関節が内旋することがある．すると膝蓋骨は内側へ移動し，それが**膝蓋大腿疼痛症候群**の原因となる場合もある．

- 腹筋，殿筋の筋力低下の有無をチェックしてみる．

チェックその3 – 骨盤のねじれ（図 2-20）

　脚長差による骨盤側方傾斜がある場合，必ずしもそうなるとは限らないが，多くの場合，片側の骨盤のねじれ（回旋）に関連して，短い脚側の腸骨に前傾がみられる．それは骨盤領域を斜め後ろから観察するとわかりやすい．

- **ポイント**：片側の腸骨が前下方へねじれていないか？

　疑いがある場合は，上前腸骨棘にもマーカーを貼付することで側方骨盤傾斜を確認できる．

　骨盤前傾角（上前腸骨棘と上後腸骨棘を結ぶ線の水平に対する角度）を左右で比較すれば，その角度差の有無によって骨盤のねじれの有無を判定できる．

> 骨盤前傾は歩幅を縮小させる．

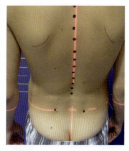

図 2-20　骨盤のねじれ
右腸骨が前方回旋している．上体はその回旋に追従する．

第2章　スタティックの理解は，ダイナミックの理解を深める

次のステップとして，靴の補高によって骨盤片側前傾が取り除かれるかどうかを調べてみる．

> **＊注意点**：片側の補高が骨盤のねじれと高さに影響を及ぼすことに注意する．たとえ骨盤のねじれが解消されたとしても，上後腸骨棘の高さが左右で異なってしまえば意味がない（Ludwig, 2011）．

> **＊実践のためのヒント**：骨盤が単に側方傾斜しているのか（両側の上前腸骨棘と上後腸骨棘を結ぶラインがそれぞれ平行），またはそこにねじれが加わっているのか（片側の上前腸骨棘が同側の上後腸骨棘よりも明らかに低い状態）を観察する際に，上前腸骨棘と上後腸骨棘を比較することは1つのよい指標となる．

骨盤のねじれは，仙腸関節周辺，鼠径部周辺に起始部をもつ内転筋群，恥骨結合に周期的に起こる愁訴の原因になる．

骨盤傾斜や骨盤のねじれが歩行時の運動パターンへ与えうる作用については，第2章C-5（p.55）で詳しく紹介する．

（2）体幹領域

体幹のアライメント異常は，筋力不足と同様に，背部痛の原因として最も多い．それゆえ，医師，理学療法士，義肢装具士，整形靴技術者が正確に検査することは有意義であるといえる．力を抜いて腕を下げた際に腕と体幹との間に形成される空間は**ウエスト三角**と呼ばれている．上体が左右対称であれば，この三角形は両側でほぼ同じ形状となる．たとえば脊柱側弯症など上体にねじれや歪みがある場合や肩の高さが左右で著しく異なる場合は，この三角形が左右で大きく異なる．

チェックその4 - ウエスト三角（図2-21）

上半身裸の患者を背面から観察．腕は力を抜いて下げさせる．

> **・ポイント**：両側のウエスト三角は同じ大きさか？

> **＊実践のためのヒント**：三角形をよりよく把握するために，患者を濃い色の壁（背景）の前に立たせる．

左右を比較して，差異が大きい場合には，さらに次の点に注目する．

> ・片側が凸となる側弯？
> ・体幹の片側回旋？
> ・片側の肩が下がっている？
> ・骨盤側方傾斜？

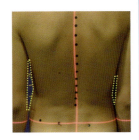

図 2-21
左側の三角形が右よりも大きい．これは右凸胸椎側弯と右側体幹の前方回旋によるものである．

チェックその5 – 棘突起（図2-22）

第7頸椎から第5腰椎までの棘突起を触診して位置を確認し，ドットシールを貼付，もしくはペンでマーキングする．

- **ポイント**：すべての棘突起が垂線上に並んでいるか？

- **実践のためのヒント**：レーザーラインで垂線を投影することによって，逸脱している部位を容易に目視確認できる．

- **注意点**：棘突起を触診しても位置がわかりづらい場合がある．椎骨が回旋していれば棘突起も回旋している．背面から観察すると，側方へずれているように見える．

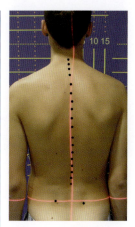

図2-22 上肢帯の右回旋を伴う上部胸椎の垂線からの逸脱

一般的には，脊柱の診断は治療を行う医師の仕事であり，必要に応じて画像診断も用いられる．理学療法士，義肢装具士，スポーツ科学者，整形靴技術者によって行われる目視検査は，それぞれの療法において考慮するべき問題点を抽出するためのものである．棘突起マーカーが垂線から逸脱している場合，それは必ずしも脊柱側弯症を示唆しているわけではなく，むしろさらに詳しい検査の必要性を示している．

市場に出まわっているすべての姿勢分析システムは，2次元，3次元にかかわらず，その分析結果は参考程度にしかならない．身体の内部に存在している脊椎の実際の回旋位については（たとえ3次元でも），姿勢分析システムでは明確にすることはできない．

脊柱側弯症は歩容の左右対称性に影響する可能性がある．

- 片脚支持期に上体が片側に偏位する可能性．
- 体幹の回旋が片側において制限されることがあり，水平面（上から観察すると）での上体の回旋運動の左右対称性が損なわれる．

（3）肩 – 頸部領域

オフィスワークで最も多い愁訴は肩，頸部の痛みである．筋の緊張がアライメント異常や異常負荷の原因となっていることは珍しくない．肩，頸部領域の検査によって，筋のバランス状態について情報を得ることができる．

チェックその6 – 肩甲骨（図2-23）

肩甲骨の下端部を触診し，（皮膚に無害な）ペンでマーキングすることで片側の位置のずれを容易に目視確認できる．

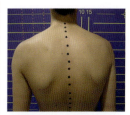

図2-23 左肩の傾斜，左肩甲骨と上肢帯の反時計回り回旋

- **ポイント**：両側の肩甲骨の下角を結んだラインは水平か？　両側の肩甲骨が著しく突出していないか？　それに該当する場合，肩甲骨を安定させる筋の筋力低下があることが多いので筋力トレーニングを推奨する．

チェックその7 - 肩のアウトライン（図 2-23）
両肩を観察し，高さを比較する．

- **ポイント**：両肩の高さが同じか，もしくは片側が下がっていないか？

- ＊**実践のためのヒント**：水平線が引かれた壁面やレーザーラインによる水平線の投影で判定がしやすくなる．

両肩が水平でないとしても，病理的な意味をもたない場合がよくある．利き腕の筋の強さが顕著な場合，筋が強いほうの肩が下がることが多い．テニス，卓球，ハンドボール，ボウリングなどに代表されるように，片腕だけを使うスポーツを長期的に行うと筋が強いほうの肩が下がる．

- ＊**実践のためのヒント**：適切なバランストレーニングは有益であることが多い．

チェックその8 - 肩の回旋

> 肩の回旋は腕の振子運動に影響を与える．

肩をまず斜め上方から，そしてその後さまざまな方向から観察してみる．

- **ポイント**：片側の肩がもう一方と比較して前方へ強く回旋していないか？

- ＊**実践のためのヒント**：日頃の作業姿勢について尋ねる．たとえば，オフィスデスク上にPC画面が斜めに置かれていないか？　受話器を耳と肩の間に挟んで話すことがよくあるか？　ライン作業などで身体の片側に偏った同一運動を行っていないか？　など．

姿勢不良は単に骨格が原因となっているのではなく，筋のアンバランスによって発生している可能性があることに注意する．とりわけ可動性の高い肩領域では，そういったアンバランスを示すことが非常に多い．肩のアライメントや回旋異常は腕の振子運動の対称性に影響するので，歩容の左右対称性を損なうことがある．

肩のアライメントと運動における偏りは，運動中の腕の振子運動に影響する．左右対称の腕振りは，骨盤領域で発生する回転モーメントのバランスをとり，エネルギー消費の少ない最良な歩行をするために重要である．

（4）側面からの検査

　上半身裸の患者を側面から検査することで，姿勢不良と筋のアンバランスに関する重要な情報を得ることができる．それらの情報から歩行時の身体姿勢を推定できるという点で，運動解析にとって静的立位姿勢の観察は有用であるといえる．

チェックその9 - 肩の位置（図2-24）

　肩峰にマーカーを貼付し，側方から患者を検査する．

> ・**ポイント**：肩が前下方へ下がっていないか？

> ＊**実践のためのヒント**：日頃の作業姿勢を尋ねる．デスクワーク（児童や学生も含む）の場合，胸筋が短縮し，肩甲骨を安定位に保つ筋が筋力低下している傾向にあり，肩は前方へ引かれる（**プロトラクト**）．そのような場合には，筋のトレーニングを推奨する．装具療法では，いわゆる「**姿勢矯正ベルト**」の効果を試してみるのもよい．

　なぜ歩行分析のために肩関節のポジションに着目するのかというと，それは歩行中や走行中，われわれは両腕をそれぞれ逆方向に振ることによって，骨盤の回旋とのバランスを保っているからである．機械的に表現すれば，骨盤領域と逆方向の回転モーメントを両腕で生成しているのであり，そのようにして，いわゆる"実質的ねじり運動"を少なくしている．

　上腕は体幹の肩甲帯に結合されているため，肩関節が前方にシフトすると筋のアンバランスが生じ，結果として自然な振子運動が制限される．そしてそれは調和のとれた運動を阻害することがある．

　腕の振子運動が制限されると，結果的に，回転モーメントの相殺が不可能となるため，中枢神経系が骨盤の回旋運動を減少させることがあり，その結果，歩幅が縮小する．

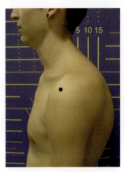

図2-24　前方偏位した上肢帯

腕の振子運動と骨盤の回旋運動は連動している．

チェックその10 - 背面のアウトライン（図2-25）

> ・**ポイント**：胸椎と腰椎のカーブはS字状に調和がとれているか？

　よくみられる姿勢不良は，背面が丸い状態（胸椎の過度の後弯）と脊柱前弯症（腰椎の過度の前弯）であり，どちらの場合も脊柱の弯曲が顕著である．逆に平坦な背面は，脊柱の「緩衝機能」の一部が失われているフラットバックである．もしもこのアライメント異常によって患者が愁訴をもつ場合，医師による治療が必要となる．

　医師，義肢装具士，整形靴技術者にとって，腰椎軟性コルセットで背面のアウトラインを変化させることは，脊柱矯正効果をその場で観察で

きるという点で重要である．また，運動解析においても，腰椎軟性コルセット装着の有無による身体姿勢の顕著な差を観察することができる．

> *実践のためのヒント：腰椎軟性コルセットは，頸部と頭部のポジション，また頭頸部の愁訴に対して有用で，歩容にも同様の作用を示すことが多い．腰椎軟性コルセットによって，歩行時の体幹姿勢の改善効果が得られる場合もある．

チェックその11 – 矢状面の姿勢（図 2-26）

肩関節と大転子，外果にマーキングする．直立姿勢では，その3点すべてが外耳道孔を含めて上下に一直線上に並ぶべきである（図 2-26, Ludwig, 2009）．また膝関節軸もその線上にあるべきである．この最適な静的姿勢では，関節と靭帯への負荷が適切に配分されている．前かがみの姿勢は足底板療法によって改善することがよくあるが，下肢後面の筋群，殿筋群，背筋の筋緊張によっても変化する．

腓腹筋と大腿後面筋（大腿二頭筋）の緊張が減少することで，股関節は垂直基準線の前方に位置するようになる．

反張膝，または屈曲拘縮のある膝関節は，矢状面から観察すると診断しやすい．

同様に大殿筋の筋力低下は骨盤領域の前傾を助長する．殿筋群は，座ることが多い現在のわれわれの生活様式においては，座布団としての機能しか果たしていないことが多い．殿筋群は本来，歩行や立位において骨盤をニュートラルポジションにさせるために働くべきものであるため，殿筋群の筋力強化トレーニングが有効であることが多い．

> ・ポイント：マーカーポイントは一直線に並んでいるか？ 垂線から前方または後方への逸脱が最も大きいポイントはどこか？ 足底板の上に立つことによって逸脱に変化が現れるか？

> *実践のためのヒント：レーザー光線で垂線を投影し，患者を意識的に直立させて，姿勢が改善するか確認してみる．

主に足底板療法を行うのであれば，次のことを実際に試してみる価値はある．足底板の前足部に中足骨パッドを加えると，その刺激によって上体の直立が促されるケースが多い．知覚連動に関係した足底板療法または刺激が得られる靴による効果は矢状面で確認できる．

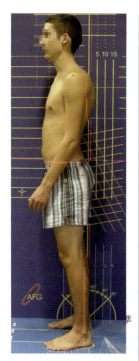

図 2-25 円背（このケースはショイエルマン病），腰椎過前弯，骨盤前傾，全体幹が垂線より前方に位置する重度姿勢異常

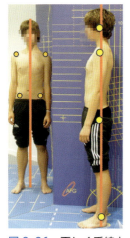

図 2-26 正しく垂線上にある姿勢（矢状面）

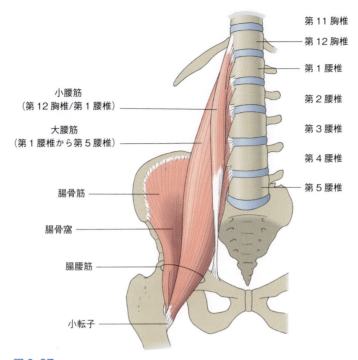

図 2-27
腸腰筋は，腸骨稜に付着している腸骨筋と腰椎に付着している腰筋で構成され，1つの腱となり小転子に停止する(Baumgartner et al, 2011).

A-5 筋テスト

　筋は短縮傾向または筋力低下傾向の2つのカテゴリーに分類される，という古くからある理論については，現在では批判的な意見もある(Wydra, 2003, 2004)．その時点での筋の状態を知るのに有用なテストがいくつかある．筋力強化ならびに筋のストレッチなどの簡単な練習によって，歩容が大きく改善することは多い．

　巻末の付録(pp.233〜236)に，重要な筋テストのための評価記録用紙を掲載した．

（1）股関節屈筋の短縮

　股関節屈筋の短縮(図 2-27)は骨盤前傾を誘発する(図 2-19, p.24)．また腰椎もそれに追従するので，歩容も顕著な前屈位となることが多い．特に座ることが多い生活を送っている患者は，大腿部が屈曲することで股関節屈筋群が機械的な短縮位におかれることが長時間に及び，実際に短縮してしまうことが多い．

　図 2-28 に Janda(2000) と Kendall ら(2001) による機能テストを示す．被験者は診察台の上に，骨盤が台の端に位置するように(椅子に浅

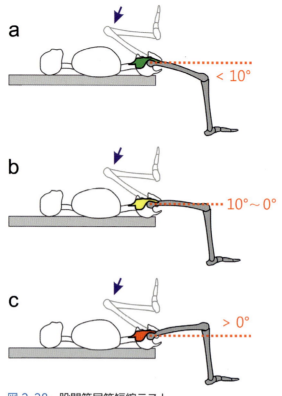

図 2-28　股関節屈筋短縮テスト
a：短縮なし，b：やや短縮，c：重度の短縮
(Janda, 2005, Kendall et al, 2001)

股関節屈筋：腸腰筋，大腿直筋，大腿筋膜張筋，縫工筋

く座るように）仰臥位となり，両大腿は斜め下方へぶら下げる．検者は被験者の片下肢を本人の胸に向かって他動屈曲させる．それにより，骨盤を後傾させ腰椎前弯をなくす．股関節屈筋（腸腰筋，大腿直筋，大腿筋膜張筋，縫工筋）は骨盤や腰椎に起始をもつので，それらの起始部も診察台に向かって移動する．筋が短縮していなければ，反対側下肢，つまり検査対象下肢は緩やかにぶら下がったままであるが，股関節屈筋群が短縮していれば，大腿部が上方へ引き上げられる．

- 筋が短縮していない場合：大腿部は水平線に対して約10°，またはそれ以上の角度を持って緩やかにぶら下がる．
- 筋がわずかに短縮している場合：大腿部は水平線までの屈曲，あるいは水平線よりも若干高く屈曲するが，検者による他動的な少しの押さえで水平になる．
- z 短縮が顕著な場合：大腿部は水平よりも明らかに上方に移動し，他動的に押さえても水平まで下げることは不可能．

検査中，下腿が垂直にぶら下がらず，斜め前方へ伸展すれば，二関節

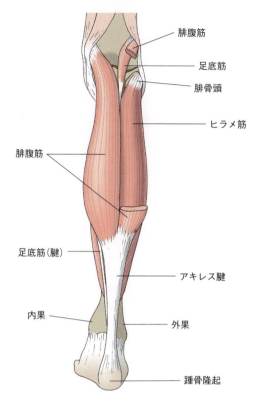

図 2-29 足部底屈筋：腓腹筋(ふくらはぎの二頭筋，二関節筋)とヒラメ筋(単関節筋)
(Baumgartner et al, 2011)

筋である大腿直筋が短縮しているといえる．

(2) 下腿三頭筋の短縮

　下腿三頭筋の短縮(図 2-29)により，距腿関節の正常な背屈運動は阻害される．距腿関節の背屈可動域は本来 30°前後で，歩行中の最大背屈は**ターミナルスタンス**でみられる．背屈に制限がある場合，**フォアフットロッカー**が正しいタイミングで起こる前に，踵離地が起こってしまう．そのため，股関節が後方へ十分に伸展する前に足部が地面から離れることとなる．

　腓腹筋の短縮を検査するためには，被験者を診察台の上に膝を伸展した状態で座らせる．被験者の足部をつかみ，距腿関節が他動的にニュートラルポジションになるまで背屈するよう試みる．さらに 30°背屈が可能かを検査する．それが可能であれば，腓腹筋，ヒラメ筋，共に短縮がない．他動的な背屈がニュートラルポジションまで，もしくはそれ未満の場合，次の方法で，それが腓腹筋の短縮によるものなのか，あるいはヒラメ筋の短縮によるものなのかを見分けることができる．被験者の足

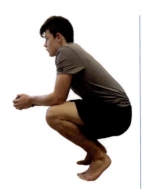

図 2-30
距腿関節の背屈制限と下腿三頭筋の短縮により，深くしゃがんだ姿勢では踵が地面から離れる．

部を他動的に最大背屈させたまま，膝関節を他動的に屈曲させる．それにより背屈角度が増えれば，腓腹筋の短縮を示していることになる．この筋は二関節筋であり，近位で大腿骨に付着しているため膝屈曲により緊張が緩む．したがって，背屈の可動域拡大が可能となる．上記の手順で距腿関節の背屈角度に変化がなければ，脛骨に起始部をもつ単関節筋のヒラメ筋の短縮を示していることになる．

- 筋が短縮していない場合：距腿関節は他動的背屈が可能（背屈 10°）．
- 腓腹筋短縮の場合：膝を伸展させた状態での背屈が 30°に達しない．膝屈曲により他動的背屈角度が増加する．
- ヒラメ筋短縮の場合：膝を伸展させた状態での背屈が 30°に達しない．膝を屈曲させても他動的背屈角度は改善されない．

次の単純なスクリーニングテストで，複数の点について同時に検証することができる．被験者に膝を深く曲げてしゃがむ姿勢をとらせる．そのとき，両足底が完全に接地するように指示する．踵部足底が接地し，なおかつしゃがんだ姿勢を保持できれば，ヒラメ筋の十分な伸張が見込め，距腿関節の可動域も十分であるといえる．ヒラメ筋の短縮，アキレス腱の短縮または距腿関節可動域などの機能障害がある場合は，踵部が持ち上がってしまう（図 2-30）．ただし，この検査方法では問題の特定が難しく，膝関節に問題がある場合は適用すべきではない．

（3）底屈筋の筋力低下

底屈筋群（腓腹筋，ヒラメ筋，長短腓骨筋，長母趾屈筋，長趾屈筋）により，歩行時，**蹴り出し期**において前足部による力強い蹴り出しが可能となる．力を十分に発揮できるかをテストするには，まず患者を片足立ちさせる．バランス保持の目的でテーブルや壁に手をついても構わないが，体重をかけてはならない．その姿勢から可能な限り連続して，つま先立ちを繰り返させる．その際，毎回，最大底屈位まで運動させる（Götz-Neumann, 2011, Kendall et al, 2001, Lunsford & Perry, 1995）．

- 正常な筋力：20～25 回の片足反覆つま先立ちが可能．
- 筋力低下がある：10～19 回の片足反覆つま先立ちが可能．
- 著しい筋力低下：可能な片足反覆つま先立ちは 10 回未満．

底屈筋力低下が著しい場合でも正常歩行は可能ではあるが，各ステップごとに発揮できる最大筋力を使ってしまうので持久力が低くなる（Perry, 2003）．

（4）股関節内転筋の短縮

下肢の内転に作用する筋群は，恥骨筋，短内転筋，大内転筋，長内転

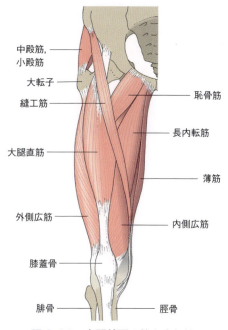

図 2-31　大腿前面の筋と内転筋
(Baumgartner et al, 2011)

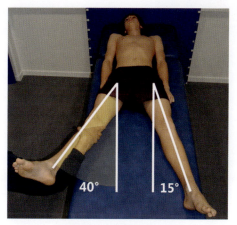

図 2-32　股関節内転筋短縮テスト

筋，薄筋，半腱様筋，半膜様筋である（図 2-31）．

　図 2-32 は内転筋の短縮を調べるテスト法である．被験者は仰臥位で膝関節を伸展し横たわる．検査非対象下肢を約 15°外側へ広げる（外転させる）．次に検者は検査対象下肢の踵を検者の肘に乗せ，上から被験者の下腿を手でつかむ．そして，検査対象下肢をゆっくりと他動的に外側へ広げる（外転）．骨盤が動き始めたところで運動を止める（Janda, 2004）．

- 筋が短縮していない場合：40°程度まで外転可能．
- 筋がわずかに短縮している場合：30°以上 40°未満の範囲で外転可能．
- 筋の短縮が顕著な場合：30°未満の外転．

(5) 股関節外転筋の筋力低下―トレンデレンブルグテスト（図 2-33）

　被験者を片脚で立たせ，もう一方の脚の膝関節を屈曲させるが，そのとき股関節は屈曲させずに大腿を垂直にさせる．腸腰筋が活動してはならないので，股関節を屈曲させないことは重要である．この姿勢で骨盤を水平に保つためには支持脚の股関節外転筋が活動しなければならない．

- 筋力が十分な場合：遊脚側の骨盤が下がらない．
- 筋力が低下している場合：骨盤は水平に保てず遊脚側が 5°以上下がる．

トレンデレンブルグテスト＝股関節外転筋の筋力低下を調べるテスト．

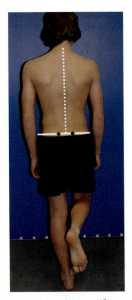

図 2-33 トレンデレンブルグテスト
股関節外転筋が十分強ければ、骨盤と上体の水平/垂直からの逸脱はわずかである（検査結果は陰性）．

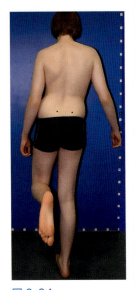

図 2-34 片足立ちでデュシェンヌ徴候が出現．

骨盤の片方が下がれば**トレンデレンブルグ徴候陽性**とみなす．股関節外転筋の筋力が低下している場合，骨盤の片側が落ち込むことを回避するために，代償運動として，上体を支持脚側に傾斜させる場合がある．この場合も同様に外転筋筋力低下と判定することができ，これは一般に**デュシェンヌ徴候**と呼ばれている（図 2-34）．

股関節外転筋の筋力低下によって歩行時に歩隔が縮小し，前額面で観察すると両足部が交差することがある（**交叉性歩行**）．

（6）ハムストリング（大腿後面の筋群）の短縮

被験者は診察台の上で仰臥位となり両下肢を伸ばす．検者は対象下肢の膝関節を片手で固定してゆっくりと持ち上げ（膝蓋骨には触れない），もう一方の手は被験者の腰椎前弯部の下に置き，持ち上げた下肢と連動して骨盤が診察台に向かっていつ動き始めるかを確かめる．骨盤が後傾し始めたとき，もしくは被験者が大腿部後面筋が牽引されることによる強い痛みを感じたら，下肢の持ち上げをストップする．テストの間は被験者の膝関節は常に伸展状態に保つようにする．診察台に対する大腿の最大屈曲角度を計測する（図 2-35）．

- 大腿の屈曲角度 70°〜90°：良好な柔軟性．
- 大腿の屈曲角度 70°未満：筋短縮あり．

膝関節屈筋（大腿二頭筋，半腱様筋，半膜様筋）の伸張性が低い場合，膝関節が十分に伸展できないことがある．すると膝関節はミッドスタンスで0°まで伸展せず，軽度屈曲したままとなる．その場合，身体負荷によって膝折れしないように，大腿四頭筋が等尺性筋収縮しなければならない．結果として膝蓋骨が接する関節面に高い圧が発生し，それが愁訴につながることがある（第6章L，p.179）．

A-6 可動域テスト

（1）内側縦アーチの矯正による再構築性

被験者を両側裸足で腰幅に開いて静的立位をとらせ，内側縦アーチを観察する．膝蓋骨が前方へ向くように足部の向きを調節し，その状態で被験者に足趾球でつま先立ちをさせると，扁平足で低下した内側縦アーチは，足底腱膜の緊張力増加により再構築され（**ウィンドラス機構**），後足部はわずかに内反位となる（第4章C-3の図 4-28，p.144）．

次に，被験者に踵で立つように指示する．すると今度は，内側縦アーチが脛骨筋の筋活動によって再構築される．前足部は，前脛骨筋と後脛骨筋が同時活性することで背屈する．後脛骨筋はミッドスタンスで内側縦アーチを安定させる（Murley et al, 2009）．

*歩行分析において
ミッドスタンスで，後脛骨筋の筋活動により内側縦アーチが出現するかを観察する．内側縦アーチの出現があれば，筋力強化のための理学療法が適応となり，場合によっては，他動的にのみ作用する足底板の内側縦アーチサポートは低くしてもよい．知覚連動性インサートであれば，後脛骨筋を活性させる可能性がある．

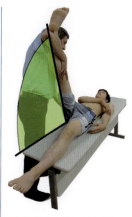

図 2-35　ハムストリング（大腿後面筋）の伸張性テスト

(2) 後足部に対する前足部の回内外

被験者は診察台に下腿をぶら下げるようにして座位をとる．下腿をわずかに回旋させ，脛骨前縁を前方に向ける（下腿が内旋，または外旋することは，踵骨の外反，または内反に影響する）．足部の回内，回外機能を検査するために，検者は片手で踵骨を持ちニュートラルポジションにする．もう一方の手で前足部を包むようにつかんで，外側または内側を持ち上げる（図 2-36）．

*標準
- 前足部回外可動域 20°〜30°
- 前足部回内可動域 　5°〜10°（Baumgartner et al, 2011）

(3) 前足部に対する後足部のねじれ

検者は片手で下腿（踵ではなく）をつかみ，足部全体（距骨下関節も含む）の回内外可動域をテストする．この場合の回内外可動域は，前足部や中足部のみの場合と比較して大きい．

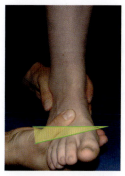

図 2-36　前足部の回内/回外可動域テスト

*標準
- 足部回外可動域 35°
- 足部回内可動域 15°（Meinecke & Gräfe, 2002）

蹴り出し期では，前足部は後足部に対してねじれているのが正常である．可動域に制限があると，この歩行相で踵骨とアキレス腱がアライメント異常を起こし，愁訴を誘発する．

前足部と後足部のねじれ運動は蹴り出し期において重要である．

(4) 中足趾節関節の可動性

歩行にあたり，特に中足趾節関節（MTP 関節）が伸展（つまり足趾の背屈）できることは重要である．その理由は，蹴り出し期において，足部が遊脚期に入る前に最後の接地面への力の伝達がなされるからである．強剛母趾のように足趾の可動域が制限される場合，歩行時に早すぎる段階で足部全体が離地する．

第 2 章　スタティックの理解は，ダイナミックの理解を深める

> * 第 1 中足趾節関節の標準可動域
> - 屈曲 70°
> - 伸展 45°（歩行に必要なのは 20°〜30°）
> - 第 2〜第 5 中足趾節関節の標準値
> - 屈曲 80°
> - 伸展 40°
>
> （Meinecke & Gräfe, 2002）

> * 実践のためのヒント：ペドバログラフィーによって，どの足趾から蹴り返しがなされたかを判定することが可能である．その足趾の中足趾節関節が正常に伸展できるか確認することは，特に重要である．

（5）距腿関節の可動性

距腿関節の他動的可動域は，背屈 30°，底屈 50° であることが望ましい（Meinecke & Gräfe, 2002）．それをテストするには，被験者に診察台上で座位をとらせ膝関節を屈曲させる（それによって腓腹筋がゆるむ）．距腿関節の可動域において，自動運動のほうが他動運動に比べて大きいのは，筋活動によって果間関節窩が広がるためである．

自動的可動域を検査するには，被験者に踵立ちとつま先立ちをさせると，自動運動による距腿関節の可動性（可動制限）が明らかになる（Wülker, 2000）．

その後，被験者に深くしゃがみこませるが，足底全体が接地した状態が維持されなければならず，踵が浮いていてはならない．距腿関節の背屈が制限されていると，被験者は完全にしゃがむ姿勢をとることが不可能となる（図 2-30, p.34）．ただし，この運動は他の要因（筋の短縮，膝関節可動域，バランス能力）からも干渉されることがあるので，診断のためのテストではなくスクリーニングテストとして捉える．

高齢者の場合，距腿関節可動域が著しく制限されていることが多く（Scott et al, 2007），それにより**歩幅が縮小**する．

A-7 知覚テスト

知覚障害の疑いがある場合，特に足底の感覚能力についての疑いがあれば，簡単なテストの実施を推奨する．足部の接地，離地についての情報伝達に，足底の知覚障害による弱化や遅延があると，中枢神経系が歩容を変化させるからである．ここでは簡単なテスト法を紹介する．

- 触覚―モノフィラメント（図 2-37）
- 振動感覚―音叉テスト（Rydel-Seiffer）

距腿関節の可動域：
30° 背屈，歩行に必要なのは 10°．
50° 底屈，歩行に必要なのは 20°．

距腿関節の可動制限は歩幅を縮小する．

・温度感覚—Tiptherm 検査器

　下肢における関節ポジションの固有知覚は，**関節角度再現テスト**によって検査される．たとえば，被験者の足関節を負荷のない状態にして，検者が被験者の足部を任意の背屈，または底屈角度にする．その角度をゴニオメーターで記録する．次に，患者は目を閉じた状態で足関節を1回底背屈させ，その後，前の段階で検者が定めた関節ポジションを再現してみる．達成された再現性の精度により，その関節の固有知覚の質を推測することができるのである．

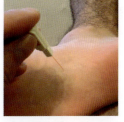

図 2-37　モノフィラメントを用いた足底の機械受容器(メカノレセプター)の感度テスト

B バイオメカニクス的関節間連携

B-1　中足部の回内と膝軸の動き

　足部の内側縁が下がる動きを回内というが(図 2-38)，ローディングレスポンスでは距骨が動くことにより足部が内転する．距骨の偏位は中足骨に作用し，舟状骨の低下が目に見える形で起こる．距骨は踵骨上で内側下方へ偏位し，わずかに内旋する．

　距骨が踵骨上で内側へ傾斜し内旋する理由は，脛骨を通過する荷重線が踵骨中心より内側にあり，**レバーアーム**が生じるからである．距骨と共に距腿関節を形成する脛骨と腓骨においても同様に，強制的にわずかな内旋が起こる(図 2-39)．この運動が最大となるのは**イニシャルコンタクト**から**ローディングレスポンス**にかけてである．図 2-40 は2つの歩行相の写真を重ねて表示し，運動の範囲を非常に明瞭に表したものである．右脚は逆時計回り，左脚は時計回りに回旋している．つまり下腿全体がわずかに内旋しており，それと同時に内側縦アーチが低下して踵骨が外反し内側へ傾いている(Buldt et al, 2013, Nester et al, 2000, Nawoczenski et al, 1998)．距骨下関節の回内運動は，女性のほうが男性に比べて大きく(Kernozek et al, 2005)，脛骨と膝の内旋も大きい．

　この回旋運動に膝蓋骨が追従するかどうか，またそれがどの程度なのかは複数の要因に依存する．脛骨の内旋は，膝関節に機能的な影響を及ぼす．大腿骨顆部はほぼ正確に脛骨の関節面にあわせて半月板の上で動くが，**ローディングレスポンス**で半月板にかかる荷重が最大となり，さらに大腿骨に対する脛骨の回旋運動も加わるため，それが長期間にわたると半月板の組織損傷を引き起こす可能性がある．そのストレスは，膝関節包と外側側副靱帯にも及ぶ．

　膝蓋骨は膝関節裂隙を前方から安定させているが，膝蓋骨の裏面の形状は左右非対称の大腿骨顆部に沿って，まるで鍋と鍋蓋のようにくっついており，通常，大腿直筋のバランスのとれた牽引によって固定されて

中足部の回内は脛骨と腓骨の内旋を導く．

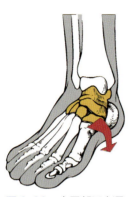

図 2-38　中足部回内運動の模式図

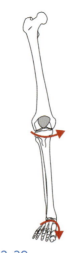

図 2-39
回内は脛骨を内旋させる.

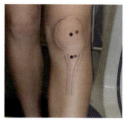

図 2-40　イニシャルコンタクトからローディングレスポンスへ推移する際の膝蓋骨回旋
2 枚の静止画像を重ねて表示.

いる．靱帯や関節包に力がかかり大腿直筋が活動している状態では，膝蓋腱が停止している脛骨が内旋すると内側への張力が発生し，膝蓋骨がわずかに内側方向へ牽引されることは理解に難くない．

膝蓋骨の形状によっては，大腿骨内側顆に対して圧力負荷がかかり（Powers, 2003），膝蓋骨脱臼の危険性もある．膝の愁訴部位を特定するためにも，歩行分析では**ローディングレスポンス**における膝蓋骨の運動を観察することは重要な判定基準となる〔第 3 章 F-5(2)，p.103〕．

中足部の回内は生来の緩衝メカニズムであり，それに伴う膝と膝蓋骨の内旋も自然なことである．それゆえ，どれだけ内旋すれば組織への過負荷のリスクとなるのか，また痛みが発生するのかを数値化することは困難である．

(1) 外反と回内，内反と回外の理解

距骨下関節の軸，つまり距骨下関節運動軸は傾斜しており，その軸は踵骨後部の外側縁から距骨前方の内側縁の間を通る．上方や後方から観察しても，軸は傾斜している（図 2-41）．距骨下関節の回転を伴うスライド運動は，「**外反/内反**」と「**回内/回外**」の組み合わせである．右足部を空中に浮かせた状態で観察してみる．仮想軸に沿って外側斜め後方から観察したときに踵骨が時計回りに回転していれば，それは**内反**であり，反時計回りの場合は**外反**である．左足部の場合は逆になる．この運動の解釈が困難で，定義が混乱しているのは，われわれが運動解析をする際，傾斜した軸の周りで起こるこの運動を矢状面，前額面，水平面の 3 つに分割しようとするからである．

簡単にいえば，「**外反/内反**」は前額面で後方から観察できる後足部の

外反＝後足部が内側へ傾斜.
内反＝後足部が外側へ傾斜.

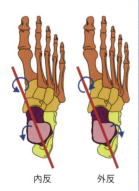

図 2-41　傾斜した距骨下関節軸の滑り/転がり運動である内反と外反

運動であり，ビデオ撮影によってのみ角度が計測できる．踵骨が内側傾斜し，それと連動して距骨が内側へ移動するのが**外反**であり，その反対の運動が**内反**である．歩行周期においては，後足部は内反位から外反位となり，最後に再び内反位となる．

図 2-42 は一歩行周期の後足部のアライメントを表している．後足部の運動は舟状骨と第1〜第3楔状骨に伝達されるので，**外反**に伴って中足部の構造（つまり内側縦アーチ）が低下する．この現象が本来の意味での**回内**である．これには**距舟関節**と**踵立方関節**から構成される**ショパール関節**が関与している．一方，足部内側縁が持ち上がり，それと同時に外側縁が下がる運動は**回外**である．歩行分析では，回内運動の大きさを，いわゆる**舟状骨低下**（navicular drop）によって判定する．つまり，舟状骨が立脚期の負荷により地面へ向かってどれくらい低下するかを計測するのである（Nielsen et al, 2009, Cornwall & McPoil, 1999, Menz, 1998, Brody, 1982, Mueller et al, 1993）．実践的には，**ローディングレスポンス**の直前（イニシャルコンタクトからローディングレスポンスへの移行期）と最大回内時（ミッドスタンス）の地面に対する舟状骨の高さの変化を，側方に配置したビデオカメラで撮影して比較する．

外反と**回内**を使い分けるのは，なにも学術的な分野に限ったことではない．スポーツシューズ産業においては，実際には外反角度を計測しているのに，それを「**回内角度**」と表現することが多いため，その使い分けについての理解が必要となる．実際の**回内運動**は内側縦アーチに影響す

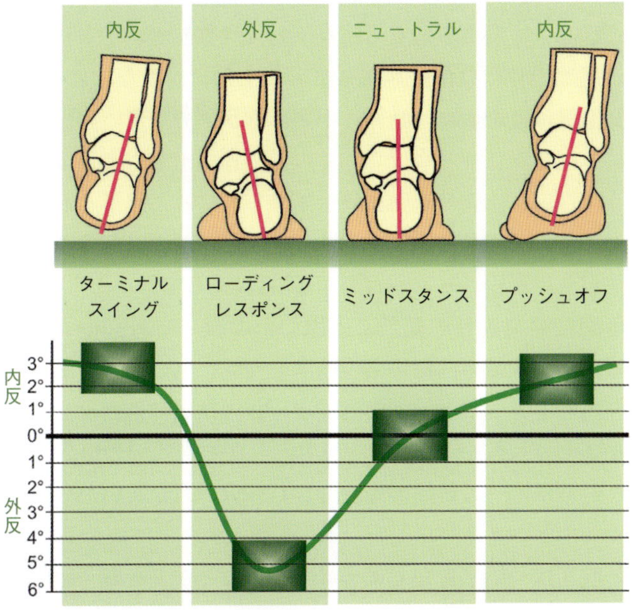

距舟関節：距骨と舟状骨間の関節．
踵立方関節：踵骨と立方骨間の関節．

図 2-42　各歩行相の後足部アライメント（γ角）
（Tartaruga et al, 2010 を一部改変）

踵骨が内側へ傾斜＝外反．
踵骨が外側へ傾斜＝内反．
足部内側縁が下がる＝回内．
足部内側縁が上がる＝回外．

るが，そのことは後方からのビデオカメラ撮影では捉えられない（計測できない）．とはいえ，当然のことながら，両方の運動パターンは互いに連携しており，**外反**は回内を，**内反**は回外を発生させている．厳密には，足部が宙に浮いた状態のとき，**外反**ならばそれに加えて**外転と背屈**が，**内反**ならば**内転と底屈**が起こる．

距骨下関節の運動軸は，個々人により傾斜や回旋の強さが異なっているので，残念ながらすべての患者に有効な指標となる外反角度と，外反によって生じる回内角度の関係を明確にすることはできない（Klein & Sommerfeld, 2004）．両者は必ずしも連携しているわけではなく，病理学的にも区別ができる．**外反足**は過度の**外反**であり，**扁平足**は過度の**回内**である．互いに強い影響を与えることなく，さまざまな強さと多様な形で発生する．

運動軸の位置に関する知識は重要である．革新的計測法による最近の研究では，個々人の距骨下関節の運動軸の空間的方向と特定のスポーツ選手の愁訴（アキレス腱痛）には，関連性があることが示されている（Reule, 2010, 2011）．

（2）足部の筋の働き

足部の筋機能は非常に多様であり，単一運動のみに関与する筋はほとんど存在しない．その理由は，距骨下関節の複雑な空間的特性と機能にある．それぞれの筋の作用を明らかにするためには，それぞれの筋の作用点と距腿関節と距骨下関節の両方の軸の位置関係を考えるのがよい（図2-43 はこれを模式的に表している）．1つの筋の筋力作用を理解するには，足部で作用する多くの筋が下腿に位置していて，長い腱を介して筋力が足部の骨格に伝達されることを念頭におかなければならない．腱は骨突出部付近を通り，腱鞘の中にある状態で，硬いベルト状の組織（支帯）によって骨に押しつけられている．骨突出部や支帯は，方向転換器のように作用し，筋の牽引方向に干渉している．解剖学的な腱停止位置と，てこ作用の計算に関わる腱の方向転換の位置（実際にモーメント計測に使用される**レバーアーム**の距離）は異なる場合がある（図2-43）．

距骨下関節の運動軸の傾斜を考慮した場合，筋群を2つに分類できる．力の作用点を軸の内側にもつ筋群と外側にもつ筋群である．前者は中足部を内側上方へ牽引し**回外**させる．後者は足部外側縁を引き上げ**回内**を発生させる（図2-44）．図を見ると，前脛骨筋腱の位置は運動軸に近いことがわかる．この筋の場合は**レバーアーム**が短いため，**回外**作用はやや少なめといえる．

背屈：前足部を上げる．
底屈：前足部を下げる．

背屈と**底屈**についても同じように考えることができる．距腿関節の運動軸の遠位に力の作用点をもつ筋は前足部を引き上げる背屈機能をもち，同軸よりも近位に力の作用点をもつ筋は踵を持ち上げる底屈機能を

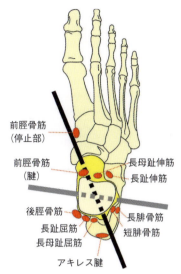

図 2-43　足部の運動に作用する筋群の力の作用点
(Uhlmann, 1996)

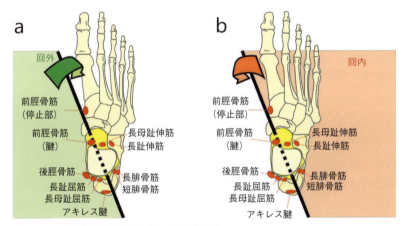

図 2-44　回外(a)と回内(b)に関係する筋

もつ(図 2-45).

　まとめると，ここに示された筋は4つの象限に分類される．それぞれの筋は2つの作用をもち，**回内**または**回外**，**背屈**または**底屈**のカテゴリーに分類される．個々の筋がそれぞれの運動に対してどの程度関与できるかは，その筋の力の作用点から運動軸までの距離（＝レバーアームの長さ，長いほど作用が強い），そして当然ながら筋腹の太さ，つまり生成できる最大筋力に依存する．

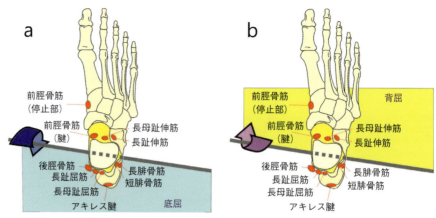

図 2-45　底屈(a)と背屈(b)に関係する筋

B-2　大腿の内旋と骨盤前傾

大腿部の内旋は骨盤前傾を誘発し，骨盤前傾は筋のバランスを変化させる．

　大腿部の内旋と骨盤前傾(両側の上前腸骨棘が下がっている)は，わずかながら機械的に連動している．その受動的要素は，股関節形状と安定した靭帯構造だといわれる場合が多い(Rothbart, 2006)．大腿骨頭が他動的に内旋すると，螺旋状の腸骨大腿靭帯が下前腸骨棘を引き下げ，それによって，骨盤の上前部も引き下げられる．右下肢を側面から観察すると，骨盤がわずかに時計回りに傾斜(前傾)しているのがわかる．大腿の内旋は骨盤を前傾，そして外旋は骨盤を後傾させる(Duval et al, 2010)．

　また逆に，骨盤の前傾角が増加すると，骨盤領域の筋バランスにも影響を及ぼし，脚部を内旋させることがある(Hruska, 1998)．中殿筋の前部線維は股関節回転軸の前方に位置していて屈曲と内旋に関与し，また後部線維は伸展と外旋に関与する．骨盤が前傾すると，中殿筋の大部分が大腿部長軸より前方へ偏位する．したがって，変化してしまった筋バランスによって筋の内旋力が大きくなり大腿は内旋する(図 2-46)．

　骨盤前傾は，姿勢に対して広範囲に影響が及ぶ要素である．腰椎は仙骨を介して骨盤に固定されており，仙腸関節は微小な**うなずき運動(nutation)**のみが可能であるため，骨盤前傾は腰椎前弯の大きさに影響することがある．また，骨盤前傾は仙骨の前傾を引き起こし，それにより腰椎前弯を増加させることがあるため，**脊柱前弯症**を形成する可能性がある．しかしながら，この相関関係は被験者ごとにはっきりと識別できるものではない(Duval et al, 2010)．代償的結果として，胸椎後弯が増加する可能性もある．すなわち，**脊椎後弯症**の形成である．

　逆に大腿部の外旋は，特に中殿筋の後部線維と共に骨盤後傾を引き起こす可能性があり，腰椎前弯を平坦化させる(図 2-47)．

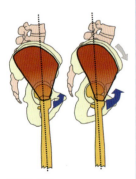

図 2-46
図左：大腿骨の骨頭中心を通過する垂線よりも前方に位置する中殿筋の一部は下肢を内旋させる(青い矢印)．骨盤前傾により(図右，グレーの矢印)，筋の大部分が股関節回転中心を通過する垂線よりも前方へ偏位し，股関節を大きく内旋させる(青い矢印)．

バイオメカニクス的観点でいえば，足部にまで及ぶ運動連鎖という点で，大腿部内旋と骨盤前傾の関係は特に興味深い．第2章 A-1(p.4)に記したように，足部が過度に回内すると脛骨を内旋させる．その内旋が大腿骨へ伝達すると，大腿骨内旋に連動して骨盤前傾が発生する以下の連鎖が想定される．

足部の回内→脛骨の内旋→大腿骨の内旋→骨盤の前傾→腰椎の前弯増強
あるいは，
足部の回外→脛骨の外旋→大腿骨の外旋→骨盤の後傾→腰椎の前弯減少
(図 2-48)

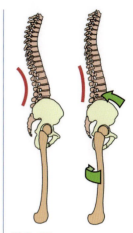

図 2-47
大腿骨の外旋は腸骨稜前部を持ち上げ腰椎前弯を減少させる．

この連鎖的運動作用に着目して，装具としての**足底板**が姿勢に与える影響ををさまざまなワーキンググループが調査しているが(Khamis & Yizhar, 2007)，現在までのところ，いずれの研究チームも立証できてはいない(Duval et al, 2010)．機能的脚長差がある症例で，同側に出現した扁平足と骨盤前傾の関係については Rothbart(2006)が実証している．また，中足部の過度の回内が大腿部内旋と骨盤前傾へ与える影響については，Khamis と Yizhar(2007)も示している．Betsch ら(2011)も足部と骨盤前傾，骨盤のねじれの運動連鎖の存在を証明しており，Tateuchi ら(2011)はさらに，踵骨外反の強さが，胸部下部から体幹側方傾斜にまで影響を及ぼすことを発見した．

片側の大腿部のみが内旋/外旋する場合は，片側の骨盤にのみ前傾/後傾が出現する(図 2-49)．そのため仙腸関節(第6章 R，p.187)や恥骨結合領域で発生する**骨盤のねじれ**と呼ばれる障害(そしてそれによる愁訴)が発生することがある．特に片足に重度のアライメント異常が認められる場合，そういった骨盤のねじれが出現する可能性がある．第2章 A-4(p.21)で示した例のように，片足が重度の外反扁平足の場合には，同側の骨盤傾斜を誘発することがある(図 2-18, p.24)．

中足部の回内運動はほんのわずかな角度，または数 mm 程度のものであるが，腰椎のアライメントとの間には多くの関節面が存在する．

ショパール関節→距骨下関節→距腿関節→膝関節→股関節→仙腸関節

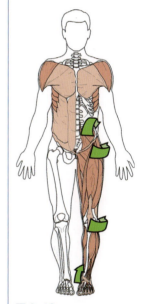

図 2-48
回外は下肢を外旋させ骨盤を後傾させる．

それぞれの関節は，多かれ少なかれ「関節の遊び」を有し，強い筋によって部分的に支えられている(例：股関節)ため，末梢の骨のポジションの(たとえば足底板による)微細な変化が，姿勢，運動器官によって相殺されてしまっていないか，常に検討しなければならない．装具療法(足底板，ランニングシューズ，サポーター)によってもたらされる姿勢や運動の変化を証明するためには，それらを解析することの重要性は明白であるといえる．

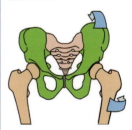

図 2-49
片側の大腿骨外旋は同側の腸骨稜前部を持ち上げ，骨盤のねじれを引き起こす．

B-3 メディアルコラプス（medial collapse）

　過度の中足部回内，膝の内旋と外反，大腿部の内旋の組み合わせはメディアルコラプス（medial collapse）と呼ばれる（Bizzini, 2000）．立脚肢の股関節内転と遊脚肢の骨盤側方傾斜の増加が同時に観察されることが多い（図5-8, p.167）．それには，筋力の機能不全，神経制御とバイオメカニクス的運動連携の不全といった組み合わせが存在している．立位でのメディアルコラプスは，片足立ちテスト（第2章 A-5, p.31）で診断できる．立位でメディアルコラプスが出現するときは，歩行時にも出現することが多い．

C 「静」の変化が「動」に及ぼす効果

C-1 下腿と足部の軸のアライメント異常

　近年の研究によると，歩行中の足部外旋角度は，脛骨のねじれに大きく依存するとされている（Radler et al, 2010）．足部の外旋に関しては，大腿骨の回旋位よりも下腿足部軸のほうが明らかに強い作用を及ぼす．

　Staheli らは，ある基礎研究で，さまざまな年齢層をグループに分け，歩行運動における脛骨捻転角（ねじれ角）を調査した（Staheli et al, 1985）．脛骨捻転角（膝関節軸と果間軸の間の角度と定義）の平均は20°であるが，個々人で角度のばらつきが大きい（図2-50b）．脛骨の異常なねじれは果間軸の内旋（図2-50a），または外旋を増加させ（図2-50c），どちらのアライメント異常も足部の機能的運動軸と蹴り返しに影響するとしている．

　脛骨捻転角よりも計測が容易なのは，下腿に対する足部の長軸角である〔第2章 A-3（1），p.19〕．後者のほうがやや小さく平均10°程度であるが，その歩行周期が正常であるかを直接観察できるため，歩行中に足部外旋角を計測するのは有意義である．歩行中の足部外旋角は多くの要因に依存しているが，なかでも特に大腿骨頸部の前捻角，大腿骨と脛骨の回旋，股関節内旋と外旋の筋活動に影響される．

　Staheli らの報告（1985）によれば，少年と成人の歩行時の踵骨中心から第2，第3趾の中間を結ぶ足部長軸の進行方向に対する平均外旋角（**歩行角**，**足部の進行角**，**toe-in/toe-out**）は10°である．しかしながら，この角度の範囲は−3°（内旋）〜20°（外旋）までと個々人で大きなばらつきを示している．別の研究チームは，**歩行角（toe-out 角度）**のおおよその指標は13°程度としている（ばらつき範囲6°〜21°, Seber et al, 2000）．

　膝蓋骨が正面を向いた状態での立位では，解剖学的に正常な場合，足部はおおよそ5°〜15°の外旋位となる（図2-9, p.20）．この解剖学的足

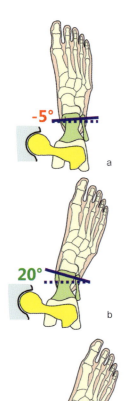

図 2-50　脛骨の回旋角は歩行時の足部長軸の向きに影響する
a：過度の内旋．
b：約20°の平均的外旋角．
c：過度の外旋．

部外旋位はバイオメカニクス的な意味をもち，歩行時に膝は進行方向正面に向かって蝶番関節のように機能し，それにより大腿部と下腿部が適切なアライメントとなる．足部は平均で10°外旋していることによって踵から接地し，"自動的"に母趾球から蹴り返す．足部がわずかに外旋するのではなく，進行方向と平行，もしくはむしろわずかに内旋している場合，その原因は下腿の内旋（ねじれ），すなわち脛骨遠位端と脛骨顆の間の骨格にある可能性が考えられる（図 2-50a）．運動は自動的に第2または第3中足趾節関節を，つまり前足部の中央を通過するようになる．この場合，膝関節の内旋なしには母趾を通過しての蹴り出しを行うことはできず，それ以外のバイオメカニクス的な可能性は存在しない．まさにこのようなケースは下腿の内旋異常によって出現し，膝蓋骨を進行方向へ向けても足部は外旋せず，むしろ平行となるか，重度の場合では内旋するのである．

　股関節，脚部，足部の軸のアライメントは，年齢に大きく依存している．最終的なアライメントの特徴が出現するのは，思春期以降である（Exner, 1990）．小児の歩行分析を行うにあたり，小児期に多くみられる"標準からの逸脱"は，単なる年齢相応の発達の過程である可能性を考慮する．小児期の内旋歩行は，ほとんどの場合，病理的な意味をもたない（Matussek, 2013）．図 2-51 は，歩行角が年齢によってどのように変化するのか，Staheli et al.(1985)による研究結果をもとに示したものである．

> 足部外旋が10°であれば，適切な蹴り返しが可能．

> 小児の足部長軸の回旋位は，年齢に依存する．

(1) 異常な内旋

　下腿に起因する足部の異常な内旋がある場合〔図 2-11 (p.20)，図 2-50a〕，歩行時に，主に以下の2つの代償運動がなされる可能性がある．

1. 膝軸を適切なアライメントにする（蝶番関節は進行方向へ導く）．足部は強制的に進行方向に平行に，あるいは内旋して接地する．荷重は前足部の第2～第3中足骨を通過，極端なケースでは第4中足骨を通過する．開張足は，不随意的にもたらされた結果といえる．手の指ほどの太さがある第1中足骨の強さと比較して，第2～第5中足骨の薄弱な構造を考えれば，不適切な荷重がどれほど容易にこの繊細な関節構造に対して過負荷となるかは明白である．この負荷による作用は単なる機械的ストレスにとどまらず，周辺組織の血流を阻害し，それに伴って，炎症や感染症の発症を促す．典型的なものは角質の増加であるが（過負荷に対応した生体反応としての保護組織の形成），疣贅が形成されることも多い（その組織周辺は特にウイルス感染に対して抵抗力が弱いことを示している）．
2. 足部での適正な蹴り返しと回旋を試行するために，足部機能軸を

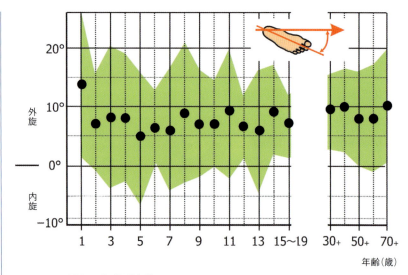

図 2-51　足角の年齢別変化
緑色の部分は 2 倍にした標準偏差を示し，黒点はそれぞれの年齢群の平均値を示す．
(Staheli et al, 1985 による，Rockwater, Inc. 提供)

下腿の異常な内旋は膝軸に影響を及ぼす可能性がある．

わずかに外旋位にする．しかし，そのために膝軸も外旋し，結果として立脚期に膝関節の片側に負荷の偏りが生じる．**ローディングレスポンス**には外側半月板への荷重が大きくなり，内側靱帯が強く牽引される．特にこれら 2 つの部位には典型的な愁訴が発生する可能性があり，その原因はもっぱらバイオメカニクス的異常負荷にある．

妥協点は，ほんのわずかに(内旋異常の強さによるが 5° 程度)足部を外旋させることにより，膝関節の外旋を少なくとどめることである．その場合，両足部の軸は最良のポジションではないが，関節への負荷(過荷重)は軽減される．しかし，重度の足部内旋の場合は，それさえも不可能である．図 2-52 は，被験者の正常な足部位置(a)と，内旋異常(b)を上方から模式的に表している．

> 静的アライメント解析後(アライメント異常の角位を必ず記録する)，患者がどのような蹴り返しを優先させているのかを分析する必要がある．つまり，歩行時の個々の軸のアライメントが，標準よりどの程度逸脱しているかの確認である．その際には，膝蓋骨中心をドットシールなどでマーキングすることが望ましい．

原則として軽度のケースでは，意識的な歩行訓練を繰り返すことで改善を期待できることが多い．いずれにしても，適切な靴や足底板を使用することで関節への衝撃負荷を軽減するべきであり，それと同時にロッキングしている関節構造に対しては，徒手療法を繰り返し行うことにより可動性の向上を図る必要がある．特に下腿の回旋異常に加えて，膝軸または股関節にさらに著明なアライメント異常が出現しているような重

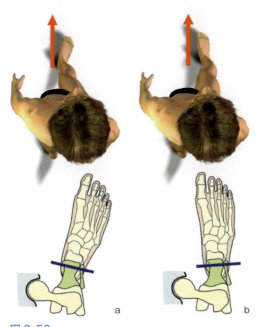

図 2-52
下腿の内旋異常は解剖学的足部長軸を内旋させる．

度のケースでは，外科手術（いわゆる骨切り術）によって下肢のアライメントを矯正することも考慮しなくてはならない．

（2）異常な外旋

前述の内旋異常とは逆に下腿の外旋異常がある場合〔図 2-10（p.20），図 2-50c〕，蹴り返しの際，両側の膝軸が正しく平行ならば，母趾球から蹴り返しがなされるものの，足部は大きく外旋し，距骨下関節が非常に強く回内する．想定される結果としては，筋疲労（特に後脛骨筋）による内側縦アーチの崩壊，靭帯の弾性低下，そして扁平足の出現が挙げられる．

下腿の外旋異常がある場合，走行時には特徴的な下腿の振り回し（ぶん回し運動）が出現しやすい．

下腿に外旋異常があったとしても，蹴り返しの際に中枢神経系が足部を正常な位置に調整していると，膝は強制的に大きく内旋させられることになり，膝関節内にアンバランスな負荷が生じる．

膝関節軸に対して足関節が過度に外旋していると，特にサイクリングの際に支障が顕著に表れる．たいていの場合，足部はペダルストラップやビンディングペダルなどにより，自転車のフレームに平行な位置で固定される．するとそれぞれの軸の方向が正常でも，膝部は明らかに内旋していることがわかる（図 2-53）．外旋異常は，それを劇的に増幅することが多く，ペダルを踏むたびに膝が自転車のフレームに当たる可能性

下腿の外旋異常はサイクリングに不利である．

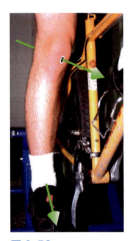

図 2-53
下腿と足部の角度が正常であっても，足部が自転車のペダル（トゥクリップ）にフレームと平行に固定されることにより膝関節が不自然に内旋する．

が高い．いずれにせよ，半月板への過負荷による愁訴，または膝外側の腸脛靱帯症候群はサイクリングで生じる典型的な問題であり，そのアライメント異常に苦しめられる（Zapf, 2011）．唯一の救済策は，足部の位置が不適切にならないように，ビンディングペダルを改造することである．

ランナーの場合は，**回内サポート**のしっかりとした靴とスポーツ用足底板によって**内側縦アーチ**をバネのように支持することで，距骨下関節の回内増加をある程度防ぐことは可能である．しかし，こういった対策を行っても根本的な矯正は難しい．

> いずれの場合においても，回旋異常がある場合は，膝蓋骨がさらに非対称に牽引されることを回避するために，特に十分な筋力と柔軟性をもつ均整のとれた大腿部の筋（内側広筋，外側広筋，大腿直筋）が重要である．

内旋，外旋を問わず，下腿にアライメント異常がある場合，当然，中枢神経系が**運動軸を中間的ポジション**に調整する可能性がある．その場合，膝関節軸と足関節軸は最適とはならないまでも，機械的に最良といえる負荷状態からそれほど逸脱しない．

つまりそれは，中枢神経系がそれらアライメント異常に対応する**運動プログラム**を学習したということである．われわれの身体は，その運動プログラムの非常に大きな可塑性ゆえに，生涯にわたってきわめて多くの補正が可能である．とはいえ，やはりそこには解剖学的限界があり，それが歩容に影響を及ぼすことも事実である．内旋，または過度の外旋を伴う歩容の矯正は，医学的な適応が認められた場合（例：愁訴に対して）と運動異常の原因が骨の回旋異常でないことが明らかな場合に限り，足底板や靴調整にて行われる．股関節筋のアンバランス（内旋筋と外旋筋の不均衡）に起因する下肢の回旋異常は，装具と筋力トレーニングプログラムの組み合わせによって矯正できる．

C-2 足部アライメント異常と距骨―脛骨のカップリングモーション（連動）

距骨と脛骨の力学的な**カップリングモーション**のメカニズムは，第2章 B-1（p.39）で述べたように，内側縦アーチの低下による脛骨の内旋である．読者も自ら立位で確認すると理解しやすいだろう．正常歩行では，**ミッドスタンス**において支持脚側の膝蓋骨が常にわずかな内旋を示す．通常，これは病理的プロセスや筋のアンバランスによるものではない．しかしながら，この機械的で強制的なカップリングモーションにより問題が生じることがある．それは，内側縦アーチに起因した蹴り返し障害により脛骨と膝蓋骨の回旋が増加している場合である．典型的な例は重度の外反足であり，傾斜（外反）した踵骨と，それに追従する距骨が

脛骨を内旋させることにより，膝関節に過負荷が生じ，靭帯や関節包，また半月板にマイナスの作用を及ぼす結果となることが多い．

また，靴や足底板によって前足部を局所的に回内位にした場合でも（例：前足部の外側ウェッジ調整），後足部を介して脛骨内旋を増加させることがある(Souza et al, 2009)．

それとは対照的に，凹足には膝関節の外旋が多く見られる．このケースにおいては，可動性が制限された凹足の場合，健足や外反扁平足と比較して，足関節と脛骨の力学的カップリングモーションが明らかに強いことを理解しておくことが重要である(Buldt et al, 2014, Nawoczenski et al, 1998, Nigg et al, 1993)．

つまり，それは距骨下関節のごく小さな運動も脛骨を大きく回旋させる原因になることを意味する．足底板による凹足の矯正は，膝軸への作用が予測しづらいため，常に慎重でなくてはならない．凹足を矯正する足底板の膝軸への作用の観察は，必ずトレッドミルで診断すべきである．

> 内側縦アーチの形状と後足部アライメントの膝軸への影響については，歩行診断において特に注意を払う必要がある．下肢の回旋異常はその効果を増加させるだけでなく，減少させる可能性も否定できない．たとえば，内旋のある凹足は，ニュートラルポジションの凹足よりも，膝軸に対して強く作用すると考えられる(足底板療法によるサポートでも同様)．

図2-54は，ビデオカメラを用いて膝蓋骨の運動軌跡(パテラトラッキング)をキャプチャーした様子である．後足部の外反に伴って膝関節がどの程度内旋するか明らかに示されている．

C-3 後足部から股関節までのカップリングモーション(連動)

バイオメカニクス的モデルでは，距骨と脛骨のカップリングモーションは膝関節を経由して股関節まで伝わることが明確に示されている．足部の回内と股関節の内旋の相関関係は，古くからの科学的研究テーマである．モデルで示されたとおりに，根本的なメカニズムを証明することは困難であるが(力学的カップリングモーションと筋のカップリングモーションは相互に作用するため)，立脚期で後足部が内反すると股関節の外旋と連動し，後足部が外反すると股関節の内旋と連動する可能性がある(Souza et al, 2010, Khamis & Yizhar, 2007, Rothbart, 2006)．そして，後足部の外反と股関節の内旋は，骨盤前傾と連動する可能性が示されている(Tateuchi et al, 2011)．個人差があるが，このカップリングモーションは立脚期に最も顕著になる．逆に(たとえば靴が原因で生じた)脛骨のねじれは，本来であれば膝関節の回旋を導くが，股関節筋の活動により下肢の回旋が変化して相殺される可能性もある(Lafortune et al, 2005)．

凹足の足関節と脛骨のカップリングモーションは，健足や外反扁平足よりも強い．

後足部から股関節までのカップリングモーションには個人差がある．

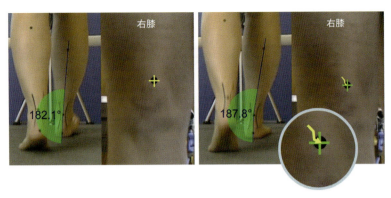

図 2-54
イニシャルコンタクト（拡大写真左）からローディングレスポンス（拡大写真右）へ移行時の膝蓋骨内旋の様子.

C-4 軸のアライメント異常—股関節と大腿

（1）大腿骨頸部の前捻/前捻股

下肢の回旋位は，水平面における大腿骨骨幹軸に対する大腿骨頸部のアライメントに大きく影響を受ける．大腿骨を上から（横断面）観察すると，大腿遠位部（膝関節を形成する顆）に対して大腿骨上部（頸部）は前方へ回旋している．これは大腿骨近位部と遠位部が互いのねじれによって形成する前捻であり，前額面で観察される大腿骨近位部に対する頸部の"屈折"（頸体角）とは区別される．

前捻角は，歩行時に下肢全体のアライメントに影響を及ぼし，成人に至るまで典型的な発達を続ける．

> 幼児の場合，大腿骨頸部は 30° 程度のねじれがあり（図 2-55b），成長期を過ぎた若年成人や成人では，通常 12°〜15° 程度である（Tönnis & Heinecke, 2009）．

身体は股関節のアライメントを調節して，寛骨臼の軟骨と大腿骨頭の軟骨との接触面積が可能な限り大きくなるように（最良の関節接合），そして寛骨臼縁と大腿骨頸部とが接触（インピンジメント）せずに，関節可動域を最大限に活用できるようにする．その場合，股関節は偏心せず，力学的負荷の分担は最良の状態となっている（Tönnis & Heinecke, 2009）．小児の前捻角は大きいため，大腿骨が正面を向くと関節の前方部だけが適した状態となる．それを回避するために下肢全体を内旋させて，寛骨臼と大腿骨頭の形状を適合させ最良の可動域を得るようにする（図 2-55c）．

股関節寛骨臼の前傾と大腿骨頸の前捻は，共に下肢全体の内旋を引き

大腿骨頸の前捻は内旋歩行を誘発する．

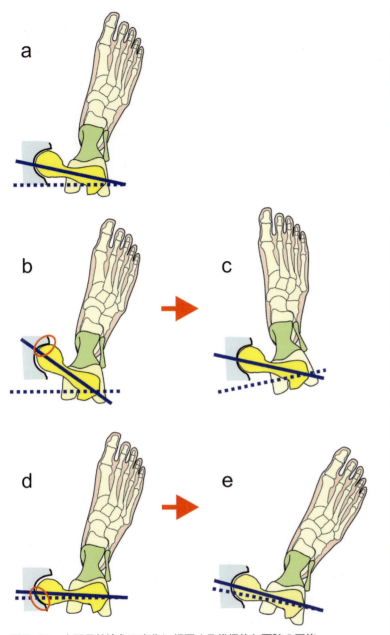

図 2-55　大腿骨前捻角の変化に起因する代償的な下肢の回旋
a：正常な股関節前捻，b・c：過度の前捻角と代償的内旋，d・e：前捻角の過小と代償的外旋

起こす．これが小児の内旋歩行の主たる原因であるといえる（Zukunft-Huber, 2005）．

　小児期の大腿部内旋は発達の過程によるものであり，**矯正をする必要はない**．しかしトレッドミル上，または歩行路で歩行分析を行う際，小児が自らの足につまずくのではないかといった印象をもつことがある．そういったケースでは，股関節可動域を検査することが必要である．小

児科医が，寛骨臼と大腿骨頸角が年齢に応じた発育状態であるかをX線画像にて検査してもよい．3～6歳までの小児では，大腿骨頸部の前捻と小児扁平足の発生との間には，非常に強い統計学的有意性がある（Zafiropoulos et al, 2009）．しかしながら，その内旋歩行がバイオメカニクス的な原因となり扁平足が発生するのか，または互いに無関係であっても発育の特性として同時に発生しているのかは，そう簡単には区別できない．

前捻角は成長過程で減少し，成人では12°～15°の範囲に到達するが，その標準値は文献により異なる（Tönnis & Heinecke, 2009）．大腿骨頸部の前捻角度が減少した結果，大腿骨の内旋も減少する．そして下肢のアライメントも正常となり，膝関節はほぼ前方を向く．

成人期まで寛骨臼の前捻が強い状態のままであれば，それは異常といえる（**前捻股**，図2-55b）．股関節の偏心をなくすための代償運動として唯一できることは，（小児期のように）大腿骨頭を内旋させ，結果的に下肢全体を内旋させることである（図2-55c）．それが長期的に続くと，筋と靱帯構造がこのアライメント異常に適応してしまうおそれがあり，下肢の内旋により歩容は足部外側への偏りが強くなる（図2-56）．股関節外転筋群と股関節外旋筋群は，常に伸張した状態であるため筋力は低下し（Zukunft-Huber 2005, Kendall et al, 2001），股関節内転筋群は機能的に短縮する．このように運動システムの構造的な適応によって，アライメント異常が定着する．

- **歩行分析のチェックポイント**：歩行時に足部と膝蓋骨が（図2-57中央のように）同時に内旋していないか？

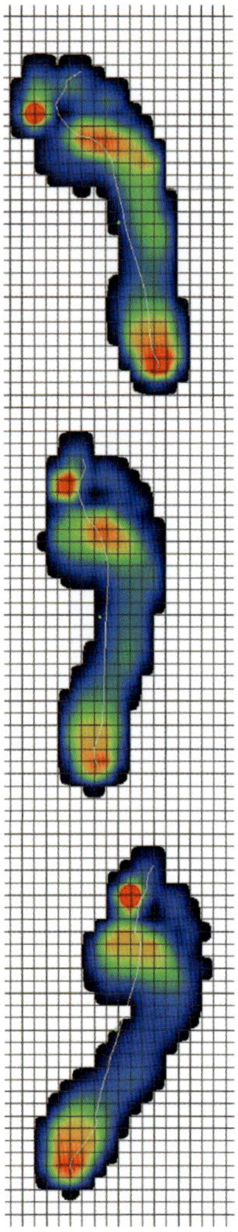

（2）後捻股

前捻股とは逆に，大腿骨頸前捻角が小さすぎるアライメント異常である．角度の値が5°またはそれ以下の場合は，**後捻股**と呼ばれる（図2-55d）．ここでもほとんどの場合に代償反応が出現するが，それは下肢全体を外旋させることである（図2-55e）．

- **歩行分析のチェックポイント**：歩行時に足部と膝蓋骨が（図2-57右のように）同時に外旋していないか？

股関節と脛骨の回旋異常は，共に重なりあって最終的な内旋／外旋位を決める．歩行分析において，足部の回旋異常の原因が脛骨の回旋異常にあるのか，あるいは大腿骨頸部にあるのかを明確に判定するのは，さらなる検査なしでは困難である．股関節の回旋異常は，運動過程に示されるサインで見分けることができる．それは足部と膝の両方の軸が同じ方向（内側または外側）のアライメント異常となることである（図

前捻角は成人の年齢になるまで減少し続ける．

図2-56
蹴り返し時の足底負荷圧は足部回旋位に応じて変化する．

2-57)．脛骨に回旋異常がある場合，膝関節が正面を向くと足部は内旋位，または外旋位となる（図 2-58）．

C-5 骨盤と腰椎のアライメント異常

（1）脚長差

解剖学的な脚長差があると，さまざまなレベルで歩容に影響を及ぼす可能性がある．

Blake と Ferguson（1993）によると，脚長差がある場合，脚長の長い側が短い側よりも，ミッドスタンスにおいて後足部の外反が大きい．この違いはイニシャルコンタクトの時点ではみられず，ローディングレスポンスで初めて出現する．計測された後足部の角度（垂線に対する角度 ＝ γ 角）は，脚長が長い側で約 3°大きかった（より大きな外反）．1 cm を超える脚長差がある場合には，複数の歩容パラメータにおいて非対称性が存在することを Bhave ら（1999）が確認している．さらに脚長の短い側は立脚期が短く，足部を蹴り出す際の圧力の第 2 ピークが小さくなっていたが，矯正（外科手術）後には左右の値が近づいたことが確認できたとしている．

> *実践のためのヒント：ペドバログラフィーを用いて，左右それぞれの蹴り出し時の力の第 2 ピークと足部が足底圧計測プレートに接している時間を計測する．左右の値の差を記録し，片側に補高を施した靴，もしくは補高を施した足底板を挿入した靴を装着したときの歩行と比較する．

脚長差は立脚期において，過度の片側骨盤側方傾斜を発生させることが多い．脚長の長い側の股関節外転筋は常に伸張した状態となるためにレバーアームの効果が低下して，場合によっては片脚支持期で安定機能が不完全なものとなる．そして立脚期では，脚長の長い側の骨盤が過度に側方傾斜する（Whittle, 2007）．その歩容は，片側だけトレンデレンブルグ徴候に近いものとなる可能性がある．図 2-59 は，左脚が右脚より短い患者である．脚長差の結果として生じた右側の小殿筋と中殿筋の筋力低下が理学療法士によって確認され，歩行時には明らかな左側の骨盤方傾斜がみられた（図 2-60）．

また，片側骨盤アライメント異常と膝の問題についても証明されている．Siegele らは，仙腸関節に機能障害があり片側の骨盤アライメントに異常があるランナーグループには，骨盤の両側が対称で仙腸関節に問題のないランナーグループよりも，ランニング中に高確率で膝痛が発生していることを発見した（Siegele et al, 2010）．これはつまり，下肢に愁訴がある場合，常に姿勢と運動に関与する器官全体を総合的に分析する必要性を示している．

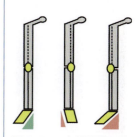

股関節の回旋異常：足部と膝の軸は同一方向へアライメント異常を示す．

図 2-57　右股関節回旋異常による足部ポジションの変化
膝軸が足部の動きに追従する．

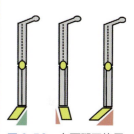

図 2-58　右下腿回旋異常による足部ポジションの変化
膝関節は正面を向いた状態．

1 cm 以上の脚長差は歩容の左右非対称性を引き起こす．

脚長の長い側：後足部の外反が大きくなる．股関節外転筋は筋力が低下している場合がある．

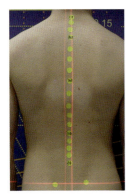

図 2-59　図 2-60 と同一患者

脚長差 10 mm による左上後腸骨棘の低下．脊柱が骨盤のアライメント異常を補填．

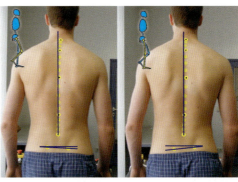

図 2-60　左下肢が 10 mm 短い患者

立位の際には股関節外転筋が長期にわたり常に伸張され筋力が低下した．結果的に右支持期において対側の骨盤が低下（写真右）．歩行中，上体は代償的に常に右側へ傾斜する（左右の写真を比較すると脊柱の位置はほぼ一定である）．

　成長期に発生した後天的な**脚長差**が，どの程度まで股関節の不安定性に必然的な関与をするのかは明確には証明されていない．幾何学的な欠損は，筋が構造適応（つまり肥大）することにより補填されると考えられる．その幾何学的な障害が，どのように機能補填されているかを，歩行分析によってケースごとに検査するべきである．

　非対称性の骨盤傾斜は，発達の過程に原因があるというよりも，むしろ後天的脚長差（例：骨折による）において発生する可能性が高い．

- 事前に脚長差が確認された場合，歩行分析では特に骨盤肢位と運動に注意を払う必要がある．

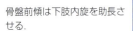

骨盤前傾は下肢内旋を助長させる．

（2）脊柱前弯症

　腰椎に過度の前弯（脊柱前弯症）があれば，常に骨盤前傾を考えなければならない．骨盤前傾は上前腸骨棘（ASIS）と上後腸骨棘（PSIS）を結ぶ線と水平線とがなす角度を計測したものであり，通常は男性で平均約 9°，女性で約 12°である（Decupere, 2000, Nguyen と Shultz, 2007, 図 2-61）．骨盤前傾が強い場合，下肢内旋が増加することがある．これは，骨盤前傾により，非対象に作用するようになった筋力（中殿筋）と，内旋に関与する線維部分が増加したことの結果である（図 2-46, p.44）．長期的には，股関節外転筋と外旋筋の筋力低下，内転筋の短縮といった股関節周辺の安定筋の機能的適応が生じる．

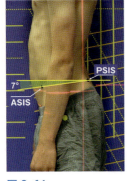

図 2-61
骨盤前傾は，上後腸骨棘（PSIS）と上前腸骨棘（ASIS）を結ぶ線が水平に対してなす角度で計測する．

- 目視で判別可能な腰椎の過剰前弯では，歩行分析において，下肢の内旋位，ならびに股関節外転筋と内転筋の状態についても検査をすべきである．

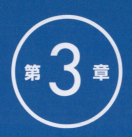

歩行分析の方法論

　歩行分析では，多くの計測法を利用している．足底圧分布（ペドバログラフィー）を記録する方法も，動画による運動学解析と同様，広く利用されている方法の1つで，歩行に関する貴重な情報を合理的に得る手段である．

A　ペドバログラフィーの基本原理

A-1　定義

　ペドバログラフィーとは，**運動中の足底圧分布を計測**する機器である．運動や角度計測などの運動学解析と異なり，ペドバログラフィーは力ないし圧力を計測する運動力学的な方法である．解剖学的足部構造から歩行中の足底圧を直接推測できないことには有意性がある．歩行中に発生する負荷圧のうち，足部構造から説明可能な部分は1/3のみであり，最も大きな影響を及ぼすのは，明らかに**歩行のダイナミクス**である（Cavanagh et al, 1997）．

　整形靴分野では古くから立位で足底圧分布を検査しており，インク使用の**フットプリント**だけでなく，ガラス板上で足底を目視できる**ポドメーター**も使用されている．新しいシステムとしては，フットプリントをデジタル化しコンピュータに取り込んでビジュアル化する**フットスキャナー**がある．しかし，これらシステムでは足部形状と接地している部分のみしか把握できず，インク使用のフットプリントではインクの濃さが負荷圧の高さに関係していることがわかる程度である．最新のペドバログラフィーでは，そういった圧の大きさを正確な数値として計測することが可能となったのである．

> ペドバログラフィー＝運動中の足底圧分布を計測．

A-2 計測システム

足底圧の計測方法は，基本的に**足底圧計測プレート**を用いる方法，または**インソール型センサー**を用いる方法の2つに分類される．足底圧計測プレートは床面（歩行路）に固定設置され，患者は裸足でその上を歩行し，そのときの足底負荷圧が記録される．インソール型センサーは靴の中に挿入し，エバリュエーターとケーブルで接続するか，ワイヤレス送信機を用いる．双方のシステムはそれぞれ異なる目的で開発された．

（1）足底圧計測プレート

足底圧計測プレートは，床面（プレート）と足底の間に生じる**床反力**（または床反力の垂直成分．詳細は後述）を計測/記録する．この方法は，靴を履かない自然な裸足歩行の評価に適している．アーチ構造について，そしてそれが運動中にどの程度低下するかを調べることが可能であり，開張足あるいは扁平足などについて，精度の高い検査が可能となる．足底圧計測プレートは機械的に安定した構造のため，単位面積あたりのセンサー配置数を多くすることが可能である．したがって，空間分解能が非常に高く，中足骨頭のように小さい部位の負荷圧に対しても良好な分析が可能となる．空間分解能を十分に確保するためには，個々のセンサーは 6×6 mm 以下であるべきことを複数の研究グループが示している（Davis, 1996）．センサー配置数の選択は最終的には検者の目的によって決定されるが，Rosenbaum と Lorei（2003）の研究では，システムからの情報獲得量は 1 cm^2 あたり9個のセンサーを配置しても，4個の場合と比べて，システムからの情報獲得量は増加しないことが証明されている．しかし，特に糖尿病患者の検査にペドバログラフィーシステムを取り入れる場合は，単位面積あたり可能な限り多くのセンサーをもつ足底圧計測装置を用いるべきである．それは糖尿病足の治療や装具療法において，負荷圧分布を正確に把握することが大変重要となるからである（Drerup et al, 2002）．

足底圧計測プレートシステムは，主に足部の**アライメント異常**や**異常負荷圧**の診断的評価をすることに適している．

> ＊実践のためのヒント：個々のセンサーが 6×6 mm 以下のもの，そして 1 cm^2 あたり最低2個配置した足底圧計測システムを選択する．

> 1 cm^2 あたり最低2個のセンサー．

（2）インソール型システム

インソール型システムでは，センサーはインソール内に組み込まれている．1 cm^2 あたりのセンサー数は，プレート型と比較すると明らかに少ない場合が多く，プレート型とは根本的に目的が異なる．足底に対し

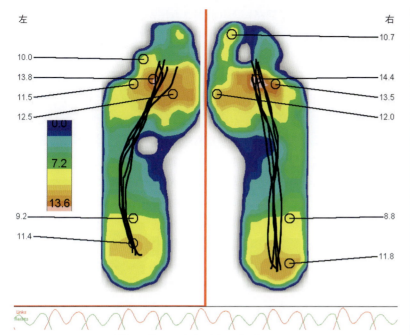

図 3-1　インソール型センサーによる足底圧計測
同じ蹴り返しが行われていることを示唆する均一な足圧中心軌跡.

て中底または足底板との間に生じる床反力を計測するため，足部のアラ イメント異常の診断よりも，靴や足底板の効果を評価する際にその長所 が生かされる．インソール型システムでは，複数の歩行周期を自動的に 記録することによって，蹴り返しの特性に関して良質な情報が得られ る．繰り返される複数の足圧中心軌跡が均質であれば，運動が安定して いることを示している（図 3-1）．

　インソール型システムは薄さと柔軟性を備えていることが不可欠である．硬い場合や厚みが過剰な場合は凹凸の大きな足底板にはフィットせず，前足部の中足骨パッドによる除圧効果などが計測不能となりうる．最悪の場合，靴の中の内側縦アーチサポート部分で硬いインソールセンサーが折れ曲がり，足部と足底板，または足部と靴底の間で生成される足底圧には全く無関係の誤ったデータを計測することになる．それぞれ異なる足底板形状に対して，靴に挿入したインソール型センサーが可能な限りフィットするようチェックしなければならない（Überblick in Best, 2009）．

A-3　計測原理

　足底圧計測プレート，インソール型システム，共に，さまざまな種類のセンサーが使用されている．**抵抗式**の場合は電気抵抗が利用され，センサーに大きな圧が加われば加わるほど電気抵抗が低くなり，電流が大

きくなる．電流は電子回路により計測され圧が計算される．

静電容量式では，コンデンサーがセンサーとして使用されている．コンデンサーは基本的に2枚の金属で構成されており，非導電性材料（いわゆる誘電体）を介して重ね合わされている．誘電体として弾性材料を使用すると，加圧によって構成部品の電気的特性が変化する．

複数メーカーが生産している**圧電式（ピエゾ式）**は，帯電した石英を液体で満たしたセルの中に埋め込んだものである．そのセルに加わる圧力が変化すると電気信号が発生するようになっている．

抵抗式，静電容量式，圧電式のセンサーはそれぞれ大きく異なっている．**抵抗の変化は温度と湿度に依存する**ため，抵抗を利用したインソール型システムでは歩行時，足部が靴の中で熱をもつことが問題となる．その熱はインソール型圧計測器に伝達するため，負荷圧が同じ場合でも高温ならば高い抵抗値を示してしまう．そのため，温度センサーを付加することで個々の加圧センサーの温度を管理し，再現性のある結果が得られるように各メーカーで工夫が施されている．抵抗式における個々のセンサーのキャリブレーションは難しい課題であるが，メーカーによっては，静的立位での足底圧分布の計測後，被験者の実際の体重を入力し（体重計にて計測），各センサーの負荷をそれぞれ再計算する方法を採用している．科学的な観点からいえば，再現性が乏しいという理由で奨励はしないが，抵抗式も近頃では高精度を提供するようになってきている．

抵方式に比べ，静電容量方式と圧電式は個々のセンサーのキャリブレーションは容易である．使用される部品の電気的特性として，温度などの周辺条件から影響を受けないため，信頼性と再現性のある計測結果が得られる．しかし**静電容量方式と圧電式は，抵抗式に比べるとかなり高価**であり，センサー密度も低い（センサー数が少ない）場合が多い．抵抗を利用したインソール型システムでは，片足だけで1,000を超えるセンサーを搭載していることもあり，場合によってはインソール型センサーをハサミでトリミングすることも可能である．それに対し，静電容量方式インソール型システムはセンサー数が著しく少ない．

A-4 再現性

ペドバログラフィーを正しく利用すれば，同じ条件下で使用されるセンサーは常に同じ計測結果をもたらすことを前提としているが，使用される各々のセンサーはメーカーごとに適切に**キャリブレーション**されていなければならない．電気的測定値がセンサーの負荷圧と明確に定義づけられる必要があり，センサーは使用期間を通して自然に消耗するため，キャリブレーションプロセスを定期的に繰り返す必要がある．多くの場合，それはメーカーが行っているが，一部ではユーザー自身が対応できるキャリブレーション装置が商品化されている．

> センサーはキャリブレーションされていなければならない．

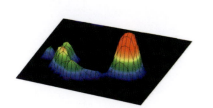

図 3-2　足底圧分布計測

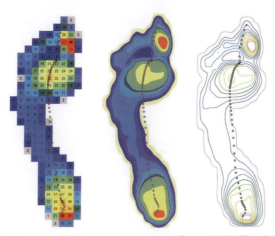

図 3-3　ペドバログラフィーによるさまざまな計測結果の表示方法
色別に値を表したもの(左)や等圧面(中央)または等圧線を描出したもの．等圧表示の線と面は同等の圧を示す．

　キャリブレーションが不可能なシステムは避けるべきである．それらのシステムは相対的な足底圧分布のみを提供するものである．つまり，ある特定領域の負荷が周辺領域よりも大きいことを表すことしかできない(足底圧分布計測，図 3-2)．実際の足底圧の正確な値はキャリブレーションされたシステムでのみ計測可能であり，糖尿病患者へ整形靴を処方する際には特にこのことが重要なポイントとなる．事前に計測された懸念されるべきピーク圧が，足底板によってしきい値以下まで低下したかを確認するべきである．

A-5　結果の描出(表現方法)

　評価用ソフトウェアを利用することで，計測した圧力値を時間経過に沿っていくつものパターンで表示させることが可能となる．臨床では，絶対圧の値(最大)の2次元表現(ただし，キャリブレーションされたシステムでなければ意味をもたない)，または等圧線表現が実績をもつ．後者は，地図における等高線に類似した表示方法である(図 3-3)．
　歩行周期の各相ごとの負荷圧表示では，歩行中の体重移動についての概要がよくわかる(図 3-4)．また，この表示方法からは患者が足底面のどの部分に長く圧をかけているかも読みとることができる．どの部位であっても加圧時間が長いことは糖尿病患者にとってはリスクとなる可能性があるが，逆に足部のある部位において加圧時間が非常に短い場合，痛みの発生に対する回避運動であることが考えられる．

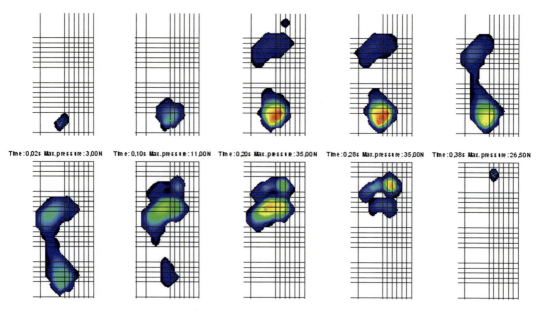

図 3-4　歩行相別に表示された負荷領域

B　ペドバログラフィーの使用上の注意点

ペドバログラフィーを用いた計測システムは，そのプロセス，計測する対象，形状や機能が適していれば非常に正確である．しかし，足底圧計測プレートの使用においては複数のケースでミスが散見されているため，以下に示す使用条件については特に注意を払う必要がある．

B-1　平坦な歩行路

基本的に**足底圧計測プレートの表面は，歩行路と同じ高さに設置する**必要がある．実際には床面に埋め込む（かなり手間がかかる）か，厚みのあるカーペットや板などで歩行路自体を形成し，プレートと同じ高さになるようにする．

B-2　滑り止め加工

足底圧計測プレートは，足部の接地によって滑って（ずれて）はならない．踵で接地する際には前方へ向かう分力が発生し，プレートをずらしてしまう．蹴り出し時には，その逆方向の力が発生する．プレートは床面に接着するか，前述のように**歩行路に固定することによってスリップを回避**しなければならない．

> 足底圧計測プレートは歩行路と一体化させる．

B-3 視覚に対するカムフラージュ

　被験者が"意図的な行動"をしないように準備する必要がある．計測プレート上を自然に歩行することは，子どもや高齢者に限らず，なかなか難しいことである．計測プレートの位置が一目でわかる場合，プレートの中央を歩こうとして，直前の歩幅を縮小，または拡大して調整することがよくある．その結果，足底圧分布や蹴り返しの特性が変化してしまう．そこで計測システムを取り扱う多くのユーザーは，被験者をプレートの手前に立たせ，第一歩めでプレート上を踏むように歩かせるが，これは適切ではない．第一歩めは継続した歩行中の一歩とは異なり，決して自然な歩行とはいえない．厳密にいえば，計測プレートが視覚的に認識できない場合に限り，正しい計測が可能となる．

　合理的なデータを得るためには，計測プレートと同じ厚みをもつ硬質ゴムシートに計測プレートを埋め込み，さらに歩行路全体を薄いシートで覆い接着するとよい（計測プレートには接着しない）（図 3-5）．計測プレートの取り外しはゴムシートを持ち上げれば可能であり，この構成には意図的行動が起きにくいという利点がある．しかしその反面，計測プレート上の正しい位置を"ほぼ偶然に"歩行するまで検査を繰り返さなければならないことが多いのが欠点である．解決策としては，被験者が歩き始めるスタートポジションを設定するとよい．たとえば，踵を置く位置を細い棒状のものでマーキングする．準備段階で検者のみがプレートの位置を認識できる印をつけておき，被験者の足部がプレートの中心から何 cm 外れているかを確認し，スタートラインを適宜移動する．歩行路にガイドライン（例：センターライン）を設けると，歩容のパラメータが変化すること，特に一部の筋活動が変化することが証明されている（Chow et al, 2009）．

> 足底圧計測プレートは目視確認できないようにする．

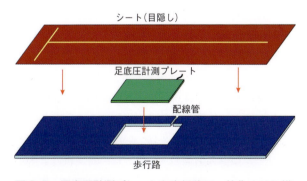

図 3-5　足底圧計測プレートを歩行路に一体化させた構成の模式図

B-4 十分な歩行距離

注意するべき最後のポイントは，計測プレート前後の**十分な距離の確保**である．原則として，計測プレートの前後にそれぞれ3歩の距離があれば十分とされている．それだけの距離があれば歩行のリズムも確立され，被験者が早めに停止動作をすることもない．このことから歩行路は6m以上の距離であれば十分だといえる．

> 歩行路は6m以上．

---

*まとめ
1. 計測プレートは歩行路と同じ高さでなければならない．
2. 計測プレートは固定されていなければならない．
3. 計測プレートは可能な限りカムフラージュする．
4. 計測プレートの前後には最低3歩の距離を確保する．

C ペドバログラフィーによる計測値の正確性

C-1 物理的な精度に対する考慮

静的立位においては，足底にかかる力はほぼ垂直に上に向かって作用する．ところが歩行中はこれが少し異なる．はじめの荷重(**イニシャルコンタクト**)では，足部は斜めに接地する．踵に作用する斜め後方への力は，足底に対しても同方向へ作用する．蹴り出し(**プッシュオフ**)の際には，それが逆方向となり，床反力は斜め前方へ向かう．

しかし，足底圧計測センサーは，センサーの表面に対して**垂直に作用する分力のみを計測**しており，物理学ではこの割合を**垂直抗力**(normal force)と呼ぶ(数学ではnormalの意味は垂直な～)．しかし，実際に作用している**床反力は2つの分力に分解**される．計測によって**検出される**垂直方向に作用する"**垂直抗力**"と，**計測されない**水平方向に作用する"**せん断力**"である(Spooner et al, 2010)．

> せん断力は計測されない．

足底の組織には，せん断力とねじり力の強い負荷が生じるために注意が必要である．たとえば水疱は，強い垂直圧力によっては形成されないが(ヒトの組織は垂直圧力には対応できるようになっている)，せん断力(たとえわずかでも)によっては形成される．Murrayら(1996)は，特に糖尿病患者の足部はせん断力によって容易に潰瘍が形成され，垂直圧力にせん断力が加わると，組織の過敏さが増加することを証明している．

だからこそ，表示された計測結果については，批判的に検討する必要がある．インソール型システムのメーカーは，足底板による圧再分配効果を確認できるとしているが，実際には1つの分力の変化のみが計測されているという事実を，利用者はしっかりと認識しなければならない．

たとえば，足底のアーチサポート部分が受ける力の割合のなかでも，垂直方向に作用する小さな力のみが検出される．それよりもはるかに大きな分力であるアーチに沿って斜めに作用する力と組織を揉むような力は計測されない．例外は，ピエゾ抵抗式計測システムのような，液体で満たされたセルに統合されたセンサーである．これならば，さまざまな方向への力を検出することが可能である．

つまり通常は，組織に作用するすべての負荷が計測されるわけではないことを念頭において足底板の機能を考慮するべきであり，計測機器に対して過度の期待を抱いてはならない．

計測結果は注意深く解釈する．

C-2 生理学的な精度に対する考慮

歩容の評価をする際には，歩行がある程度一定であることと一歩ごとに大きな差がないことが前提条件となる．歩行路で行う歩行分析（第3章 H，p.110）における問題点は，ペドバログラフィーにおいても似たような形で起こる．もしも足底圧計測プレートが目視できないような最適な歩行路が実現できたとしても，一歩ごとのばらつきは依然として存在し，患者の歩容がいつも同じであることは不可能である．

このような問題に対しては，一歩ごとの足底圧計測結果をオフセット（相殺）して平均値を算出するソフトを用いる．当然ながら，足部は判で押したように正確にプレートの同じ位置に全く同じ角度で接地するわけ

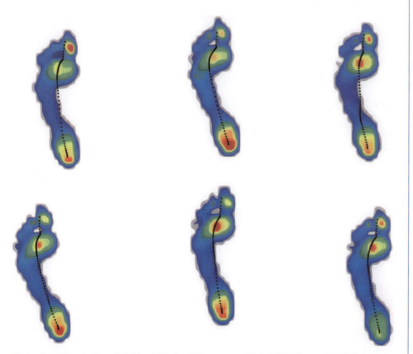

図 3-6 同一人物の歩行をペドバログラフィー足底圧計測で6回計測
足底圧分布と足圧中心軌跡は，定量的には細部で異なるが定性的には同一である．

ではない．高機能なペドバログラフィーシステムでは，**一歩ごとの歩行角度を認識し，複数の計測結果を平均化する**．そのようにして初めて，足圧中心軌跡の結果が解釈可能となり，二歩間で偶然生じた変化ではない歩容の標準偏差であると確信できる．

もしも使用するペドバログラフィーシステムにそのような機能がなければ，常に少なくとも5回以上計測を行い，足底圧分布や足圧中心軌跡が標準から逸脱しているか，それが毎回の計測で発生する再現性のあるものなのかを確認する．

有用な分析結果としては，複数回の計測結果が定量的に異なっていることは許されるが，定性的（質的）には同じ運動パターンが示されていなければならない（図 3-6）．"一度だけしか計測しなければ，無駄な計測となる"とは生物計測技術における原理原則である．

> ＊実践のためのヒント：足底圧計測結果は平均化する，または計測を5回繰り返す．

D 足底圧計測結果の解釈

計測者の目的によって，足底圧結果の解釈は着目する部分が異なる．まず注意するべき点は，**高い圧は必ずしも異常ではない**（病理的な意味をもたない）ことである．歩行するためには体重を床面へ伝達させなければならず，これは物理的に必要なことである．前足部と後足部の面積は解剖学的に決められており，それらの面で発生する最大圧もまた決まっている．

> 高い圧が異常であるとは限らない．

加速度運動の制動においては，仮想質量が制動される必要があるため，**仮想体重は容易に 1.5～2 倍になる**．ペドバログラフィーで計測される最大値は，体重や足部形状に加えて，プレート上を通過するときの歩行速度，または制動運動に依存する．体重は最大圧に強く影響し，Drerup ら（2003）は体重が 20 kg 増加すると平均で 7.4 N/cm² の足底圧増加が計測されるとしている．

> 高い圧が必ずしもリスクだとは解釈しない．計測した圧の大きさだけが重要ではなく，その圧の持続時間やどの組織構造に作用するのかも重要である（たとえば頑強な第1中足趾節関節部分の圧か，または華奢な第2～第4中足趾節関節に加わる圧か？）．

D-1 足部部位ごとの最大負荷圧の絶対値

歩行中の組織構造に作用する最大圧はピーク値として力学的負荷の指

標となるが，ペドバログラフィーでは個々のセンサーの**足底最大ピーク圧**(maximal peak pressure：MPP)に相当し，通常はN/cm²(1 cm²あたりのニュートン)で示される．1 kgの重量は約10 Nに相当するので，1 cm²の足底にかかる負荷を体重(kg)で理解するためには計測値を1/10にする．計測結果は，足底のすべての領域で発生した最大圧が，単一のフットプリント上に最大圧の分布として同時に表示されているため誤解を招きやすい．つまり時間因子は考慮されていないため，圧の移動に関する時間的経緯の情報がない点に注意を要する．

> 表示された圧N/cm²を1/10にする＝cm²あたりのkg重量．

(1) 糖尿病患者の最大足底圧

糖尿病足の治療において，ペドバログラフィーによる足底圧の判定は潰瘍形成のリスクを軽減するための重要な予防策である(Crawford et alによるレビュー，2007)．足底への部分的高負荷をリスク要因とみなすことは，現在では議論の余地はない(Katoulis et al, 1996)．しかしながら，臨床において有用な境界値を定義するのは科学的に困難であり，危険性の高い糖尿病足とそれが低い足部の区別はできない．さまざまな研究チームによってもたらされた結果は，たとえ規模が同一であっても，詳細についてはそれぞれ異なっている．Vevesら(1991)は，健常者の足部では81 N/cm²なのに対し，糖尿病患者の足部では100 N/cm²の最大部分圧を計測したと報告している．また，Armstrongら(1998)も同様に，足底圧計測プレートを用いて，**糖尿病患者では平均83 N/cm²，健常者では平均63 N/cm²**であるという．糖尿病患者の足底最大部分圧が健常者と比較して大きいことを示す統計学的に有意な計測結果を提示している．統計的なしきい値は70 N/cm²としたが，彼らも潰瘍形成リスクのある足部とリスクの低い足部を区別するための明確なしきい値は存在しないことを認めている(足部の解剖学的特長や体重など，患者個々で条件の差が大きすぎることも影響していると考えられる)．

足底へ垂直に作用する圧にせん断力が加わったとき，潰瘍形成のリスクが大幅に増加することも証明されている(Murray et al, 1996)．足底圧を計測するシステムではせん断力は検出されないため(例外：液体で満たされたセル構造の圧電式)，低い圧力のせん断力作用によっても足部組織が危険にさらされる可能性がある．特に危険なのは，最大せん断負荷が発生する足部領域であり，Perryら(2002)によれば，それは**内側に位置する中足骨骨頭**である．

FritschとHaslbeck(2004)は，糖尿病性足部病変の圧増加は60 N/cm²に達するとしている．他の研究チームでは，いくつかのケースで著しく低い値を報告しているが(一部では15 N/cm²以下)，それは実践での経験に基づくものにすぎず，科学的根拠に基づいた値とはいえない．いずれにせよ，科学的に確かなのは，60～70 N/cm²のしきい値が臨界

> 最大圧60～70 N/cm² ＝ 糖尿病足の警戒値．

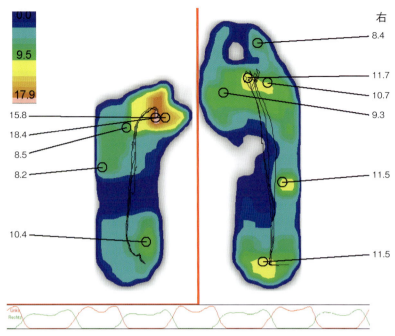

図 3-7　左足趾切断の糖尿病足の足底圧をインソール型センサーで計測

的警告値であるということ，そして常に個々人の条件も考慮する必要性である．

　足底圧計測プレートでの計測値は，靴の中に挿入するインソール型システムの計測結果とは区別しなければならない．後者は，靴の緩衝作用と運動矯正効果のせいで大幅に制限されるとはいえ，糖尿病足用足底板の圧の緩和と分散効果，そして靴の中での危険な圧発生部位に関する正しい評価を可能にしている（図 3-7）．

D-2　各部の平均負荷圧

　常に繰り返し作用する圧は，たとえピーク圧がそれほど高くなくても長期に及べば組織にダメージを与える可能性がある．足底圧の計測分野では，これは**力と時間の積分**によって示される（コンスタントな圧において，それが作用している時間×圧の値）．グラフでは，**力-時間曲線と時間軸で囲まれた面積**として表される（図 3-8）．

　これまでのところ，このパラメータに関しては有効な境界値が存在していないため，それは固体内比（治療の前後比較，足底板の有無比較）としてのみ適用される．最大ピーク圧と比較すると，圧（力）と時間の積分は潜在的リスクを評価するための追加情報にはならないと考えられる（Waaijman & Bus, 2012）．

　たとえ圧が低くても，長期間にわたって作用が及ぶ場合には有害であることは自明である．皮膚組織への圧の増加とは，すなわちその部分の

力と時間の積分＝力×時間

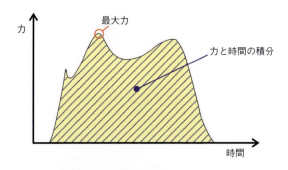

図 3-8 典型的な力-時間曲線
曲線と時間軸の間の斜線部分は力と時間の積分を表す．

血管が圧迫されることであり，血流が妨げられる永続的な動脈閉塞である．歩行中はこれが連続して繰り返されるため，組織は血液供給不足となり，初期徴候として典型的な足趾の「しびれ感」が現れる．開張足によって第2〜第4中足骨部に過剰な負荷圧がかかる場合，たとえば前足部のむずがゆさやヒリヒリするようなほてり感は典型的な症状である．

D-3 足圧中心軌跡

　足圧中心軌跡（gait line）は，歩行の各相における圧分布から数学的に計算される．一歩を瞬間ごとのスナップショットに分割すると，常に特定の足底部分が地面と接触している．その時点で加圧されている足部領域と圧の分布から，1点で表される**仮想圧作用点**を計算することができる．これは**足圧中心**（center of pressure：COP）と呼ばれている．接地したすべての時点を計算し，その結果，**COP が連なったものが足圧中心軌跡**となる．ただし，その軌跡は実際の身体重心の移動とは完全に一致しない．なぜなら，それは単に垂直抗力のみ（つまりセンサーに垂直に作用した分力）から算出されているからである．

　正常なケースでは，軌跡は踵領域から開始し，弧を描くように中足部の中央から外側まで達し（第2〜第3楔状骨周辺），前足部で再び内側へ移動して第1趾，または第1趾と第2趾間で終了する（図 3-9）．ゆっくりとした歩行，重い荷物を運ぶとき，登山をしているときなどは，軌跡はむしろ第3，第4中足骨頭間寄りとなる（Saltzman & Nawoczenski, 1995）．足圧中心軌跡には足底の力の作用点の移動が反映されるため，内側縦アーチの低下の度合いは軌跡の横方向への移動量で判定できる．足部外側への力の偏りが強く，接地していない内側縦アーチ上には力が作用していない場合，足圧中心軌跡は強く外側へ偏位する．このような場合，内側縦アーチ低下を伴う自然な回内と衝撃緩衝は機能しなくなる（図 3-10）．ペドバログラフィー計測では，中足部の軌跡と内側縦アーチとの関連に特に注意を払う必要がある．

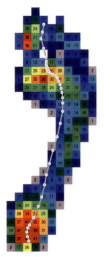

図 3-9　正常な蹴り返しをする足部のペドバログラフィー足底圧計測結果（最大圧画像）

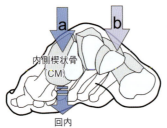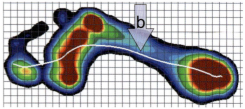

図 3-10　足部を斜め後方から捉えた断面図〔内側楔状骨（CM）レベルでの断面図〕
縦アーチに加わる荷重（a）は回内運動によるバネ効果をもたらす．足部外側縁に加わる荷重（b）はバイオメカニクス的には回内運動を引き起こさない．

足圧中心軌跡の評価は，外的要因に影響を受けた歩行の場合には意味をもたない．

　さらに軌跡からは，蹴り返しの均一性を評価し，**運動プロセスの障害の有無を推論**することが可能である．足圧中心軌跡を評価するときにもまた，常に複数のステップの計測結果をもとに考慮するべきである．足底圧計測プレート上を歩行する不安や，意識的にプレート中央へ足を運ぼうとしたとき，足圧中心軌跡に強い影響を与える可能性がある．複数のステップが，足圧中心軌跡の検出を可能にするという点においては，靴の中にセンサーを挿入するインソール型計測システムのほうが有利である．この方法ならば，軌跡の再現性に基づいて蹴り返し動作の均一性を評価することができる．しかし健常歩行においても強い揺らぎがあり，必ずしも良好な再現性が示されるとは限らないため，足圧中心軌跡の評価は慎重に行うべきである（Maiwald et al, 2008）．

D-4　圧と面の曲線

　歩行のプロセスにおいて，**圧合力と圧作用面の変化を観察**することで足部の蹴り返しについての重要な情報を得ることができる．通常，**裸足歩行の力の曲線は二峰性**のはずである（図 3-11）．第1ピークは踵接地の際の衝撃を表しており，第2ピークは前足部で地面を蹴り出すときである．いずれの場合も負荷を受ける足部面積は小さい（踵および前足部）．圧は面積で割った力と定義されているので，面積が小さければ，同じ力（体重）でも圧の値は大きい．

　靴を着用した歩行では，ほとんどの場合，1つのピークしかみられない．力-時間曲線（二峰性）とは対照的に，荷重されている側の足部の曲

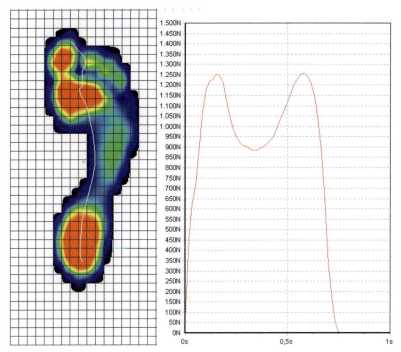

図 3-11 ペドバログラフィー足底圧計測結果の最大圧画像と典型的な力-時間曲線

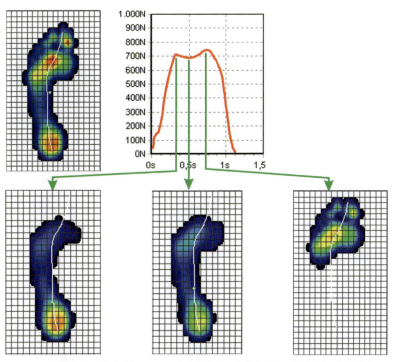

図 3-12 背屈筋が筋力低下している扁平足の各歩行相における負荷圧分布
左上：最大圧．右上：力-時間曲線．下：二峰のピーク圧（イニシャルコンタクトと蹴り出し）およびミッドスタンスの画像．

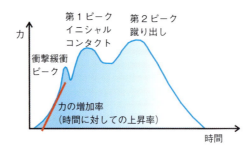

図 3-13　裸足歩行の典型的な力-時間曲線

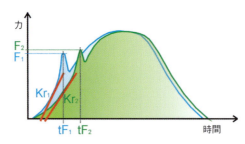

図 3-14　2 種類のランニングシューズの時間に対する力の増加率
緑の曲線（Kr_2）の靴の力の増加率のほうが低く，もう一方の青の曲線（Kr_1）よりも線が緩やかに始まる．そのため緑の曲線は遅れて（tF_2）力の第 1 ピークに到達している．つまり，緑の曲線のランニングシューズのほうが衝撃緩衝機能に優れているということである．

線は特徴的なピークをもち，時間的には二峰の中間に現れる．**重度の扁平足では，曲線の二峰が平坦化していることが多く，最大値まで急激に上昇するが，その後平坦となる．曲線ははじめのピークまですばやく上昇し，その後平坦となる．これは大きな足底面（扁平足）で，体重を地面に伝達する際に，急激な足底全面接地となるためである．一方，凹足歩行では負荷を受ける足底の面積は限られており（前足部と後足部），2 つの大きな力のピークが観察される．力-時間-曲線の第 1 ピークで負荷のかかる足底面が大きければ大きいほど，足部の接地時の底屈が大きく（足部背屈筋の筋力低下を示唆），内側縦アーチの低下がより急激である（図 3-12）．

外反扁平足：曲線は平坦化している．

D-5　力の増加率

イニシャルコンタクトからの曲線の上昇勾配は，靴または足底板の緩衝特性を示す尺度である（Natrup, 2008）．**線の上昇率は時間に対する力の増加率である**（図 3-13）．科学的な調査では，力の増加率は脛骨に作用する加速度に，非常に大きく相関していると報告されており（Hennig & Lafortune, 1991），こうして足部と下腿からなるシステム的緩衝能力は決定づけられる．曲線の上昇が緩やかで遅い段階でピークに達する場

合は，緩衝作用の良好な靴でインソール型システムを用いた計測がなされたことを示している．図3-14の緑の曲線は，緩衝作用の良好な靴で計測された結果を表している．緑の曲線の力の増加率 Kr_2 は，緩衝作用が弱い靴着用での計測結果である青の曲線の力の増加率 Kr_1 よりも小さく緩やかに上昇している．また，緑の曲線(tF_2)は青の曲線(tF_1)よりも遅い段階で，力のピーク F_2 に到達している．

力の増加率は緩衝性の尺度である．

> これを実践で応用する場合，同じ走行速度におけるさまざまな靴の力の増加率を確認することにより，バイオメカニクス的な緩衝特性の違いを比較することが可能である．

E ペドバログラフィーで計測できるアライメントと運動の異常

ペドバログラフィーは，運動中の足底圧分布を計測することで，足部のアライメント異常や足部のタイプを識別することができる(Razeghi & Batt, 2002)．圧分布の特徴によって，足部はいくつかのタイプに区別される．たとえば**扁平足**は，凹足と比較して踵が接地したときの踵部の負荷圧が小さく，逆に**ミッドスタンス**では，内側縦アーチ領域に統計的にみて著しく高い合力を示す．蹴り出しの際には，扁平足，凹足のタイプとも前足部領域の圧分布特徴に相違はない(Fan et al, 2011)．X線画像で確認できる静的な解剖学的足部構造は，歩行中に発生する足底圧に対してはさほど影響しない(1/3程度)ことを覚えておくことは重要である．

足底圧に最も大きな影響を与えるのは，下肢の複雑な運動シーケンスである(Cavanagh et al, 1997)．特に多発性神経障害分野において，足底からの感覚入力は足底圧分布に影響を与えることが証明されている(Chen et al, 1995)．したがって，ペドバログラフィーによる計測は，静的な検査と動画を用いた歩行分析に対して常に優良な補完的手段といえる．

E-1 開張足

開張足の場合，前足部の最大負荷圧は，第2/第3または第4中足骨頭下にある．横アーチが低下している場合，第2/第3足趾から蹴り返しを行うことが多いため，足圧中心軌跡も第1中足骨ではなく，第2/第3中足骨を通る(図3-15)．開張足の症状における注意点については，第6章(p.169)を参照されたい．強い負荷圧が定期的に第2～第4中足骨頭下に生じることで，顕著な胼胝(べんち，たこ)が形成される(図3-16)．

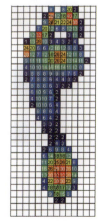

図3-15 開張足のペドバログラフィー足底圧画像

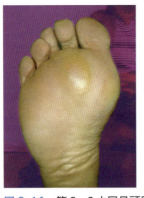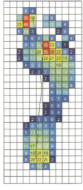 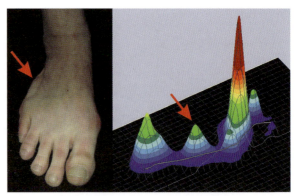

図 3-16　第 2, 3 中足骨頭足底部に過度の角化がみられる患者
ペドバログラフィー足底圧画像では、その部分に 56 N/cm² の高いピーク圧が確認できる．

図 3-17　第 5 中足骨内反を伴う重度の開張足
痛みのある圧集中部分はペドバログラフィー足底圧計測にて特定できる（矢印）．

　重度の開張足は外側にある中足骨を外転，さらに回転させることで，第 5 中足骨内反（内反小趾）が生じる．そのねじれの発生に加え，皮下脂肪構造も脆弱な場合，局所的な異常負荷が発生することにより，第 5 中足骨粗面（バジス）に痛みを引き起こす可能性がある（Baumgartner & Stinus, 2001）．ペドバログラフィーを用いれば，問題部分を特定し，足底板に適切なソフトクッション加工をすることができる（図 3-17）．

E-2　垂下足

　荷重により内側縦アーチが低下すると，中足部の内側足底に負荷圧が発生する（図 3-18）．内側縦アーチについては，正常範囲で低下している場合と崩壊している場合とを区別することは容易でないが，科学的には**足長と舟状骨の高さ**（＝内側縦アーチの高さ）の比率を評価する指数値（"navicular height truncated"，第 2 章 A-1，図 2-1，p.15）が用いられている．実用的な評価を簡単にするためには以下を目安とするとよい．

> ペドバログラフィー計測結果の画像上で，踵骨の中央と第 2／第 3 趾間を直線で結ぶ（図 3-19）．中足部領域でこの線よりも内側に圧が計測されていれば，それは**垂下足**ということになる．

> ＊**実践のためのヒント**：足底圧計測画像は，必ず実際の足部と照合しなくてはならない．たとえば図 3-20 の足部は明らかに垂下足であるが，ペドバログラフィー計測結果に必ずしも表示されるとは限らない．足圧中心軌跡は若干，内側偏位を示しているが，足底圧分布の輪郭は垂下足であることを示唆していない．これは，計測プレートは足底面が触れた部分の圧しか計測できないという事実によるものである．したがって，初

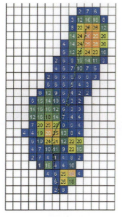
図3-18 扁平足のペドバログラフィー足底圧計測結果

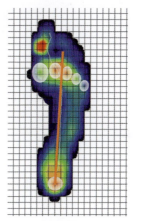
図3-19 踵部中央と第2，第3足趾間を結ぶ線より内側に負荷圧のある垂下足

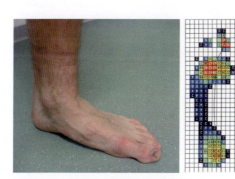
図3-20 垂下足と開張足が同時発生したケースのペドバログラフィー足底圧計測結果
足圧中心軌跡だけが足部構造の変化を示している．

期の垂下足も，ペドバログラフィーでは表示されないことがある．

　非荷重の足部（座位で後足部を直立）から荷重下の足部（立位）へ移行するとき，舟状骨の低下によって垂下足になると推考される．距骨下関節の回内運動が距舟関節へ伝達されて舟状骨が動くため，舟状骨と地面との距離の変化を計測し，その差を計算すれば数値として表すことができる．**舟状骨低下**（navicular drop）がおおよそ10 mm以下であれば，荷重による標準的な内側縦アーチの低下であるといえるが，その値が10 mmを超える場合，垂下足であるとみなされる（Menz, 1998, Brody, 1982, Mueller et al, 1993）．しかしながら，立位で計測したこのパラメータから，歩行時の舟状骨の動的低下を直接推論することはできない（Deng et al, 2010）．これには別の参照値が適用される（第4章C-2, p.142）．

舟状骨低下＝10 mm以下．

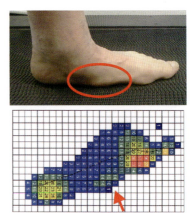

図 3-21　舟状骨低下を伴う扁平足
歩行時の典型的な負荷圧異常(矢印).

> 座位で内側縦アーチをできるだけ良好なアライメントにしたときと，立位のときの舟状骨の地面からの高さを比較してみる．その差が 10 mm を超える場合は，垂下足とみなされる．

　垂下足が扁平足になると，内側足底が広範囲にわたって接地する．内側縦アーチが部分的に消失し，重度のケースでは舟状骨も接地する(Pedowitz & Kovatis, 1995)．ペドバログラフィー足底圧画像では，歩行中，舟状骨があるべき部位に(空間位置関係において)局所的な圧が確認されている(図 3-21)．足圧中心軌跡はミッドスタンスで明らかに内側に偏位し，場合によっては下肢全体の運動連鎖に障害を及ぼすことがある(Pedowitz & Kovatis, 1995)．

E-3 凹足

凹足：中足部の足底圧が少ない．

　凹足は内側縦アーチが極度に高い．それは，中足部の足底負荷圧が著しく減少していることを示す．前足部では，外側縁(外側足趾系列)で圧の増加が観察されることがある(図 3-22)．

> *実践のためのヒント：距骨下関節の回内運動が強く，足底の外側縁に負荷がみられない場合，ペドバログラフィー足底圧画像では重度の外反足が凹足のようにみえることがある(図 3-23)．しかしながら，この場合は足圧中心軌跡が内側へ偏位しており，それが中足部の過度の回内を明らかに示している．

　また，内側縦アーチが高い足部は，距骨下関節が不安定な場合もある．そのような不安定な凹足または外反凹足における距骨下関節の運動は，トレッドミルでの撮影結果をスローモーション再生することで確認できる．また，ペドバログラフィー足底圧画像でも，足圧中心軌跡が後

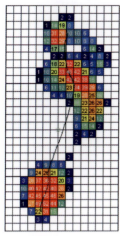
図3-22 凹足のペドバログラフィー足底圧計測結果

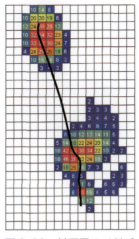
図3-23 外反足のペドバログラフィー足底圧計測結果

足底中足部外側に荷重がみられない．

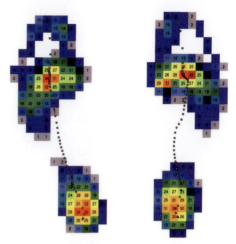
図3-24 凹足患者の最大圧画像
右：足圧中心軌跡が内側へ偏位している不安定な凹足．

足部から中足部への移行時に，突如として内側へ偏位することでも確認できる（図3-24）．

E-4 外反足

外反足では足関節が内側へ倒れ（踵骨が過度に外反），立脚期における力の作用点は足部内側へ偏位する．その結果として，足圧中心軌跡も中足部領域で一時的に内側へ屈折する．客観的でよりよい評価のために，踵骨の中心から第2/第3中足骨間を結ぶ足部長軸の線を引くとよい．足圧中心軌跡の中足部領域が，その参照線よりも内側を通過していれば外反足と判定する（図3-25）．

外反足：中足部領域で足圧中心軌跡が内側へ偏位．

E-5 内転足

典型的な内転足の蹴り返し運動は，足圧中心軌跡が中足部外側を通っていることである（図3-26）．この領域の負荷圧もまた増大しており（ピーク圧は，第5中足骨粗面の底面に発生することが多い），蹴り返し運動の際，特に足部が内旋位になりやすい．

E-6 内反足

内反足の特徴は，尖足位，踵骨内反，そして前足部の回外と内転である．ペドバログラフィー足底圧計測では，尖足位のために踵骨接地がないことが多く，足圧中心軌跡は中足部から始まる．前足部外側への過度の負荷圧（図3-27）は前足部の内転によって生じるが，下腿の内旋にも起因している場合が多い．

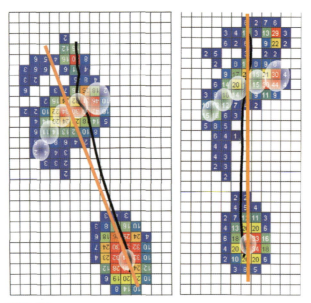

図 3-25
踵部中央から第2/第3中足骨頭間を結ぶ参照線（オレンジ色）を引くことで足圧中心軌跡の違いをわかりやすくしている．凹足の足圧中心軌跡は参照線上，またはその外側にあり（図右，凹足），外反足の場合は参照線より内側にある（図左，外反足）．

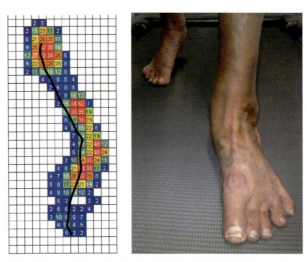

図 3-26 内転足にみられる典型的な足部外側骨列への負荷圧

E-7 足圧中心軌跡の異常

　足部の蹴り返し動作の障害が顕著な場合は，複雑な足部のアライメント異常や外傷に起因している可能性がある（例：足関節捻挫，図 3-28）．それらは身体重心，正確にいえば，**力の作用点（足圧中心：COP）の不**

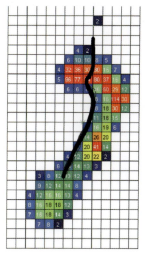

図 3-27 痙縮を伴う内反足

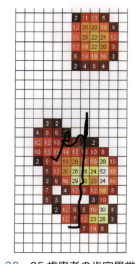

図 3-28 35 歳患者の歩容異常
外側靱帯断裂を伴う右側距骨下関節内反捻挫の後遺症．患部をかばうため代償的に第 5 中足趾節関節から接地している．

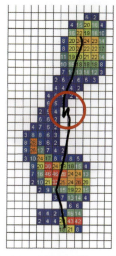

図 3-29 中足部の第 1，第 2 楔状骨と舟状骨の関節にロッキングのある患者の蹴り返し障害

規則な動きを反映している．整形外科的な疾患を疑うのは，足圧中心軌跡の異常に再現性がある場合に限る．歩行分析という検査に不安を抱いている患者は，圧計測プレートの中心部に正確に足を置こうとするあまり，異常な軌跡を作り出してしまうことがある．それゆえ，常に最低 5 回の計測が必要であり，圧計測プレート上への足部接地と蹴り返し運動を観察し評価する．

> *実践のためのヒント：足圧中心軌跡に乱れがあれば必ず計測を繰り返し，関節の拘縮についてもチェックする．

E-8 足根部・中足部の拘縮

　中足部の拘縮は，足圧中心軌跡に特徴的な変化をもたらすことがあり，該当するのは，舟状骨，楔状骨間の関節であることが多い．関節拘縮は，荷重が中足部を移動するとき，つまりミッドスタンスに影響を与える．この歩行相において中足部の回内は最大となるため，中足部領域の関節運動も最大となる．図 3-29 は，中足部領域における典型的な足圧中心軌跡の変化を示している．しかしながら，すべての関節拘縮が軌跡の変化を表すとは限らないため，評価には慎重さが要求される．また，足圧中心軌跡の変化が複数の歩行周期において再現されるかを，常にチェックする必要がある．圧計測プレート上を，あまりにもゆっくりと慎重に歩行すると，まるでスリップしたような乱れが軌跡に生じてし

拘縮は足圧中心軌跡を乱す．

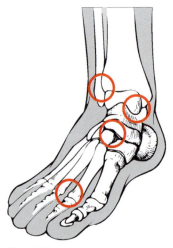

図 3-30
ロッキングは足根部と前足部の関節に発生することが多い.

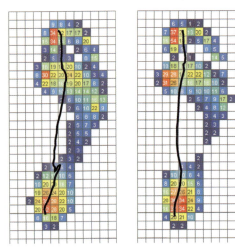

図 3-31　徒手療法による中足部関節モビリゼーションを施術する前（図左）と後（図右）の同一人物のペドバログラフィー画像

この被験者は，舟状骨と第2/第3楔状骨の関節にロッキングがあった．図左の画像では，足圧中心軌跡が後足部から中足部へ移行するときに乱れが出現しているが，これは複数回における歩行で再現性が確認されている．モビリゼーション後（図右）では，足圧中心軌跡の乱れが消滅して，より内側に偏位しており，中足部可動性の増加が示されている．

まうこともある．そのような場合は，その歩容異常に再現性はない．

　中足部領域の関節拘縮に対する徒手療法の評価は，多くの場合，ペドバログラフィー足底圧計測によって記録が可能である．図 3-30 は，足部の関節拘縮が発生しやすい箇所を示している．図 3-31 は，第 2 楔状骨と舟状骨間の関節拘縮が改善する前と後の圧分布と足圧中心軌跡の変化である．徒手療法の前後を示すこの 2 枚の結果の違いは明白であり，蹴り返し運動と足底への負荷圧分布が中足部領域の関節可動域にどれほど左右されるかが理解できる．関節モビリゼーション後には外反足がさらに顕著になったため，足底板もそれに適合するようにしなければならない．これは徒手療法と装具療法の連携による相互作用の重要性を示す症例といえる．

E-9　仙腸関節の拘縮

　歩行時，両側の仙腸関節では，仙骨の軽いうなずき運動(nutation)が起こる．骨盤のねじれと，それに伴う見かけ上の脚長差が発生しているときのうなずき運動の重要性に関しては，現在，徒手理学療法分野で研究がなされている（第 6 章 R，p.187）．歩行時，立脚肢が**ターミナルスタンス**のとき，遊脚肢の骨盤は最も強く前方へ回旋している．このとき，仙腸関節の機能障害が骨盤のアライメントと回旋に障害をもたらすことがある．この瞬間，立脚肢は前足部のみが接地しているため，地面への力の伝達に変化が起こりうる．それは，前足部領域においての足圧

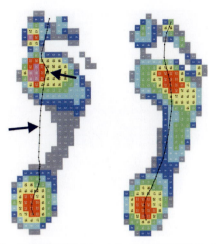

図 3-32 右仙腸関節にロッキングのある患者のペドバログラフィー足底圧計測結果
足圧中心軌跡は内側へ偏位し，前足部（矢印部）で乱れが生じている．モビリゼーション後に乱れは消滅し，蹴り返しが変化している．モビリゼーション前にペドバログラフィー足底圧計測を行っていれば，おそらく別の足底板を作成したであろうと推考される．

中心軌跡の乱れとして現れることがある（図 3-32）．

ターミナルスタンスで前足部の足圧中心軌跡に再現性のある乱れがみられるときは，仙腸関節機能を理学療法的に検査し，必要に応じて関節モビリゼーションにより可動性を回復させる．ただし，すべての仙腸関節拘縮が足圧中心軌跡に明示されるとは限らず，軌跡の乱れもまた，たとえば足底圧計測プレート上での前足部のスリップといった，単発現象であることも想定されるため注意が必要である．

症例の1つを図 3-32 に示している．仙腸関節領域に拘縮のある患者の場合——少なくともペドバログラフィーで見る限りは——可動性を回復した足部には別の足底板療法を処方するべきである．

E-10 不安定な距腿関節

靱帯や関節包などの緩み，また知覚連動が支配する安定性への障害（捻挫の後遺症によって増悪することが少なくない）は，たとえ距腿関節が力学的に安定していたとしても，動的な（機能的な）不安定さを引き起こす（Lohrer & Nauck, 2006）．歩行分析においては，ローディングレスポンスで，足部の内外側方向の制御不能な運動として出現することが多い．足圧中心軌跡は，後足部から中足部への移行時に短く側方へ逸脱するが，多くの場合，筋活動により再び元の軌跡に戻る（図 3-33）．安定化を図る処置（たとえばテーピングまたはサポーター）により，裸足であっても，足圧中心軌跡の正常化を実現することが可能である．

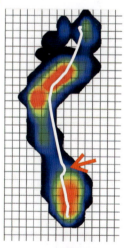

図 3-33 距腿関節に不安定性がある足部の足圧中心軌跡の乱れ（矢印）

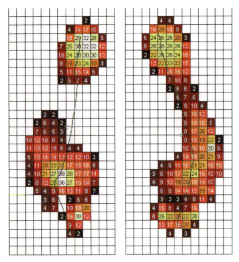

図 3-34　右下肢が 6 mm 短い患者のペドバログラフィー画像（平均圧値）
足部が代償的に凹足位になっている．

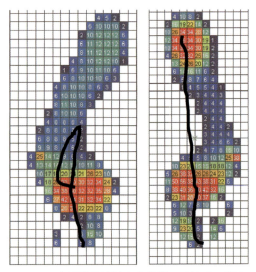

図 3-35　右足腓骨神経麻痺患者のペドバログラフィー画像
底屈位で第 3 中足骨頭下からのイニシャルコンタクト．その後，足部は体重負荷によってニュートラルポジションとなるため（距腿関節の遠心性背屈），足圧中心軌跡は一度踵部方向へ向かう．蹴り出しは母趾からなされているため，足圧中心軌跡は再び前方へ向かう．

E-11　脚長差

基本的に脚長差は，足部の蹴り返し運動から直接見出すことは難しい．しかし，逸脱運動がないわけではなく，運動解析者が気づくポイントがある．たとえば，ペドバログラフィーで蹴り返し運動の左右差が認められれば，その非対称性の原因は左右脚長差による可能性がある，などである．図 3-34 は骨格に起因する脚長差 6 mm によって，右脚が短い患者の足底圧分布結果である．右足部は代償的に後足部を回内させた凹足となっていることが，左右を並べたペドバログラフィー画像を比較するとはっきりとわかる．

したがって，足底圧分布に左右非対称性があれば，常に脚長差を疑い，さらなる検査を行うべきである．具体例として，右の後足部が内反すると右下肢全体が外旋し，バイオメカニクス的な原理で右側骨盤が持ち上がると同時に後傾する．

蹴り返しが左右非対称ならば脚長差をチェックする．

E-12　異常な前足部接地

正常な足部の蹴り返しは，常に踵接地から始まる（第 4 章 A，p.127）．成人が前足部で初期接地を行えば，それは異常なサインであり，たとえば足関節背屈筋の筋力低下などの疑いがある．図 3-35 は，右腓骨神経麻痺（総腓骨神経麻痺）の患者の足底圧計測結果である．右の足圧中心軌

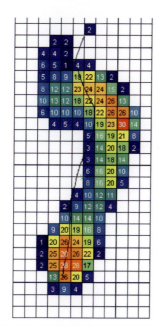
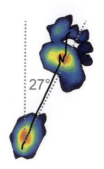

図 3-36　第1中足趾節関節と種子骨に炎症がある母趾の負担を軽減するための代償運動
母趾に代わって，外側の中足趾節関節から蹴り出しがなされている．

図 3-37　右小趾骨折後の代償運動
足部外縁に加わる負荷を軽減するため右足部を大きく外旋させている．蹴り出し時に前足部で足圧中心軌跡が乱れていることに注目．

跡には，ペドバログラフィー以外であればスローモーション再生でしか確認することができない前足部接地の様子が時間経過とともに明確に示されている．これはペドバログラフィー足底圧診断の長所を示す例といえる．接地は第3中足骨頭から始まるが，底屈筋（腓腹筋，ヒラメ筋）の遠心性収縮が不十分なため，その直後に初めて踵が接地し，足圧中心軌跡は踵部へ向かう．続いて底屈筋が足部を底屈させると，足圧中心軌跡は再び前方へ移動する．

このように，歩行プロセスにおいて，あとから踵が接地する異常な前足部接地は尖足歩行とは区別される．尖足歩行の場合にもイニシャルコンタクトは前足部でなされるが，底屈筋の遠心性収縮による背屈運動はみられない．

E-13　代償運動

　代償運動とは，痛みがある場合の，または組織構造の免荷を目的とする生理学的な歩行運動の変化である．たとえば，痛みを伴う関節運動などの障害についての情報が痛覚受容器から中枢神経系に送られ，障害を受けている部位を免荷する，または運動を回避するように運動プログラムを変化させる．その結果，第一段階として即応的に歩容を変化させる．図 3-36 は，第1中足趾節関節の炎症による急性の痛みが生じた結

代償運動はプログラミングされる場合があるが，やがて不必要となる可能性もある．

果，出現した代償運動である．

　このような異常運動が長期化すると，中期的に運動プログラムが変更され，新たな運動パターンがプログラミングされる．回復期においては，その標準から逸脱した歩行が，個々人のバイオメカニクス的条件による自然な適応プロセスによるものなのか，または代償運動が残存しているのか，分析者にとっては判定が容易でないことがある．後者については，代償運動の対象となっていた部分が機能回復し，痛みもないのであれば代償運動はすでに必要のないものである．図 3-37 は，小趾（の基節骨）骨折治癒後に，もはや必要ないはずの代償運動の例である．過度の足部外旋はその患者のバイオメカニクスに適応しているとはいえず，**プッシュオフ**のとき，足圧中心軌跡には乱れが現れている．この歩行パターンは骨折後に獲得したものであり，6 か月後に足趾から完全に痛みが消えても残存している．

　外傷歴がわかっていれば，それに対応した代償運動の残存の可能性を疑う．そして歩行分析の際に非典型的な運動パターンが出現すれば，その代償運動と照合してみる必要がある．機能していない以前の運動パターンは，理学療法または作業療法により，再プログラミングが可能である．

F　ビデオ解析

　ビデオ装置を利用した歩行分析は，運動プロセスの明確な記録を作成する際に選択される方法である．この解析方法は，目視では認識不可能な高速の運動を可視化し（例：スローモーションや静止画像），客観的分析を可能にするが，解析自体を目的とすることがあってはならない．

　ある科学的研究結果によれば，主観的で標準化されていない歩容の分析と評価は，解釈の範囲を研究者がいたずらに大きくしてしまうとされている（特に Wren et al, 2011 と Eastlack et al, 1991 を比較参照）．理学療法で頻繁に行われている，歩行パターンを指定の標準化された評価尺度に基づいて肉眼で評価する場合もまた，非客観的で評価者の判断に強く依存している（Wren et al, 2005）．

　客観的な分析を行うための重要なステップは，技術を上手に利用し，歩行周期において機能別に歩行相をはっきりと区別することである（詳細については第 4 章，p.127）．計測技術は歩行機能に対する評価者の考え方を補完するものでしかない（Ermel, 2009）．まずは，「**観察による歩行分析**」（医学書院，2005）などを読み，科学的な技術を駆使して得られた値を解釈するための基礎を身につけるべきである．

F-1 歩行分析分析室の設備

(1) 2次元計測か？ 3次元計測か？

歩行分析を2次元で行うべきか，あるいは3次元にするのかは，計測に費やせる時間，計測機器購入予算，そして利用目的によって決定される．現在ではさまざまなシステムが提供されており，反射マーカーを認識するカメラも多く，アクティブLEDマーカーでさえも利用可能となっているが（図3-38），当然，設備投資に対する負担は増加している．分析室の用意やビデオカメラの調整はかなり難しく，各マーカーポイントが少なくとも常に2台のカメラで撮影されるように設定することは決して容易なことではない．しかし，だからこそ，このようなシステムは，視差エラーに影響されない信頼性の高い角度データを提供できるのである〔第3章 F-3(3), p.93〕．

目的や必要とする精度によっては，ビデオカメラのアライメントが被写体の解剖学的アライメントと一致すれば，2次元システムでも優れた結果が得られる（Van Gheluwe et al, 1995, Schmeltzpfenning, 2006, Grau, 2000）．

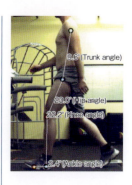

図3-38 アクティブLEDマーカーを利用した運動解析システム
（Simi Aktisys社，Simi Reality Motion Systems, www.simi.com）．

2次元映像解析を用いる場合は，ビデオカメラの正確なアライメントと体軸に関する解剖学的知識が必要．

(2) ビデオカメラ

予算が限られていても，歩行運動に対する有意な評価のためには最低2台のカメラを設置する必要がある．1台めのビデオカメラは踵骨の内反や外反といった安定性を観察するために後足部に照準を合わせる．2台めは前方から大腿脛骨角を撮影する．逆走機能つきトレッドミルならば，1台のビデオカメラで前方と後方からの撮影が可能であるが，逆向きに歩行する際は目の前に手すりがなく，安全ベルトで固定することも不可能なために，多くの患者が歩行に不安を感じる（第3章 G, p.105）．そういったことを鑑みれば，最低2台のビデオカメラを用意するべきであることが理解できよう．

もし3台めのビデオカメラが用意できるのであれば，側面に設置すると歩行の各相をより正確に区別できる．また，膝の屈伸運動や体幹の前傾についても詳しく分析することが可能である．

さらに4台めのビデオカメラが準備できるのであれば，患者を上方から撮影することができるが，そのためには，天井の高い部屋または広角レンズが必要となる．上肢帯の回旋運動（上肢の振りの左右対称性）は上方からであれば撮影しやすく，歩幅についての計測も容易となる．

一般的に，高機能レンズはビデオカメラ本体の価格と同じくらい高価である．画像端部の歪みは避けるべきであり，歪んだ画像では角度評価が不可能になる．

デジタルビデオカメラならば動画をPCのハードディスクに保存した

後，特別な解析ソフトで評価することが可能である．短い動画でもデータが大量になってしまうことが欠点だが，利点のほうがはるかに多い．近頃の評価ソフトは，複数台のビデオカメラから録画データを同時に取り込むことが可能となっている．これによって，1つの運動を複数の角度から評価することが可能となり，歩行についての理解と解釈が格段に容易になる．そのようなソフトウェアは，前後自由に問題なく静止画から静止画へのスキップも可能である．

　角度と軌道を分析するためのソフトウェアの可能性は無限であるが，テクノロジーに熱を上げるのは程々にして，歩行分析そのものの目的を見失わないように注意したい．必ずしもすべての角度計測が，愁訴の原因を特定したり，よりよい治療や装具療法に役立つとは限らないことも事実である．

　また，予算が許せば，患者用のモニターを用意すると，患者自身が計測中に自らの歩行を観察できる．これは，異常運動を説明する際に役立つだけではない．ふだん見慣れない自分自身の歩行を観察することは，まさに"目から鱗が落ちる"ような気づきの効果をもたらす．

> 患者用モニターは歩容の説明に役立つ．

(3) ビデオカメラのフレームレート

　従来型ビデオカメラは 50 Hz で，毎秒 25 コマ（**フレームレート**）撮影する．40 ミリ秒間隔で静止画が撮影されるが，逆に 40 ミリ秒未満の運動は画像のブレや不鮮明さにつながることを意味する．

　緩急ない歩容を撮影するのであればこのレートでも十分である場合が多いが，問題はイニシャルコンタクトでの踵骨傾斜などの速い運動である．これらの運動は数ミリ秒の範囲で起きるため，25 コマ/秒では（特に高速の歩行運動において）表示することは不可能である．

　フレームレートがより高いビデオカメラ（**ハイスピードカメラ**）は，走行運動の解析には事実上不可欠である．しかし，いくら 200 Hz（フレームレート），あるいはそれ以上で動作するとはいえ，費用の負担も大きくデータサイズも何倍にもなる．

> **＊実践のためのヒント**：ビデオカメラシステムを購入する前には，運動解析の対象範囲を考慮して検討するべきである．
> - 特にランナー，または走行分析の場合：最低でも 200 Hz のハイスピードカメラ．
> - 患者を対象とする，もしくは歩行分析のみを行う場合：50 Hz の従来型ビデオカメラ．

（4）ビデオカメラのセットアップ

　被写体に対しては，常に**可能な限り真正面**から（角度をつけずに水平に）撮影できるように，ビデオカメラスタンドを設置しなければならない．ビデオカメラの焦点を後足部に合わせるならば，踵骨中央あたりの高さ，トレッドミルのベルトの上すれすれに配置するなどである．膝関節に焦点を合わせるのであれば，それぞれの患者の膝関節の高さにビデオカメラの高さを合わせる必要がある．被写体を上下左右斜めから撮影することを避けるのは，歪んだ視点を通じてすべての角度が変化してしまうからである．これは視差と呼ばれるものである．

> ＊**実践のためのヒント**：ビデオカメラに小型の水準器を取り付けるとよい．それにより，ビデオカメラが水平であるかが容易に確認できる．より正確に位置を合わせるには，壁や歩行路に水平な基準線を引き，ビデオ評価ソフトのなかでその基準線を利用することである．

　任意の高さに設定することが容易なフォーカシングレール付きビデオカメラスタンドは，三脚タイプよりも高価ではあるが，高さを調整する際，作業が非常に迅速である．付加的投資となるが，時間もコストであることを考慮すれば検討の価値はある．

> カメラは常に被写体に対して真正面に設置する．

（5）照明

　照明は高品質な映像を撮影するために不可欠である．均一で複数の異なった角度から影ができないように放射された照明が望ましく，むしろそれは強く照射することよりも重要である．最も好ましいのは調光可能な照明である．照明を配置する際には，ビデオカメラに対面から光が当たらないように注意する．グレアフリー（防眩）にするため，スポットライトよりもフラッドライトが望ましく，ディフューザーフィルムで照明を覆うことで光を拡散させ間接照明にする．

　決して窓に向かって撮影することがないよう，トレッドミルの設置場所にも注意を払う．逆光の場合，非常に感度の低い映像となるが，画像が確認できればまだよいほうであり，最悪のケースでは全く使い物にならない．迷光や逆光を防ぐためには，動作分析室の窓に不透明なフィルムを貼ると有効な場合が多い．

　速い運動に対してもシャープな映像を撮影するためには，利用するビデオカメラはシャッター調整機能付きのものにするべきである．これはCCDチップの露光時間を調節するものであり，露光時間は1/250秒〜1/1,000秒がよいとされている．いずれにせよ，露光時間が短く，画像が暗くなってしまうことを避けるため，照明は均等に4,000ルクスまたはそれ以上であるべきだといえる．

> シャッター調整機能付きビデオカメラ．

（6）キャリブレーションボード

キャリブレーションボードとは，トレッドミルの側面や正面の壁に描かれたマーキング，または壁に取り付けられたプラスチックパネルで，角度と長さの目安となるものである．

ビデオ画像を目視で評価をする際には，キャリブレーションは必ずしも初めから必要ではない．ビデオ解析ソフトが対応していれば，ビデオカメラの位置を較正するため，または対物レンズによる歪みを補正するために，このようなボードを用いたキャリブレーションが有効となる．キャリブレーションボードは，たとえば，ビデオカメラをスタンドに完全に水平な状態でセットするために有用であり，それにより水平に対する角度の計測，そしてまた正確な判定が可能となる．

たとえば，歩隔などはトレッドミルのベルトの面の高さで計測されなければならないため，壁に取り付けられたキャリブレーションボードの距離情報はそれほど有用ではない．それに対して，キャリブレーションボードの角度情報はとても有用で，評価ソフトを使用せずともすでに撮影の時点で関節角度を定性的に推測できる．

> ＊実践のためのヒント：トレッドミルのベルトの両側の本体に目盛りを取り付ける（たとえば，巻尺を接着する）．それは歩幅を計測するためのよい参考になる．

> まとめ：本当に意味をもつキャリブレーションボードを使用しなければトレッドミルを利用しても，それが分析の質を高めることにはならない．

また，被験者とのコントラストがはっきりとした壁にすることは撮影の際に有用で，グレーやダークブルーはニュートラルな背景として最も適している．そういった色は皮膚に対して良好なコントラストとなって，デジタルビデオカメラのカラーバランスとオートアイリスの障害を最小限にする．また，照明による反射を避けるために，壁用塗料や壁材はつやのないものを選ぶようにする．

F-2 被験者へのマーカーの貼付

関節上の皮膚にマーカーを貼付する場合，どのようにしても最適な状態にすることは困難であり，運動が大きいほど皮膚は骨格からずれるので，マーカーのずれも大きくなる．皮膚に描かれた，または貼付されたマーカーが関節の正確な位置を示すことは決してない．運動時，骨格と皮膚上のマーカーの間には 10 mm またはそれ以上の誤差が容易に発生するとされている（Hara et al, 2014, Benoit et al, 2006, Holden et al, 1997）．また，皮膚表面であってもはっきりとわかるような，明確に定

キャリブレーションボードは有効活用する．

マーカーは骨格的指標となるように常に皮膚に貼付する．

義された回転軸をもつ関節はほとんど存在しないため，マーカーの正確な位置決めには留意が必要である（Della Croce et al, 2005）．

マーカーは不確実性を残しているにせよ，検者にとってはよい指針となる．マーカーは可能な限り，衣服ではなく皮膚に直接貼付する．たとえぴったりフィットした服装であっても，歩行時には必ずずれるためである．

> マーカーは身体に負荷のかかった状態，つまり立位で貼付することを推奨する．被験者が臥位，または座位の状態でマーカーを貼付すると立位になった途端，必然的に皮膚のずれが発生することになる．

単純な2次元解析であればドットシールを用いるのもよいが，接着剤が皮膚に対して無害でアレルギーを引き起こさない場合に限る．

ペンでマーキングする場合には，専用のマーカーペン（タトゥーペンやスキンマーカーと呼ばれるもの）を使用する．発色が鮮明であれば，メイクアップ用品を代用してもよい．間違っても，普通の油性マジックペンは使用するべきではない．皮膚に悪影響を与える可能性が高く，除去することが困難だからである．

解剖学的基準点と骨突起部を触診して皮膚にマーカーを貼付することは，検者と患者にとって解剖学と運動を照らし合わせて理解するよい機会である．

昨今ではアクティブLEDマーカーも入手可能である（図3-38，p.85）．これは，決められた色または固定周波数で点滅する光を運動解析システムによって読みとるものである．特に3次元動作解析のマーカー自動検出に非常に適しているが，それ自体の重量（バッテリーと電子機器）により，皮膚のずれを起こしやすいことが難点である．球体再帰反射マーカーは，2次元と3次元，双方の解析で使用される（図3-72，p.117）．その強い反射により，照明が不十分でも明瞭なコントラストを得ることができる．

(1) 足部と下腿のマーキング

踵骨を後方から触診し，マーカーペンでその輪郭を描く．ドットシールを踵骨の下部中央に貼付し，さらに踵骨の上縁中央にも貼付する（図3-39）．

アキレス腱の走行をペンで描き，3つめのドットシールをアキレス腱上に貼付する．そして内果と外果を後方から観察し，その2点を結ぶ線をイメージする．アキレス腱上のドットシールは，その線上にあるのが最もよい（図3-40）．

4つめのドットシールは，同様にアキレス腱の中央で，3つめのドットシールの15cm上方に貼付する．

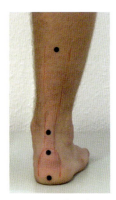
図 3-39 後足部のマーカー貼付位置

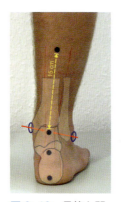
図 3-40 骨格と関節位置に基づいた後足部と下腿のマーカー貼付位置
赤い矢印は，触知可能な外果，内果に基づく距腿関節軸を示している．

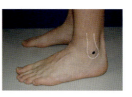
図 3-41 外果のマーカー

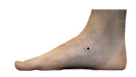
図 3-42 舟状骨のマーカー

これらマーカーポイントの位置は，Nigg(1992, 2001)の提唱する基準に基づいている．

さらなるマーカーポイントは外果である(図 3-41)．回内運動の大きさを検査する場合は，舟状骨内側下縁にドットシールを貼付する(図 3-42)．

(2) 脛骨のマーキング

運動中の下腿の回旋をわかりやすく表示させるには，脛骨の形状と脛骨粗面をマーカーペンでマーキングするとよい(図 3-43)．

(3) 膝関節のマーキング

膝関節外側においては，膝関節裂隙から親指の幅程度(2 cm)上方の大腿骨外側上顆上に膝関節の仮想回転軸が存在する(Nietert, 1977)．まず患者に膝関節を屈伸するように指示する(図 3-44)．回転運動しているようにみえるあたりの関節裂隙のやや上方にある上顆上のポイントに側面から触れることができる．実際，このポイントは膝の屈伸に伴って移動をすることがほとんどないため，マーカーポイントとして適している．膝蓋骨の輪郭はマーカーペンで描き，その中心にドットシールを貼付する(図 3-43)．膝蓋骨の中心は，膝蓋骨の輪郭を描いたのち，メジャーで長さと幅を計測して割り出すようにする．

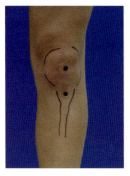
図 3-43 膝蓋骨中央と脛骨粗面のマーカー

(4) 股関節のマーキング

大転子のマーキングにはドットシールを使用するべきである．大転子

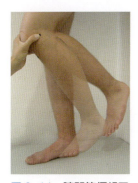

図 3-44　膝関節仮想回転軸の触診

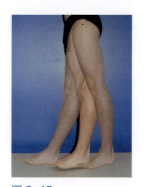

図 3-45
股関節が屈伸しても大転子のマーカーは移動しない．

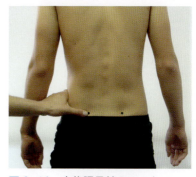

図 3-46　上後腸骨棘のマーカー
上後腸骨棘に触れるには，てのひらを腸骨稜に置いて親指を直角に広げる．

へのドットシールは皮膚に直接ではなく，衣服に貼付されることが多いが，これは全く無意味である．遅くとも**ターミナルスイング**においては骨盤が大きく前方へ回旋するため，どんなにフィットした衣服であっても股関節領域ではずれが生じる．可能ならば衣服をまくり上げてテープで固定してから，ドットシールを皮膚に直接貼付するのが望ましい．

大転子を触診するには，患者の立脚肢に補高を行い，伸展した状態の遊脚肢を軽く前後させる(図 3-45)．股関節の動かないポイントを親指で触診する．そのポイントが下肢運動時の股関節の仮想回転軸であるので，その位置にドットシールを貼付する．

このマーカーポイントは，股関節の3次元回旋運動と大転子の複雑な3次元構造により，基準点としては大きな不確実性を有している．

(5) 上後腸骨棘のマーキング

検査項目に骨盤のポジションを含むのであれば，仙腸関節の少し上方に位置する上後腸骨棘にドットシールを貼付する．上半身着衣なしの場合を除き，Tシャツをまくり上げて固定する(Leukosilk® サージカルテープか類似のテープを使用)．

てのひらを骨盤の側面，腸骨稜に置き親指を直角に広げると，ほぼ自動的に親指の先端が上後腸骨棘に位置するため，上後腸骨棘のくぼみには容易に触れることができる(図 3-46)．

(6) 上前腸骨棘のマーキング

Q角で膝蓋骨運動を確認するためには(例：膝蓋大腿疼痛症候群．第6章 M，p.181)，上前腸骨棘にドットシールを貼付する．着衣は水着などが望ましい．トレーニングパンツであれば，まくり上げてテープで止める．

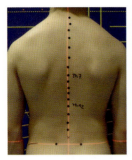

図 3-47 棘突起にマーカーシールを貼付する

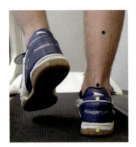

図 3-48 靴のマーカー貼付位置

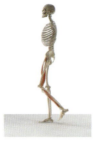
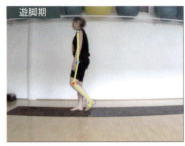
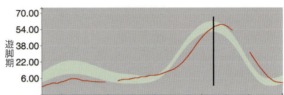

図 3-49 一歩行周期における膝角度(図下)の推移
緑色の部分は健常者の標準偏差で，赤い線は被験者の角度を表している．黒い線は，写真のタイミングを示す．
SIMI Reality Motion Systems(www.simi.com)提供．

(7) 脊柱のマーキング

脊椎の棘突起は筋で覆われていないため，たいていは触診しやすく，マーキングに適している(図 3-47)．しかし，この領域もまた，脊柱のわずかな回旋で皮膚にずれが生じるので，マーキングポイントの位置からは脊椎の位置と回旋を直接関連づけることはできない．垂線からの脊柱の横方向への逸脱はこのマーキングによって記録しやすくなる．

(8) 靴のマーキング

1つめのドットシールを，ヒールカウンターの中央下方(靴底との境界)に貼付し，そこから垂直上方のヒールカウンター中央部にも同様に貼付する(図 3-48)．

F-3 角度計測

プロ仕様のビデオ解析プログラムであれば，静止画で関節角度を判定することが可能である．自動トラッキング機能を搭載しているシステムならば，歩行周期における角度の時間的変化を表示させることができる．年齢，性別ごとの参照値と比較すれば，逸脱運動もすみやかに判定することが可能である．臨床歩行分析分野では，不可欠な判定項目である(図 3-49)．

(1) 2点間角度

この角度はトレッドミルの水平なベルト面に対する，または垂直に対

する角度である．すべての角度は常に3点によって決定されるので，2点間角度という呼称は誤解を招きやすいかもしれない．必要なのは，静止画上に骨または腱の走行を2点マーキングすることである．角度を2点間で計測するためには，ビデオカメラは常に正確に水平位で三脚に固定されていなければならない．ビデオカメラが少しでも傾斜していると，静止画上の水平基準が正しく表示されないため，すべての角度が歪曲して判定される．

> 代表的な2点間角度
> ・踵骨の角度．
> ・骨盤の傾斜角（側方傾斜）．

（2）セグメント間角度（3点間角度）

セグメント間角度または3点間角度は，2つの身体セグメント間の角度である．たとえば，矢状面における大腿部と下腿部間の角度や，前額面におけるアキレス腱と踵骨間の角度である．3点間角度という呼称も誤解を招きやすいが，実際には身体の4点をマーキングする．2点は1つのセグメントに位置しており，そのセグメントの軸を定義する．セグメント間の回転軸が明確に定義されており，なおかつ触診可能な場合に限り，3点のマーキングでセグメント間角度を正確に計測することが可能となる．

3点間角度の計測には基準面を必要としないため，ビデオカメラが真正面からずれた場合に対しては許容性を有するが，垂線に対しては平行でなければならない〔次項(3)視差を参照〕．

> 代表的な3点間角度
> ・アキレス腱角．
> ・矢状面における膝の角度．
> ・Q角．

（3）視差

静止画の角度計測においては，計測したい角度のある運動面に対して，カメラのレンズが正確に平行になっていることが前提である．つまり，ビデオカメラのレンズが地面に対して垂直に身体部位を捉える場合，たとえば，アキレス腱と踵骨が正確にビデオカメラの正面を向いていれば，静止画からある程度信頼性の高い角度を計測できる．

たとえば，足部が斜めに接地するがゆえに運動面と画面が平行ではなくなる場合，静止画で捉えた角度はもはや正しい角度ではない．この現象は視差または投影誤差と呼ばれ，歩行分析中に出現する可能性のある

ビデオカメラの画面と運動面が平行でないと角度計測で誤差が生じる＝視差．

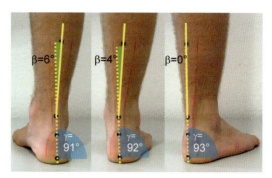

図 3-50 足部回旋の計測角度への影響（投影誤差，視差エラー）
同一足をさなざまなカメラポジションから撮影．

　最も大きな計測ミスの原因となる（Medved, 2001）．図 3-50 は，そのような計測誤差が生じる原因を，2点間角度（後足部角）と3点間角度（アキレス腱角）に基づいて例示している．
　静止画上での角度数値の計測精度は，ほとんどの場合において十分正確であり，それは最先端の分析ソフトを用いても，画面に角度計を当てても変わりはない．問題は，画面に映し出された角度（肢位）がねじれている場合，実際の下肢の角度（肢位）とは一致しないことにある．ここに単純な2次元計測による歩行分析の限界がある．われわれの歩行運動は立体的な動作である．したがって，運動角度は3次元的に判定されるべきであり，それは3次元技術を用いた分析システムによってのみ可能となる．
　たとえば，アキレス腱角を判定をする場合に限っても，ビデオカメラは後足部に対して平行に設置する必要がある．足部が10°外旋している場合は，それに応じてビデオカメラも10°回旋させて設置しなければならない（図 3-50）．つまりそれは，本来ならば2台のビデオカメラを使用し，正しい角度で両足を後方から撮影して許容可能な精度を得るか，あるいは3次元計測システムを使用する必要があることを意味する．Schmeltzpfenning は2次元解析と3次元解析を比較し，矢状面（側面からの観察）の異常運動パターンの解析であれば，2次元計測システムで十分であるという結論に至った．しかし，前額面でのみ確認可能な異常運動パターン（アキレス腱角を後方から評価するなど）は2次元角度計測では不十分であることが多いとしている（Schmeltzpfenning, 2006, Grau et al, 2000）．

（4）後足部の角度（踵骨角，γ角）

　後足部の角度（踵骨角，γ角）とは，後足部の長軸の水平または垂直に対する角度である（図 3-51a）．

> γ角：水平または垂線に対する踵骨の角度．

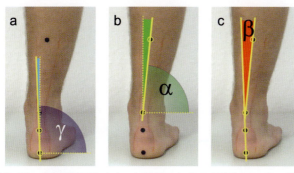

図 3-51　後足部アライメント分析のための角度とマーカー貼付
a：踵骨角（γ角），b：下腿角（α角），c：アキレス腱角（β角）．

> ＊マーキングの位置
> 1. 踵骨の下縁中央．
> 2. 踵骨の上縁中央．

　踵骨角の本来の定義は，上述のマーキングを結ぶ線と水平線がなす角度であり，踵骨が垂直であれば 90°である．
　文献によっては，垂線からの角度と定義している場合もあり，踵骨が垂直ならば踵骨角は 0°ということになる．このように定義することの利点は，内側傾斜は直接外反角として，外側傾斜は直接内反角として特定できることにある．

> 踵骨角の参照値：垂線に対して 0°～4°の外反．荷重が大きい状態では外反 8°まで正常と考えてよい（Kernozek & Greer, 1993）．

（5）下腿角（α角）

　下腿角（α角とも呼ばれる）は，水平または垂線に対する下腿長軸の角度を示す（図 3-51b）．

α角：水平または垂線に対する下腿の角度．

> ＊マーキングの位置
> 1. 内果と外果を結ぶ線上でアキレス腱の中央部．
> 2. 1.の 15 cm 上方でアキレス腱の中央部（Nigg, 1992, 2001）．

> 下腿角の参照値：垂線に対して 7°～9°外側へ傾斜（Walther, 2005）．

（6）アキレス腱角（β角）

　アキレス腱角（β角とも呼ばれる）は相対角度である．水平または垂線を基準にした角度ではなく，2箇所の解剖学的部位によって決定される（図 3-51c）．アキレス腱角は，後足部の軸（踵骨角のマーキング参照）

β角：下腿に対する後足部の角度．

の延長線と下腿の長軸（下腿角のマーキング参照）がなす角度である．

*マーキングの位置
最初の2点：踵骨角と同じように．
次の2点：下腿角と同じように．

アキレス腱角の参照値：8°～12°外反，**ミッドスタンス**，または**ターミナルスタンス**で最大となる．

*重要：ソフトウェアが対応しているなら，常に4点のマーカーを被験者に貼付して角度計測を行うことを勧める．3点マーカーで計測されている研究結果もあるが，不正確である．中央のマーカーはアキレス腱上の踵骨上縁に貼付されるが，この部分は踵骨が傾斜することにより皮膚とアキレス腱の間に明らかなずれが生じるためである．

(7) Q角

Q角：大腿四頭筋腱と膝蓋腱（膝蓋靱帯）の角度．

膝関節伸展位のとき，大腿四頭筋腱と膝蓋腱がQ角を形成する．大腿四頭筋が活動すると膝蓋骨に外側方向の力が作用し外側偏位する．たとえば，顕著な外反膝（X脚）の場合など，Q角が大きければ大きいほど膝蓋骨を外側へ牽引する原因となる力も強くなる．Q角が大きいと，膝蓋骨に強制的に作用する側方運動によって，大腿骨顆と膝蓋骨に非対称な接触圧がかかり，愁訴につながることがある（第6章M，p.181）．

大腿四頭筋腱に触れるのは容易ではないため，運動解析でのQ角は，上前腸骨棘と膝蓋骨中央を結ぶ線と，膝蓋骨中央と脛骨粗面を結ぶ線の延長線によって形成される角度を代替的に採用している（図 2-7，p.16）．

膝蓋骨と脛骨粗面の間の距離は非常に短いため，マーカーポイントの側方へのずれが微小であってもQ角には強い影響を及ぼす．加えて脛骨粗面は広い面積をもつため，正確で再現性のあるマーキングの位置決めは難しい．Q角の評価においては常に注意が必要である．

*マーキングの位置
1. 上前腸骨棘．
2. 膝蓋骨中央．
3. 脛骨粗面．

参照値は，男性 12°～15°，女性 15°～18°

Q角が20°以上の場合，膝関節（大腿脛骨角）は明らかに過度の外反位にある．

（8）足角（歩行角）

足角（歩行角：foot progression angle ＝ 進行方向に対する足部の角度：toe-in/toe-out）は，歩行時または走行時の足部の外旋あるいは内旋角度である．それは解剖学的な足部長軸（踵中央から第2，第3足趾間を結ぶ線）と進行方向の間を計測した角度で，**ミッドスタンス**で最も判定がしやすい．

歩行と装具療法のために，足角に関する知識がいかに重要であるかについては本書の各章で述べている〔第2章 C-1（p.46），第8章 B（p.209）〕．角度のガイドラインをひいた歩行路では大まかに足角を判定できるが，トレッドミルでは，そのようにして足角の正確な判定をすることはできない．

その対応策として，トレッドミル上にPCで生成した画像を投影する映像投影技術を用いるとよい（図 3-52）．グラフィックスプログラムがあれば簡単な角度スケールを作成し，トレッドミルの中央，または足部に投影することができる．ただし，実際には，正確な垂直投影（真上から投影）ではなく，前上方からの投影が現実的であるため（図 3-53），角度スケールをグラフィックスプログラムで作成するときには，視差による歪みを考慮しなければならない．実際の使用においては，正確さを確認するために，まずトレッドミル上に投影された画像に角度計をあてて比較する．

角度スケールの投影技術を用いることにより，正確な値の読みとりと，静止画の記録が容易になる．

F-4　歩幅と歩隔の計測

トレッドミル歩行で歩幅または歩隔の計測をする場合にも，遠近歪曲を避けなければならない．それにはビデオカメラを足部の高さに正しく設置し，側方と前方から正確に撮影できるようにすることが唯一の方法である．実際には，モーターやトレッドミルの構成部品がカメラを適正な角度に設置することの妨げとなる場合がある．その場合，ビデオカメラはやや斜め上からトレッドミルのベルト面を撮影するようになる．それでもなお必要な歩幅や歩隔計測を正確に行うことができるようにするため，以下のことを行うとよい．

レーザー光線による2本の平行基準線を，側方から（または前方から）トレッドミル面に投影する（図 3-54 上）．2本のレーザー光線は完全に平行でなければならず，その間隔も把握しておく必要がある（距離基準）．分析ソフトを用いて歩幅を計測する場合，キャリブレーションするならば，接地した両足部の位置（画面上の高さ，奥行き）と2本のレーザー光線の間隔を読みとるだけでよく（図 3-54 下），それが基準値（キャリブレーション値）となる．両足間の距離（つま先からつま先）を同

足角＝歩行角＝立脚期の足部の外旋位/内旋位．

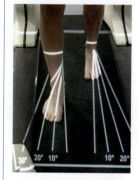

図 3-52　足部への角度投影
視差歪み（ゼロのラインが平行ではない）の補正が必要．

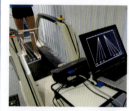

図 3-53　トレッドミルに角度スケールを投影するときの，プロジェクターとPCの配置の様子

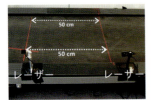
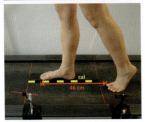

図 3-54　参照線として投影された幅 50 cm の平行なレーザー線（写真上）．撮影後にビデオ画像を使用して歩幅を計測，または解析ソフトを使用する（写真下）．ソフトウェアが示す歩行面の cal マークも全長 50 cm．

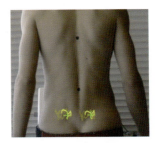

図 3-55　一歩行周期における上後腸骨棘のトラッキング

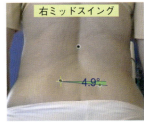

図 3-56　ミッドスタンスにおける骨盤の正常な傾斜

じ高さ（画面上の奥行）にグラフィック表示することにより，十分正確な計測値を得ることができる．

またレーザー光線による基準線は，トレッドミル上ならばどの部分へでも同じように，定義された間隔値を投影可能であるため，どの位置を読み込んでもよい．

F-5　ポイントのトラッキング

ソフトウェアを利用した動作解析の大きな利点は，画像から画像へマーカーの移動を自動追跡し，その歩行周期の軌跡が表示できることである．この軌跡（**トラジェクトリやリサージュ図形としても知られる**，Cappozzo, 1991）によって，観察ポイントの運動を抽象化して把握することができるため，骨盤（図 3-55）と膝蓋骨の運動解析おいて特に有用である．これらのリサージュ図形を評価する際には，3次元の運動を2次元で表示していることを念頭におく必要がある．

（1）リサージュ図形を活用した骨盤運動解析の例

歩行分析において，骨盤運動の検査は明らかに重要なポイントの1つである．骨盤の領域は，以下の理由で非常に興味深い．まず，骨盤が解剖学的に2つのシステム（「ロコモーター/下肢」と「パッセンジャー/上半身」）を連結していることである．これらの機能的相違については，近年，運動解析によって，特に身体から作用する力とエネルギー試算のバイオメカニクス的シミュレーションにおいて広く用いられている．ま

※ リサージュ図形＝マーカーの運動軌跡．

た，頭部と体幹は動きのない"パッセンジャー"というわけではなく，常に下肢と共に動くことを考慮する必要がある．

臨床では多様な愁訴が骨盤や隣接する領域で発生することからしても，骨盤の運動解析は興味深い．片側立脚期において，前額面（背面からの観察）における骨盤のポジションは，小殿筋と中殿筋，そして脊柱起立筋の2つの筋群によって安定している．遊脚側へのわずかな傾斜は常に観察されるが，正常な傾斜の範囲は水平線に対して5°以下である（Gage et al, 1995）．その際に用いられる骨格指標は，仙腸関節の上に位置する上後腸骨棘上のくぼみである．骨盤側方傾斜が最大となるのは，通常ミッドスイングである．

骨盤の運動分析をシステマティックに行う方法は次のとおりである．

1. 水平に対する骨盤の側方傾斜を左右のミッドスイングで計測し，両側の値を比較した場合，

> 片側が5°以上側方傾斜しているか，あるいは片側の側方傾斜がもう一方よりも大きいかを確認する．

図 3-56 は，右脚のミッドスイングの骨盤側方傾斜の様子である．角度は水平線に対して計測されており，4.9°は正常である．

骨盤側方傾斜が過度な場合は，以下に挙げる点をチェックする必要がある．

> - 立脚側の小殿筋と中殿筋の筋力低下の有無（トレンデレンブルグテストで確認）．
> - 遊脚側の腰部脊柱を安定させる腰部脊柱起立筋の機能不全の有無．

2. ソフトウェアを利用して上後腸骨棘上のマーカーの軌跡（リサージュ図形）を解析し，その形状，位置，対称性を比較する．

上後腸骨棘マーカーの典型的な軌跡を図 3-57 に示す．

①イニシャルコンタクトで，上後腸骨棘マーカーの位置は空間的に最も低い．

②反体側つま先が離地するとき，骨盤は全体的に持ち上げられ前方へ回旋し始める．それに伴い，上後腸骨棘マーカーは上昇し立脚側に移動する．

③この動きは観察肢のローディングレスポンスでも継続する．

④観察肢のミッドスタンスで上後腸骨棘のマーカーの位置は最も高くなる．そのとき反対側（遊脚肢）が観察肢（支持肢）を超えて振り出され，遊脚肢の骨盤が前方へ回旋する．

⑤遊脚肢がさらに前方へ移動して接地の準備のために完全伸展に近づくと，再び骨盤はわずかに低下する（観察肢はターミナルスタンス）．

骨盤側方傾斜：ミッドスタンスで5°までは正常．

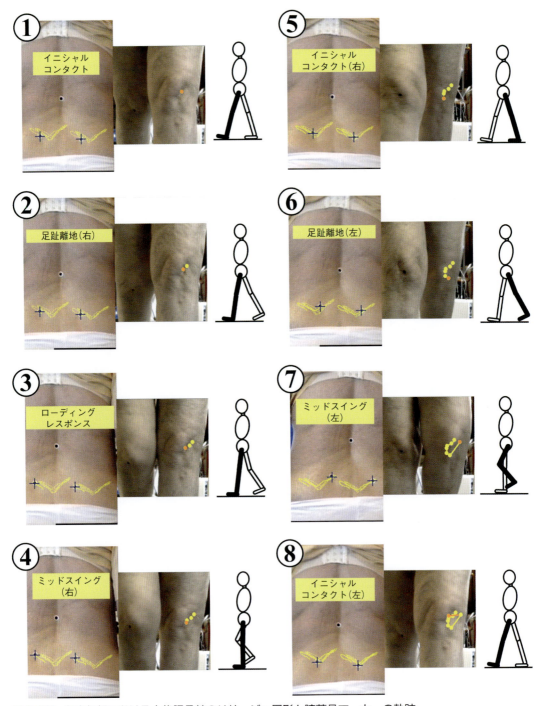

図 3-57　各歩行相における上後腸骨棘のリサージュ図形と膝蓋骨マーカーの軌跡

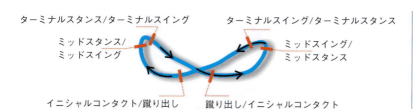

図 3-58 上後腸骨棘が描く典型的なリサージュ図形
各歩行相での位置を記載.

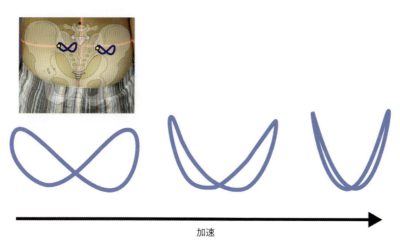

図 3-59 前額面における上後腸骨棘マーカーのリサージュ図形
トラジェクトリの形状は速度に応じて変化する（Rose & Gamble, 2006）.

マーカーは下方へ向かい，骨盤の回旋に伴って内側へ移動する．両脚支持期にはマーカーの位置は再び最も低くなる．

⑥観察肢のつま先離地（**プッシュオフ**）後に骨盤は再び持ち上がり，後方回旋の状態から**ニュートラルポジション**へ向かう．マーカーは再び上昇しながら外側へ移動する．

⑦観察肢の**ミッドスイング**で骨盤が正面を向くと，マーカーの位置は最も高くなる．

⑧続く骨盤の前方回旋に伴いマーカーは再びわずかに低下する．観察肢のイニシャルコンタクトでマーカーの位置は再び最も低くなる．

図 3-58 には，再度，各歩行相のマーカー位置を表示している．軌跡の進行方向は黒い矢印が示すとおりである．

上後腸骨棘マーカーの正常なリサージュ図形は，それぞれの運動パターンに応じて，数字の 8 を横にしたような形状や蝶の形に近い形状，または U の字を示し，歩行速度によって変化する（図 3-59，Rose &

上後腸骨棘の運動軌跡は蝶の形状.

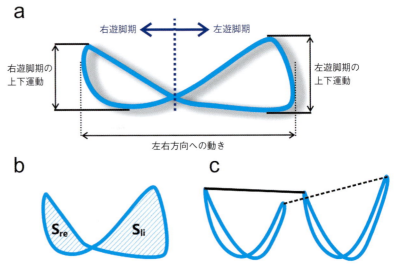

図 3-60
a：運動を表現したリサージュ図形の構成要素．
b：左右の面の大きさが異なる（S_{re}＝右遊脚期，S_{li}＝左遊脚期）．
c：片側骨盤側方傾斜のある場合，リサージュ図形の両翼の高さが異なる（点線の部分：右脚支持期には左骨盤が強く傾斜）．

Gamble, 2006）．リサージュ図形の左翼は右の遊脚期を表現し，右翼は左の遊脚期を表現している．

　この軌跡の変化を理解するためには，実際には3次元空間で起こっている運動が2次元で表示されていることを意識することが必要である．それを厳密にいえば2つの次元で起こる運動の重ね合わせであり，2次元で表示されるマーカーの上下運動は，3次元での骨盤の上下運動（小，中殿筋と脊柱起立筋によって安定化），そしてマーカーの内外側運動は骨盤の前方回旋（水平回旋）と側方移動によって生じていることになる（図 3-60a）．

　これらから，以下の2つのポイントが導き出せる．

　1．リサージュ図形の横幅が広ければ広いほど，骨盤の回旋運動と側方移動が大きい．つまり，骨盤の強い回旋を伴う大きな歩幅で歩行すれば，リサージュ図形の幅も広くなる．

　2．骨盤側方傾斜が大きければ大きいほど，リサージュ図形の片翼だけ上下幅が大きくなる（図 3-60c）．

　リサージュ図形の片翼が他方に対して明らかに低い場合は，脚長差が疑われる〔注：正常な状態を骨盤の低下と取り違えることがないように，ビデオカメラは正確に水平に設置する必要がある（図 3-61）〕．

　リサージュ図形の両翼が大きく異なる形状の場合，仙腸関節の**ロッキン**

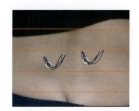

図 3-61 左下肢が短く骨盤傾斜がある場合の上後腸骨棘のリサージュ図形

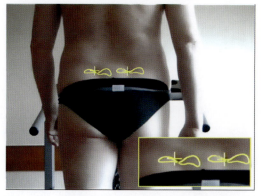

図 3-62 右仙腸関節ロッキングと右股関節外転筋に筋力低下がみられる患者の上後腸骨棘のリサージュ図形

グの可能性について検査するべきである．ロッキングしている関節では反対側のリサージュ図形の片翼のみが狭いことがよくあるが，それは関節の可動域不足により骨盤の前後運動（水平回旋）が制限されているからである．そのため，背面から観察される上後腸骨棘の動きの幅が狭くなるという現象が起こる．リサージュ図形の両翼が非対称な場合は，まず関節構造のロッキングを疑うべきである（図 3-60b）．図 3-62 は典型例であるが，リサージュ図形の右翼が左翼よりも大きいことがわかる．このとき左脚は遊脚期にあるが，実際にこの患者の右仙腸関節にはロッキングがみられ，左側骨盤は遊脚期において前方回旋に障害が発生している．また，右翼の上下幅も左翼より大きい．この患者の場合，右股関節外転筋群（小，中殿筋）の筋力低下が原因となり，左遊脚期には骨盤が大きく側方傾斜している．

　左右 2 つのリサージュ図形を比較して，一方の片翼の上下幅がもう一方の同側の片翼よりも顕著に大きい場合は，そのリサージュ図形側の股関節外転筋の筋力低下を検査するべきである．理由は，股関節外転筋群（小，中殿筋）の筋力低下が，過度の骨盤側方傾斜の原因となるからである．つまり，右股関節外転筋群が脆弱化していると左遊脚期に左骨盤が過度に側方傾斜することによって，その様子がリサージュ図形の右翼に現れる．図 3-60c の右側リサージュ図形の右翼は，左側リサージュ図形の右翼よりも上下幅が大きい．

（2）応用例：膝の運動解析

　後足部外反と膝の内旋との関係は，第 2 章 B-1 で説明した（p.39）．踵骨外反と中足部の回内，そしてその両方のメカニズムと連動して水平面（上方から観察）で起こる膝の内旋は自然な運動であるため，これを必ず

> リサージュ図形が左右非対称の場合，仙腸関節ロッキングの有無を検査．

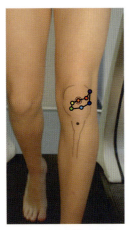

図 3-63 膝蓋骨運動の典型的なマーカー軌跡
赤：イニシャルコンタクト．
オレンジ（現時点）：ローディングレスポンス．
黄色：ミッドスタンス．
緑：ターミナルスタンス．
水色：プッシュオフ．
青：ミッドスイング．
紫：ターミナルスイング．

ローディングレスポンスの膝の内旋（水平面）5°～13°は正常．

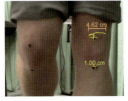

図 3-64 膝蓋骨と脛骨粗面のマーカーの運動
2点の不均衡な運動範囲が，下腿に対する膝蓋骨の相対運動（内側方向）を示している．

しも動力学的な異常と評価してはならない．しかし，許容範囲を示す参照値（正常と判断するための）を定義することは困難で，バイオカニクス的に不都合な過度の膝内旋を正常と区別することは容易でない．参照となる計測結果として，**ローディングレスポンスでの膝の内旋は，5°～13°である**（Rodgers, 1988, Levens et al, 1948）．2次元ビデオ撮影（前額面）で正確な計測判定を行うことは，事実上不可能である．

ただし，膝蓋骨の中心にマーカーを貼付することは運動を確認する意味において有効であり，マーカーの軌跡をトラッキングすることで立脚期における膝蓋骨運動の定性的評価が可能になる．この"**パテラトラッキング**"は，膝蓋骨運動を評価し顕著な膝蓋骨の偏位を特定するための簡単な方法である．しかしながら，それは筋の張力に影響を受けた膝蓋骨の軌跡を反映しているため，それもまた，解剖学的な膝関節構造に基づいた正確な運動とはいえない．図 3-63 は，歩行周期が一巡する間の膝蓋骨の移動を示している．脛骨粗面部にもマーカーを貼付することで，愁訴と関連する傾向にある膝蓋骨と下腿の相対運動と，その原因が大腿筋の非対称性にもある可能性についてよりよく理解できる（図 3-64）．

> **＊実践のためのヒント**：成人の膝関節の平均サイズを考えると，10°の回旋は親指の幅程度のマーカーの移動に相当する．実際に確認するためには，テープに2cm間隔のマーキングをし，その一端を膝蓋骨中央に合わせて外側に貼付する．立脚期にマーカーの外側端が進行方向に対して真正面まで移動すれば，それは約10°の内旋に相当する（図 3-65）．同様に直径あるいは幅20mmのマーカーを使用して，マーカー幅以内の移動を許容値としてもよい．多くのソフトウェアには，静止画に垂直グリッド線を表示させる機能があるので，これを利用すればマーカーの移動を評価しやすいといえる．しかし，これは異常を認識するための目安であり，単なる経験則である．科学的根拠に基づいたクオリティを有してはいない．

(3) 応用例：体幹の運動解析

背部に愁訴がある患者には，体幹の運動解析が有用である．また，身体のアンバランスを補填するデュシェンヌ徴候の疑いがあれば，前額面での体幹の運動を検査するべきである．検査に意味をもたせるためには，上後腸骨棘とC7を含む，少なくとも3椎骨ごとに棘突起をマーキングする．完全な一歩行周期のリサージュ図形には，あるべき側方への逸脱と左右非対称性が示されるはずである．図 3-66 は，体幹セグメントに非対称性運動がある患者である．リサージュ図形の左翼が右翼より大きいことがわかる．左股関節外転筋群の筋力低下により左立脚期において体幹動揺が強くなるため，左への体幹偏位が大きい．全体像として

は，体幹の非対称性が加わり，マーカーは垂線上にはなく，下位から上位に向かうにしたがい左方向への逸脱が大きくなっていることがわかる．外転筋の筋力不足にもかかわらず，骨盤は水平である．両上後腸骨棘マーカーの軌跡は，両脚支持期（図3-66右）では非対称性も高さの相違も示していない．

G トレッドミル

G-1 トレッドミル歩行と自然歩行の違い

トレッドミル上の歩行動作と自然歩行の違いについては，科学的に多くの研究がなされてきた．トレッドミル上の歩行は，地面上での自由運動に完全に一致するものではない．具体的な相違については，これまでに以下の知見が示されている．

- トレッドミルでは歩幅が狭くなる（White, 1998）．
- トレッドミルではケイデンス（歩数/分）が約7%高くなる（Kram & Powell, 1989）．
- トレッドミルでは立脚時間が5%減少する（Stolze et al, 1997）．
- トレッドミルのほうが筋活動が早い段階で起こる（Hirschmüller, 2004）．
- トレッドミルでは骨盤運動が減少する（Chockalingam et al, 2012）．

上記のような確固たるパラメータ（計測が容易なもの）に加えて，トレッドミル上の歩行動作の部分的安定性とばらつきの変化についても複数の科学的研究グループにより報告されている（Dingwell & Cusumano, 2001）．歩行は中枢神経系に制御されているプロセスとして，常に不規則であり可変的であることを忘れてはならない．トレッドミルでは運動リズムが一定速度となるため，自然歩行よりも歩行速度の自然変動は少ない．歩行（蹴り返し動作）をインソール型足底圧計測器で評価する場合は，トレッドミルのほうが自然歩行と比較して歩行速度が一定であるため，計測条件としては望ましいとの報告もある（Hirschmüller, 2004）．

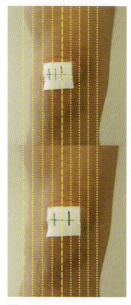

図3-65
膝蓋骨上のcm単位マーキングによって，立脚期における回旋の大きさがわかりやすくなる．
上：イニシャルコンタクト．
下：ローディングレスポンス．

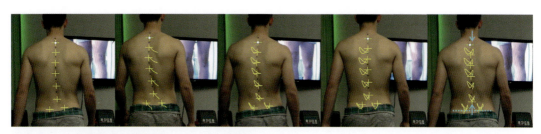

図3-66 上後腸骨棘と各椎骨のリサージュ図形
写真右の矢印は垂直方向をさす：水平線を基準にして上後腸骨棘は同じ高さにあることがわかる．本文参照．

しかし，トレッドミル上を歩行することでは，本来発生する微妙な神経制御の変化の大きさを十分に推考することはできない．神経病理学に起因する歩行障害の場合は，障害が大きければトレッドミルを使用することは避けたほうがよい．

幼児も，児童や大人に比べて，トレッドミル上の歩容が不安定である．トレッドミル上では大きく歩幅が変動し，手すりを使用せずに自由歩行した場合，歩幅のばらつきが最も大きくなる（Fairley et al, 2010）．自然歩行との相違は非常に大きくなるため，幼児へのトレッドミル適用が意味をなすのかは疑問である．

> 幼児にはトレッドミルは適していない．

G-2 トレッドミルによる歩行分析の適正

このような背景からトレッドミルが本当に歩行分析に適しているかについては，対立するさまざまな意見がある．トレッドミルは，走行ベルトの構造原理によって，**ラメラタイプ（ひだ状構造）**と**エンドレスベルトタイプ**に区別されるが，双方のメーカーとも本来の自然歩行に一番近い歩行ができるのはの自社製品だと主張している．

ラメラタイプのトレッドミルは多数の幅広層板で構成されており，側面のボールベアリングと歯付ベルトを介してモーターにより駆動されている．一方，エンドレスベルトタイプのトレッドミルはゴム製ベルトを前後2つのローラーで張った構造になっており，フロントのローラーがモーター接続され，金属の板上をエンドレスベルトが回転する．

2つの構造の主な違いは緩衝方法であり，両端が固定されているラメラタイプは荷重を受けると弾性梁（弾性曲線）のようにしなる，いわばポイント弾性緩衝である．一方，エンドレスベルトタイプはベルトと金属板の下に緩衝材が取り付けられたシステムで，足部接地時にはベルト面全体で緩衝する，全面弾性緩衝である．

まるで森の中を歩行するように負荷圧のかかる部分だけ緩衝する自然なポイント弾性緩衝機能を有するラメラタイプのほうが優れていると，製造メーカーは主張している．後足部の運動に着目すれば，全面弾性構造よりもラメラタイプのほうがより自然であるため，イニシャルコンタクトでは踵部だけが接地していることを鑑みれば，このことは重要なポイントである．ベルト面全体に緩衝機能がある場合と踵が接地する部分だけの緩衝では，その瞬間においてはバイオメカニクス的には何ら決定的な差異が発生するわけではないが，ラメラタイプのベルトの緩衝機能は端部よりも中央のほうが効果が高いため，被験者の歩隔によって緩衝状況は変化するものの，科学研究で見出された差異は最大1°の範囲内である．つまり単純な目視による画像解析の精度を超越している．

いずれにしろ，市場論争の影響を受けずに，利用者として実利的基準に基づいて判断すべきである．

- 医療分野でトレッドミルを用いた歩行解析は認められているのか？（治療効果のエビデンスを示す方法としてはこれほど有効なものはない）
- トレッドミルの走行面の高さはどの程度がよいのか？
- 走行ベルトの縦横の大きさは？
- 荷重下でもベルトはなめらかにスタートするか？
- 側方の手すりは撮影の妨げにならないか？

ここではトレッドミルの走行ベルトの構造原理よりも，実践面でより重要となる違いを示す．ラメラタイプのトレッドミルは構造的に走行面が非常に高い．そのため高齢者が走行面上に乗ることが困難な場合がある．また，歩行面の高さにより患者が大きな不安を感じることもある．そこから落ちてしまうのではないかといった不安（通常は，全く根拠のないもの）が精神的な緊張をもたらし，歩容に悪影響を与えるため，一部のメーカーでは転倒防止の安全ベルト装着システムを搭載している．

＊実践のためのヒント：ラメラタイプのトレッドミルには，たとえば専用の踏み台を作製して，少なくとも後方に，場合によっては両脇にも設置すれば，高さのある走行ベルト面に対して患者は安心感を得て不安な感情も抑制される．

安全な歩行のためにきわめて重要な点は，走行ベルトのサイズである．幅は広ければ広いほど，長さは長ければ長いほどよいが，当然価格も比例する．しかし，個人向けに市販されているような小型で走行ベルトの細いトレッドミルは，分析用としては適さない．そのようなトレッドミルでは，被験者は小さな走行ベルト面に集中するために不自然な協調運動を強いられ，動作分析という目的のことすら考える余裕がなくなってしまうからである．

トレッドミル：走行ベルト面が広ければ広いほど，歩行や走行が安定する．

＊実践のためのヒント：走行ベルト面は少なくとも長さ150 cm，幅50 cmが必要で，可能ならば200 cm × 70 cmが望ましい．

手すりは被験者の安全性を向上させるが，歩行を側面から撮影する場合にはビデオカメラの視界を遮ることになる．片側だけに手すりを取り付けることは，打開策としては適切である．2台のビデオカメラをトレッドミルの前後にそれぞれ設置する費用や手間を削減するために，方向転換機能付きトレッドミルが好まれることもある．その場合には，ビデオカメラはトレッドミルの後方に取り付けられる．2度目の計測ではベルトの進行方向を変更し，被験者も方向転換して，前方から撮影するビデオカメラに向かって歩行する．しかし，実際，トレッドミルの後方に向かっての歩行は，目の前の手すりがないために多くの被験者は不安を感じる．あらゆる不安な感情は歩容を変化させることを忘れてはなら

ない！

　当然，方向転換機能を付加することはトレッドミルの価格にも反映する．そこで考えるべきは，設置スペースに問題がなければ，ビデオカメラをもう１台準備して前方にも設置することである．そのほうが利便性がよく，被験者にとっても負担が少ないだろう．

G-3　走行面の硬さ

　接地面の緩衝機能の大きさが，後足部に作用する力と蹴り返し動作に影響を及ぼすことは明白である．トレッドミルの走行面が森の中を歩行するような快適さを提供するのか，あるいはコンクリート舗装路を歩行するような感覚であるのかは，その設計思想に基づく．

　緩衝機能のタイプを硬さで比較してみると，次のような違いが挙げられる（Sajko & Pierrynowski, 2005）．

> - ローディングレスポンス：硬い走行面のほうが後足部の外反が大きい．
> - ミッドスタンス：硬い走行面のほうが後足部の外反が小さい．
> - 蹴り出し：硬い走行面のほうが後足部の内反が大きい．

　硬い走行面に足部が接地すると，後足部が短期的に大きく内側へ傾斜する．その後の経過においては，後足部は安定し，内側への傾斜は減少するが，いずれにしてもそれらの差異は0.4°〜1°であり，トレッドミル＋ビデオ解析においては計測誤差範囲内である．

G-4　トレッドミルへの順応に要する時間

　トレッドミル上で，できるかぎり自然な歩行運動をするためには順応時間が必要である．歩行リズムを含むほとんどの歩容パラメータは走行ベルトがスタートしてすぐに安定することが複数の科学研究グループによって証明されており，トレッドミルが設定速度に到達したときには患者の歩行もすでに安定していると考えられる．しかしながら，最終的にトレッドミル歩行に順応するのは約10分後とされており（Van de Putte et al, 2006），その時点から再現性のある歩幅やケイデンスのような歩容パラメータを計測することが可能となる．

> *実践のためのヒント：トレッドミル上での歩行に順応するために，被験者には10分間の時間が必要となる．

再現性のある安定した結果を得るためには10分の順応時間が必要．

G-5　歩行速度の選択

　さまざまな科学研究グループ（Perry, 2003, Winter, 1990, Sutherland, 2005）の調査によると，自然歩行の速度は時速4.3〜5.4 kmである．しかし，トレッドミル上では歩幅が狭くなるため，被験者の多くは自分の

自然歩行では時速4.3〜5.4 km，トレッドミル歩行では時速3〜4.5 km．

慣れた歩行速度であっても速すぎると感じる．そのため，トレッドミル上では常に被験者自身が快適だと感じる速度に合わせ，比較計測のためにその記録を残すようにする．そうすることで，自然歩行とトレッドミル上での歩容パラメータにおける差異が最小となる（Chang et al, 2009）．実際には，歩行速度は時速3～4.5 kmの間がよいとされている．

以上のことを考慮すると，トレッドミルは性能のよい強力なモーターを搭載しているものを選ぶべきである．走行ベルトは常に滑らかにスタートし，徐々に設定速度まで到達するものがよい．低価格帯のトレッドミルは，特にベルトの始動時と被験者の体重が重い場合に問題が起きる．始動が急激で設定速度到達までに時間がかかりすぎるようなトレッドミルを利用した場合，正確な分析は困難である．そのような弱いモーターを搭載したトレッドミルでは，足部接地による制動力，蹴り出しによる加速力に走行ベルトが影響を受け，歩容にも大きな支障をきたす（Savelberg et al, 1998）．これらは強力なモーターと正確な速度調節機能の備わったトレッドミルを使用することで回避可能である．

G-6 不安定な被験者への対応

被験者のなかには，以下に示す複数の要因により，トレッドミル上で非常に不安定に歩行するケースがある．

1. コンスタントな走行ベルトの動きが一定のテンポを与えるため，歩行リズムの自然な可変性が失われる．そのことが不安をもたらし，ごく普通の小さな歩行リズムの変化であっても，走行ベルトの上では後方へ流されてしまい，即座にトレッドミルから落下するのではないかと不安になる．

> *実践のためのヒント：被験者に片手で手すりを持たせる．手すりを持った腕が伸びたことに被験者自身が気づいたら（それはベルト上で後方へ流されていることを意味するため），すぐに少し歩行速度を上げてもらう．多くの場合，被験者がトレッドミル上の歩行に順応することで問題は解決する．

手すりを持つことにより自由歩行と比較してステップの均一性に変化が生じても（Chang et al, 2009），それが唯一の代替手段となるケースがある．大切なことは，トレッドミル上での歩行と手すりを持つ歩行が歩容パラメータに影響することを認識しておくことである．

2. トレッドミル上に立つと高さを感じるため，被験者は不安になる．ラメラタイプの高さの問題を解消するためには，トレッドミル自体を床面に埋め込むか（工事そのものが可能であるかということや費用の問題で実現は難しい），またはトレッドミルの周囲を工夫するとよい（走行ベルト面の見た目の印象を大きくし，可能ならば階段も

用意する).

　3. 被験者が走行ベルト面と足元を見る．通常は歩容を安定させるために2〜3歩先を見るようにする．走行ベルトに視線を落とすと歩容は逆に不安定になってしまう．

> *実践のためのヒント：進行方向正面の壁に，被験者に見せるための写真（たとえば森林道の写真など）を貼る．トレッドミルと壁の間にできる限りの距離をもたせ，視線を前方に向けさせることで歩容がより自然になることが多い．

　4. モーターが弱く速度調節機能が低いトレッドミルでは，足部接地によってベルトが制動し，蹴り出しによって加速してしまう．このように，走行ベルトの速度には絶えず微小な変化があり，そのことが歩行の不安定な被験者の歩容を増悪させてしまう．この問題はトレッドミルの構造に起因しており，特にエンドレスベルトタイプで起きやすい．だからこそ，トレッドミル導入の際には，強力なモーターと優良な加速性，一定速度維持機能を備えたものを用意する必要がある．

　トレッドミル上では常に自然歩行のリズムで歩けるとは限らない．また，トレッドミル上の歩行が時に困難となるのは，必ずしも高齢者や小児だけではない．そのような場合には無理に行わないことである．強制的に行われた歩行分析は非常に不自然な歩容を分析することとなり，当然のことながら計測結果には価値がない．したがって，不安定な被験者または患者には，歩行路を自然歩行させることを推奨する．

> 不安定な被験者(患者)には歩行路での分析のほうがよい．

H　歩行路

　歩行路で行う歩行分析であっても，トレッドミルの代わりとなる．基本的に十分な長さがあれば，廊下でも分析用の歩行路として使用できる．しかし，歩行路を分析に使用する可能性を検討するにあたっては，その利点と欠点を十分に吟味する必要がある．

　第一に考えなければならないことは，歩行路上での歩行を前方から撮影(患者はビデオカメラに接近してくる)，そして背面からも撮影(患者はビデオカメラから遠ざかる)しなければならない点である．最も望ましいのは，患者の歩行に合わせてビデオカメラをズームし，希望どおりのフルフレームにすることである．しかし，その際，オートフォーカス機能がビデオカメラのズームレンズに合わせて即座にピント合わせできるわけではない．また，ズーム機能も，安価なビデオカメラでは滑らかな動きとならない．そのため，画質は決してよいとはいえない仕上がりとなる．

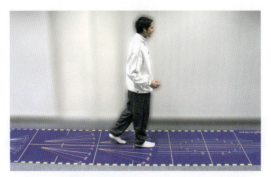

図 3-67　距離と角度のマーキングのある歩行路
（AFG, Idar-Oberstein, www.ibio.de）

　矢状面の撮影の場合，画面フルサイズズーム設定では，左右1歩ずつを超える撮影は困難である．つまり矢状面での撮影による画像から評価した関節角度の有意性は乏しいのである．歩行路に十分な距離があり，なおかつ側面からのビデオ撮影に対応できる幅があれば，複数の歩行周期の撮影が可能となる．歩幅と上体のポジションも，このようにすれば評価しやすい（図 3-67）．

　正確なデータを集めることを考えれば，患者に歩行路を可能な限り何度も歩行してもらい，計測した歩容パラメータを平均化するのが望ましいのは当然である．しかし，信頼できる結果を得るために，最低何回の計測を行うべきかという問題も発生する．患者が周囲の状況に慣れるための試歩行が必要であるが，Barreira らによれば，健康な被験者の場合，試歩行の後，2回の計測によって，歩幅，速度，そして**ケイデンス（歩数/分）**において，十分に再現性のある結果が得られたとのことである（Barreira et al, 2010）．経験からいえば，患者や高齢者，また歩行が不安定な被験者であれば，さらに多く歩行してもらうのが望ましく，さらに数日間にわたって計測された値は再現性が高いといえる（Stolze et al, 1998）．

　巻末の付録 3-1 に記録シートを掲載している（p.232）．このシートを用いると，これから示す歩容パラメータの記録と計算が容易になる．

H-1　歩隔

　歩行路に進行方向と平行する数本のラインがあると，歩隔分析をするのに非常に便利である．ビデオの静止画像で，ターミナルスタンス（反対側はイニシャルコンタクト）時の両足部のおおよその間隔を知ることができる（図 3-68）．歩隔の参照値は 5〜13 cm（Whittle, 2007）で，平均値は 10 cm である．**はさみ足歩行**（over crossing，歩隔が 0 または 0 未満）も明確に判定できる．

> 再現性のある結果を得るため計測は 2〜3 回行う．

> はさみ足歩行＝足跡の交差．

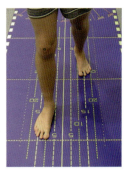

図 3-68　歩行路でのプレスイングの歩隔の計測

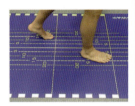

図 3-69　歩行路でのプレスイングの歩幅の計測

H-2　歩幅

　矢状面からの撮影により，同一歩行相の歩幅も計測することができる．そのためには，歩行路の進行方向に対する複数の横線（ここでも10 cm 間隔が望ましい）が必要となる（図 3-69）．特に歩行障害のある患者で，安全上の理由からトレッドミル使用の検査が難しいときには，歩行路での歩幅計測が推奨される．この計測は，たとえば股関節術後リハビリテーションの成果を記録するのに適している．また，歩行補助用具を使用した場合でも分析が可能である．

　Krames-de Quervain ら（2008）による成人の参照値は以下のとおりである．

- 歩幅：0.65〜0.75 m
- ストライド（右左の歩幅の合計）：1.30〜1.50 m

また以下も経験則としての実績がある（Kirtley, 2006）．

- ストライド＝ 0.8 ×身長

　歩幅の簡単な計測方法として，あらかじめ定めた歩数を歩いてもらい，その距離を計測して歩数で割るというものがある．しかし，左右の歩幅の差異を計測するためには，個々の歩幅の分析も重要であり，それは片側障害を見出すのにも役立つ．

　高齢者の場合，距腿関節の可動域が著しく制限されていることがよくある（Scott et al, 2007）．そのために立脚肢の下腿は前方への屈曲が困難となり（距腿関節の背屈制限），いわば強制的に歩幅が縮小する．また，健康な高齢者であっても歩幅が縮小していることがあり（Samson et al, 2001），身体重心の動揺増加に伴い，歩幅には大きな差異が発生する（Granacher et al, 2010a）．したがって，歩容パラメータの変動性は，患者の歩行の安定性を判断するうえで重要な基準となる（Enoka, 2008）．歩幅とリハビリテーションの成果の評価は同時に行うことが可能であり，記録の省力化も図れる（Wonneberger et al, 2012）．

＊実践のためのヒント：実践においては，10 歩の歩幅を評価し記録する．

H-3　歩行速度

　歩行速度は比較的容易に判定できるが，評価項目として重要なパラメータである．歩行速度は性別，そして特に年齢に大きく影響を受ける．愁訴のない被験者であっても，加齢と共に自らの歩行速度は遅くな

る(Samson et al, 2001). 歩行速度はリハビリテーションプロセスの進捗状況に対してよい指針を与えてくれる(Andriacchi et al, 1977). 歩行する距離(歩行路の距離)が明確である場合,歩行速度は以下のように計算できる.

- 歩行速度＝歩行の距離(m)/所要時間(秒)

歩行速度の単位は基本的に[m/秒]を用いる. 3.6を掛ければ歩行速度の単位は[km/時]となる. 正確な計測のためには,計測される区間に加速過程と制動過程は含まないことが前提となる. したがって,定常歩行速度に到達してから計測することが重要である.

表3-1はÖbergらの報告に基づいており,さまざまな年齢層における歩行速度の参照値を示している(Öberg et al, 1993, 1994).

表3-1 年齢層別,歩行速度の参照値(Öberg et al, 1993, 1994)

年齢(歳)	男性平均	男性+/−	女性平均	女性+/−
10～14	1.32 m/秒	0.19	1.08 m/秒	0.11
15～19	1.35 m/秒	0.13	1.23 m/秒	0.18
20～29	1.22 m/秒	0.11	1.24 m/秒	0.17
30～39	1.32 m/秒	0.15	1.28 m/秒	0.19
40～49	1.33 m/秒	0.10	1.24 m/秒	0.14
50～59	1.25 m/秒	0.18	1.10 m/秒	0.10
60～69	1.28 m/秒	0.12	1.15 m/秒	0.17
70～79	1.18 m/秒	0.15	1.11 m/秒	0.13

＋/−欄の数値はいわゆる標準偏差であり,平均値の範囲内での標準偏差のプラスマイナス変動は全被験者の95％にみられた. 当然のことながら,歩行速度はたとえば脚長など,さまざまな要因に依存している.

H-4 歩行率―ケイデンス

1分間の歩数は歩行率またはケイデンスで示され,これは歩行速度と歩幅に直接関係する.

- 歩行速度＝ケイデンス × 歩幅
  [m/秒]　　[歩/秒]　　[m/歩]
- 参照値として(Kramers-de Quervain et al, 2008)
  歩行率(ケイデンス)　105～130歩/分

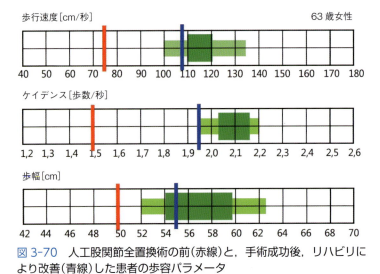

図 3-70　人工股関節全置換術の前(赤線)と，手術成功後，リハビリにより改善(青線)した患者の歩容パラメータ
緑は Öberg et al, 1993 による参照値．

*実践のためのヒント：歩行路に等距離分割線があれば，すべての重要なパラメータを容易に計測することができる．被験者が歩行路のスタートラインを通過した瞬間にストップウォッチで時間の計測を開始し，歩数をカウントする(左右の足部の接地回数を数える)．被験者が最後の歩行周期の一巡を完了したときにストップウォッチを停止して距離マークの位置を確認し，移動距離を判定する．歩容パラメータは以下の計算式で算出する．

- 距離[m]÷時間[秒]＝速度[m/秒]
- 距離[m]÷歩数＝歩幅[m]
- 歩数÷時間[秒]＝ケイデンス[歩数/秒]

図 3-70 は，63 歳患者の股関節置換術前の状態と術後にリハビリを行った例のデータであるが，簡単に計測できる歩容パラメータ判定によってリハビリの成果をわかりやすく記録することができる．

*実践のためのヒント：単純な歩容パラメータ計測であっても，エビデンスに基づいた療法を行うという意味において，理学療法的介入(例：距腿関節可動域の回復)や整形靴による対策(例：靴にロッカーバーを加工)が歩容に与える効果を証明することができる．

H-5 足部タイプがもたらす歩容パラメータへの影響

足部の形状（垂下足，扁平足，凹足，健足）と歩行時の足底圧分布（ペドバログラフィー）との関連性については明確に実証されているが，その典型的パラメータは明らかにされていない．Fan ら(2011)は，扁平足と凹足の被験者で，歩幅，歩行周期一巡に要する時間，ケイデンスについて調査した．しかし，すべてのパラメータにおいて，足部構造に関連する差異はみつからなかった(Fan et al, 2011)．このことは，**運動力学的歩行分析**（力または圧の計測）と**運動学的歩行分析**の両方を行うことの重要性を示している．

H-6 足部の回旋位

ミッドスタンスにおける足部回旋位の分析は，歩行路で行うと理解しやすい．さらに歩行路上に角度ラインが描かれていればなおよく，角度は内旋10°から外旋25°までをカバーするもので，5°ごとにラインが引かれていることが望ましい．2つ並べた一対の角度ラインを引き（片足ごと），その間隔は10〜30 cm（腰幅）程度で0°のラインが進行方向正面を示すようにする．およそ50 cmごとに上記の角度ラインがあれば，歩行路の距離が十分な場合，正常範囲の歩行速度で両足部それぞれが角度ラインの上に接地する可能性が高くなり，足部の回旋位を十分正確に読みとることが可能となる（図3-71）．ただし，ビデオカメラで歩行路の斜め上方から撮影することが前提条件となる．

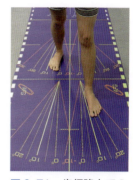

図 3-71 歩行路上での足部外旋角の計測（足角）

H-7 歩行路の長さ

すでに第3章B(p.62)で述べたとおり，歩行路の距離は最低6 mであることが望ましい（最低10 mであることを推奨している文献もある．Perry, 2006, Perry & Burnfield, 2010）．また，中央部に約3 mの長さの必要なマーキングを配置するべきであるため，角度が印刷されている市販の歩行路マットを利用するのもよい．もしもペドバログラフィー足底圧計測プレートを使用する場合，マットとプレートを一体化させることができるが，その場合，角度ラインの1つがプレート上にかかるように配置する．

H-8 歩行路とトレッドミルの比較

歩行路とトレッドミルを比較すると，それぞれの長所と短所がみえてくる（表3-2）．研究目的によって，どちらかのシステムが適当であるかが決まる．歩行分析室に両方のシステムが準備されていることが最も好ましい．

表 3-2　歩行路とトレッドミルの長所と短所

歩行路	トレッドミル
＋　低コスト	－　高価
－　広いスペースが必要	＋　省スペース
＋　歩行運動が乱れない	－　歩行運動は部分的に変化
＋　歩行補助具の使用が可能	－　歩行補助具の使用不可
－　歩行速度が一定でない	＋　歩行速度が一定
＋　足部回旋位の計測が容易	－　足部回旋位の計測が困難
－　角度の計測が困難	＋　角度の計測が容易
－　評価可能な歩数が少ない	＋　評価可能な歩数が多い
＋　患者自身の不安による阻害が少ない/すみやかに順応	－　時として患者自身の不安による阻害が大きい/順応時間が必要
－　走行(ジョギング)不可	＋　走行(ジョギング)可能

I その他の分析方法との併用

　ビデオ撮影による分析に別の計測を同時進行で組み合わせると，付加的な結果を得ることができる．これに関係するペドバログラフィーについてはすでに述べた．3次元センサーを用いた**床反力計**ならば床反力の大きさと方向を計測し，歩行動作の微妙な乱れを記録することが可能である．図 3-72 は，床反力計によって計測された合力としての**床反力ベクトル**(すなわち方向と大きさ)がビデオ画像に表示されている例である．たとえばイニシャルコンタクトの瞬間の，前方からの動画撮影(図 3-72a 下)では，床反力が身体へ斜めに作用している．ターミナルスタンスでは，最大の推進力が生成され(図 3-72c 上)，前方へ向かうと同時に身体重心に向かっている(図 3-72c 下)．

　さらに，**筋電図検査(EMG)** と併用すると，それぞれの歩行相において活動する筋群を把握するのに役立つ．筋電図検査はスポーツ科学に適用される一方で，主に神経学の分野で活用されている．しかし，一般的には一次医療での診断やセラピー分野で使用するには煩雑すぎるともいえ，筋電図の適切な記録もその解釈も簡単とはいえない．必要となる設置費用はかなり高額で，コストだけでなく時間もかかってしまうことがよくある．しかし，科学的分野においては，運動に関与する各構造の相互作用を理解するために，筋活動計測は必要不可欠である(図 3-73)．

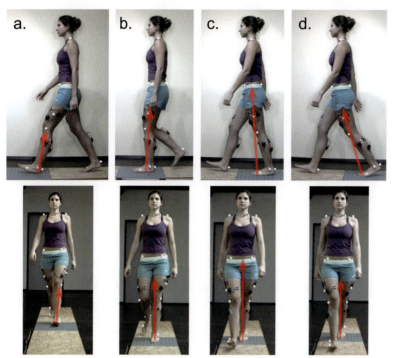

図 3-72　フォースプレート（床反力計）と運動解析（Templo®）の組み合わせ
矢印の大きさと方向は，各歩行相における合成された床反力の大きさと作用線を示す．
Contemplas 社（www.contemplas.com）提供．

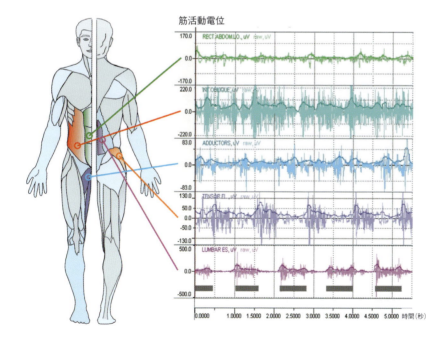

図 3-73　歩行中の筋電図記録
最下部欄では，右下肢の遊脚期がグレーのバーでマーキングされている．一番下の曲線を見ると，遊脚期において腰部脊柱起立筋によって骨盤位の安定化がなされていることがよくわかる．股関節外転筋（上から4番目の曲線）を見ると遊脚期では"活動休止"状態である．

第3章　歩行分析の方法論

J 歩行分析における標準値

　歩行分析の正確な標準値を定義することは困難である．すでにヒトの運動系の可塑性の大きさと神経制御については述べている．標準から逸脱した歩容は，筋骨格系が変化したことへの適応（標準からの逸脱）である可能性をもつのは当然である．

　医学的な運動解析では，どの運動パターンが異常であるかを判定することはある程度は可能だが，どの範囲までを正常な歩行や走行とし，どこからを病変とするかの判断は困難を極める．科学的には多数の被験者の特定の計測値から平均値を求める手法が確立されており，**標準偏差**と呼ばれる範囲のなかでは全計測値の95%が平均値の周辺に位置している．このことから**全被験者の95%は正常**であることを示していると推考できる．これはもちろん意図的につくられた方法であるが，実践ではその活用性も証明されている．しかし，重要なのは，正常な状態を示す単一の**絶対的な数値は存在せず**，常に自然変動幅の範囲があることを心に留めておくことである．平均値はその範囲の中心に位置しているにすぎない．そういった意味において，標準値のことを**参照値**と呼ぶことは賢明であるといえる．

　運動解析では常に以下の2つの鉄則を念頭におく．

1. 参照値から逸脱したすべてが異常とはいえない．
2. すべての異常が参照値からの逸脱を示すとはいえない．

　参照値とはつまり，1人の歩容をその他大勢の歩容と比較するための単なる目安である．計測値を参照値と比較することによって，考えうる病理学的変化の原因究明に役立つが，その際には"標準値"が被験者の年齢や性別によって異なることを念頭におくことが重要である．

　要約すると，個々人のバイオメカニクスにおける幾何学的条件と関節機能の状態を考慮すれば，**正常歩行とは常にその特定の一個人にとっての正常歩行**なのである．

　新しいバイオメカニクス的研究アプローチは，従来とは全く別の方向性をもっており，**歩容パラメータ**における特定の変動は，実は個々人が有する正常な状態であるとしている．その自然変動が失われ（あるいは減少し），画一的な**運動シーケンス**となった場合に初めて愁訴が出現する．Hamillら(1999)は，膝蓋大腿疼痛症候群の患者が膝関節と足関節のカップリングモーションにおいて著しく低い変動性を示した例を提示し，これに関して2つの興味深いアプローチ理論を展開している．①愁訴をもつ患者の関節運動は正確に決まった曲線軌道を描く．なぜなら，その軌道から逸脱すると痛みが増大する可能性があるからである．もしくは，②中枢神経系の制御により，強直的な運動パターンしか実行でき

ない患者は，繰り返し同一組織構造に負荷を与えるため愁訴が発生する．どちらが原因でどちらが結果か，これまでのところ明確にはわかっていないが，これらの相関関係は従来の標準値の考え方を疑問視して検討することがいかに重要であるかを明示している．

医学的な診断では，多数の健常被験者の平均値をもとにしたものであるにもかかわらず，さまざまな年齢層，身体のサイズ，性別により計算された関節運動角度の標準値が重要視されている．このようにして統計学的ばらつきをもった歩行周期の特徴的な角度曲線（図 3-49，p.92）に基づいて，検査を受ける患者の運動が比較される．標準値曲線のばらつき範囲からの逸脱があれば，そこで初めて歩容に異常が発生している箇所が示唆される．通常，市販の分析システムにははじめから標準値がデータとしてインストールされているため，異常との比較が容易である．いずれにしても，本来の解析はあとから行われるため，何が原因で運動学的に計測可能な角度の逸脱が発生しているのかを究明し，その問題との関連性を評価する．

> 標準値は批判的な目をもって判定する．

K 歩行分析のプロセス

歩行分析のプロセスを明確にすることは，検者と患者の双方にとって重要なことである．実践では以下の手順が適切であるとされている．

K-1 スケジューリング

スケジューリングに先立ち，関連情報を提供する．

- 必要とされる所要時間．
- 検査内容．
- 当日の着衣（または持参する衣類）の種類（ショートパンツ，Tシャツなど）．
- 費用．

K-2 既往歴

患者の様態と愁訴について明瞭にしておく．重要な質問は以下のとおりである．

- どのような問題を抱えているのか？
- いつそれが起こるのか（安静にしているときまたは安静後，負荷をかけたときまた負荷をかけた後，起床後など）？
- その愁訴はいつ頃からあるのか？
- どのような治療を受けたことがあるのか，または受けているのか？

第3章 歩行分析の方法論

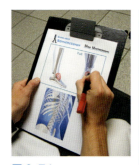

図 3-74
グラフック表示した図に印をつけると，患者の愁訴部位の特定が容易になる．

- どのような要因がその問題に影響するのか？（気候の寒暖，履物，トレーニング）

たとえば，分析開始の準備をしている間に，身体部位をイラストなどで表示した用紙に痛みの箇所をマークしてもらうとよい（図 3-74）．

もしも愁訴がなければ，予防対策として，被験者の希望を記入する．

- 予防的チェック（"自分がどんな状態なのか知りたい"）．
- スポーツシューズや足底板を勧めてほしい，またはその適合性をテストしてほしい．
- 発育状況や回復状況の確認（例：成長期の子ども，またはリハビリ中や療養中の患者）．

既往歴に関連させて歩行分析の範囲を設定し，マーカーの種類と位置を定め，それについて患者と話し合う．

K-3 患者の衣服着脱

着替えのための更衣室，あるいは少なくともカーテンやパーテーションで仕切られたスペースを準備しなければならない．足関節と膝関節がしっかりと観察できるよう，裸足とスポーツ用ショートパンツで計測するのがよい．

脊柱の観察が必要となる際，患者が上半身着衣なし，またはタンクトップのような衣類を着用しなければならないときには，プライバシー保護を重視して分析を行う部屋は周囲の視線から閉ざされるようにする．また，第三者に会話の内容が漏れないようにするために，遮音についての対応も必要である（ドアの開閉で仕切られたスペース）．

K-4 マーカーの貼付

重要となる参照箇所にドットシールを貼付し，皮膚用マーカーペンで重要な腱や筋の走行に印をつける．マーキングは主に静的立位で行うが，患者が座位または臥位をとれる診察台があると便利である．

K-5 ペドバログラフィーと（または）ビデオ解析の実施

この 2 つの検査法の詳細な手順については，第 3 章 B (p.62) と第 4 章 D (p.144) で述べている．運動学的計測（トレッドミル）と運動力学的計測（足底圧プレート）は，両者の組み合わせにより補完し合うという意味で最適であり，実践において評価のためのベストな手法といえる．結果は電子化保存またはビデオテープで保存する．

*実践のためのヒント：ビデオ録画したデータを患者または症例ごとにあとから明確に分類できるように，撮影時に被験者の名前と計測日付が記されたボードをビデオによく写るようにトレッドミルにセットするとよい．

初心者への参考として，巻末の付録1(p.228)には着目するべき重要な部位の概要を示しておく．出現するバイオメカニクス的逸脱と愁訴の関係を片側に，そして歩行分析の重要なパラメータをもう片側に，それぞれ認識できるよう掲載している．付録2(p.230)ではよくみられる逸脱運動を，それが最も多く出現する歩行相に分類し，個々の具体的な愁訴やアライメント異常に対して，歩行分析の際，どのパラメータに着目するべきか一目でわかるようにしている．付録3-1(p.232)は計測と観察の結果を記録するためのシートである．

K-6 評価

被験者と共に取り組んだ問題や歩行分析室の技術力に則して，各歩行相ごとに質的(つまり主観的観察)，または量的(角度，距離または軌道の計測による)に評価し，その詳細を記録する．分析結果記録シートの基本形を巻末の付録3-1(p.232)に掲載している．患者，被験者もしくはクライアントと静止画像を観察しながら，分析結果について話し合うようにするとよい．

K-7 アドバイスと報告書

患者にとって重要なことは，当然，分析によって得られた結果を知ることである．今までの経緯(既往歴)を尋ね，問題について説明し，解決策を提示してアドバイスもするべきである．

それについては検者の専門分野によるところとなる．

- 治療手段(例：理学療法または徒手療法)．
- 装具の使用(例：足底板，サポーター，靴)．
- 運動科学的トレーニング(例：筋力増強またはストレッチ，バランスまたは協調運動のエクササイズ)．
- さらなる医学的診断(例：画像診断，神経学的または整形外科的テスト)．

各分析後には報告書を作成する．ソフトウェアによっては，そのような報告書は自動的に作成されるが，手書きの報告書でも目的は果たせる．報告書作成にあたり，重要なことは以下のとおりである．

1. 誰に宛てた報告書か？
- 医師または理学療法士：各歩行相ごとの計測値と参照値を記載した，簡

報告書は受けとる人に合わせて様式を整える．

潔で要を得た医学的に明確な分析結果．
- 患者やアスリート："専門用語"を使用せず，写真やイラストを用いた，明確なアドバイスと説明のあるわかりやすい報告書．

2. どのような形式で？

　紙面に印刷された報告書は，現代においてもなお取り扱いが最も容易である．しかし，それに替わるもの，あるいは補完のために，コメントや参考データを加えて短く編集したビデオをデジタル媒体に保存するのもよい．

K-8　衛生管理

　衛生基準を高く維持することは，すべての医療分野において当然のことである．しかし，残念ながら実際にはそうではない場合も多く見受けられる．認定を受けた現場（例：DIN ISO 13485．DIN 規格；ドイツ規格協会制定による国家規格）では，常に衛生と皮膚保護について計画と遂行がなされていなければならない．

　次の2つの側面からの管理を考慮する．

1. 自己管理

　被験者を分析する前に，まず自身の手を消毒する．そして肌に優しい保湿クリームを十分な時間をかけて（通常20〜30秒），手，指の間，爪と指先の間に正しく塗り込む．もしも患者の前で消毒を実行する場合は，衛生管理がいかに重要であるかをアピールする．使い捨ての衛生手袋の使用は方法の1つではあるが，触診が困難になる．

2. 他者管理

　被験者は裸足で歩行路，足底圧計測プレート，トレッドミル上を歩行するため，常に細菌，真菌，ウイルスによる被験者間の感染の危険がある．そのため，感染の媒体となる面を除菌処理するが，その際，スプレー式の消毒薬は使用しないようにする．スプレーをするとエアロゾル（気体中に微粒子が多数浮かんだ物質，煙霧質ともいう）が発生し，呼吸により容易に吸入してしまうからである．代わりに，泡状，または薬液を含ませたシート状のものを使用するのがよい．

> ＊**注意**：トレッドミルや足底圧計測プレートのゴム面は，アルコール消毒液の種類によってはダメージを受けることがあるので，まずは小さな面でテストするか，製造元に問い合わせる．泡状の消毒薬は，ゴムを変色させないとされている．

　その他の代替策としては，紫外線ライトによるトレッドミルベルトの消毒である（図 3-75）．この不可視光線（波長 250 nm）は遺伝物質 DNA を破壊する．紫外線ライトによる殺菌は食品業界でも使用されており，強さと照射時間さえ十分であれば，表面上の細菌，真菌，ウイルスのほ

トレッドミル，走行（歩行）面．手の消毒．

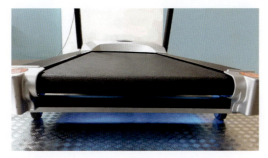

図 3-75
裏側に取り付けた UV-C ランプで，トレッドミルの表面を消毒．

ぼすべてが死滅する．専用ライトは衛生機器取扱店で入手可能である．ただし，人間の皮膚への照射は避ける（日焼けの危険性があるため）ことと，トレッドミルのベルト面が紫外線耐性であることをあらかじめ確認しておく必要がある．それらがすべて解決できれば，紫外線による殺菌は，化学薬品による殺菌の代替となるものである．

L 小児の歩行分析

歩容を分析するためには，小児は安定した再現性のある運動ができる状態でなければならない．もちろん歩き始めの時期から歩容の評価は可能ではあるが，分析するのであれば，均一性のある歩行ができるようになって初めてその意味をもつ．実際には4歳以上の小児であれば良好な結果が期待できるが，この年齢ではまだ歩容の変動性が大きく，**歩容パラメータの計測結果の再現性は低い**ことが多い．DusingとThorpe (2007) は，自然歩行の歩行速度の変動性は7歳以下の小児が最も大きいと報告している．簡単な歩容パラメータ（第3章 H，p.110）であっても，この年齢までであれば計測結果の信頼性は限られたものとなる．Sutherland (1996, 1997) は，小児を対象とした簡単な歩容パラメータの発達を研究し，4歳児の歩行速度と歩幅，5歳児のケイデンスの安定性について報告している．

歩容パラメータは4, 5歳から安定する．

おおよその目安として，**小児の自然なストライドは身長の90%**である (Hausdorff et al, 1999)．

小児のストライド＝身長の90%.

小児の歩行分析は，通常，トレッドミルよりも歩行路で行うほうがよい．トレッドミル上の歩行は大きな不安を感じさせることが多く，安全に歩行するために小児は手すりをつかむ必要がある．手に体重を預けることで前かがみになるため歩容が変化してしまう．最良のケースでも受動的なアーチ低下の観察ができる程度である．代替案としては，親がトレッドミルの側面から子どもの手を引くことであるが，やはりそれもあまり満足な結果は望めない．なぜなら，異常を判定するには，干渉のほ

とんどない歩容を対象として分析する必要があるからである.

小児の1日ごとの歩容の変動は,成人の場合と比較してはるかに大きい(Stolze et al, 1998).したがって,常に複数の検査結果を比較する必要があり,さらに歩容の左右非対称性(第3章H,p.110)も小児のほうが成人よりも多く出現する.しかし,左右それぞれの逸脱を比較して,その差が8～10%以上の場合に初めて歩容異常と判定される(Wheelwright et al, 1993a).

> 歩容パラメータの左右差は小児の場合10%までは正常.

足部,膝部,股関節のそれぞれのアライメントは年齢層別の発達をするため,運動解析を行う前に,必ず基本的な静的アライメントの検査を行うべきである.それにより,発達上の正常なアライメント(第2章A,p.13)と,出現する可能性のあるアライメント異常を区別することができる.

いくつかの典型的な小児の歩容変動とその原因を,以下で要略して紹介する.

L-1 内旋歩行

幼児や小児の内旋歩行(toe-in)は,ほとんどの場合は中足骨内転または脛骨の過度の内捻に起因し,10歳未満ならば大腿骨頸部の過度の前捻も原因となる(Lincoln & Suen, 2003).第2章C-4(p.52)にて大腿骨頸部の過度の前捻を原因とする,小児に多くみられる内旋歩行についてすでに述べている.もしも歩行分析を利用して内旋の度合いを確かめたいのであれば,歩行路に角度ラインを引く.安定してトレッドミル上を歩行できる年長の小児ならば,角度スケールをトレッドミル上に投影してもよい.

> 内旋歩行はまず原因を判別.

ただし,内旋歩行にはさまざまな原因があることに常に注意する.
たとえば,

- 大腿骨頸部前捻異常.
- 下腿の内旋異常.
- 股関節内転筋/内旋筋の拘縮.

治療法(必要性の判断も含めて)を決定するため,原因を判別することは非常に重要である.たとえば,トルクヒールを用いて強制的に外旋位に矯正することによって大腿骨骨頭の適合性に悪影響が出るような場合,治療として意味があるとはいえない.骨格異常によって内旋が起きているのであれば,内転筋や外転筋のアンバランスに対する理学療法的処置では成果を得られない可能性もある.

歩行時の足部内旋角の計測は,第一段階としての異常運動の重症度を判定できるが,根本原因を探るための診断はできない.小児期や青年期に多く発症する膝前方痛症候群は,特に内旋歩行,筋や膝蓋骨運動の非

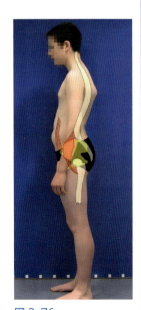

図 3-76
股関節屈筋(腸腰筋)が短縮し,腹部筋も弱ければ,骨盤が前下方に傾斜する.

対称性を原因とする可能性があり（Günther et al, 2003），そのような場合には歩行分析が原因究明に有益である．

L-2 骨盤前傾

就学年齢までは，脊柱前弯症を伴う骨盤前傾は年齢相応の発達とみなされる．9～10歳以降は，たいていの場合，**骨盤はニュートラルポジション**となり腰椎の過前弯は消滅する．これには解剖学的変化（大腿骨頸部前捻角の減少）に加えて，腹筋や殿筋の筋力，股関節周辺の筋と大腿筋の柔軟性が影響している（図 3-76）．

小児の歩行分析を行うと，多くの場合，骨盤前傾が内旋歩行に関連していることがわかる〔バイオメカニクス的関連については第2章 C-5 (2), p.56〕．発育の過程での過度の骨盤前傾であっても，歩行中に体幹が前屈していてはならない．それは筋力と協調運動が深刻なアンバランスを起こしていることを意味するため，治療のためにさらなる診断と介入が必要となる．体幹前屈は，歩行を矢状面から観察すると確認しやすい．この場合もトレッドミル使用は避けるほうが望ましい．トレッドミルに適応するために体幹が前屈することが多く，それは自然な歩行とはいえないからである．

骨盤前傾を伴う体幹前屈は以下のことに注意する．

- 股関節屈筋の短縮．
- 股関節内旋筋や内転筋の拘縮または痙縮．
- 大殿筋や脊柱起立筋の筋力低下．
- 股関節の可動域制限．
- 内旋歩行を伴う大腿骨頸部の過度の前捻．
- 計測に対して小児がもつ心理的不快感．

L-3 尖足歩行

小児全体の約5%に習慣的な尖足歩行がみられるが，その半数は就学期までに自然に消滅する（Pomarino et al, 2011）．尖足歩行の診断と症状の記録には，歩行路でのビデオ撮影（図 3-77, 3-78），そして足底圧計測（ペドバログラフィー）が役立つ．複数の足底圧計測プレートを設置して記録を行うと，尖足歩行が明瞭に示される（図 3-79）．また，治療効果の判定においても，記録される接地面積の変化としてはっきりと確認できる．一般的にトレッドミル分析は，正常歩行をする小児であっても不慣れな環境であり，病的で意味をもたない尖足歩行を誘発する可能性があるのであまり推奨しない．

距腿関節の最大背屈位の検査は特に重要であり，その角度が歩行に必

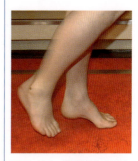

図 3-77 習慣的な尖足歩行

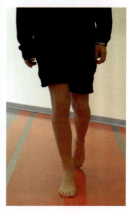

図 3-78 習慣的な尖足歩行
前足部が回外し，前足部外縁で接地している．

10歳までの過度の骨盤前傾の多くは発育の過程．

小児の5%は習慣的な尖足歩行．

第3章 歩行分析の方法論

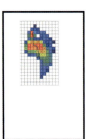
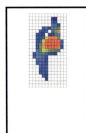
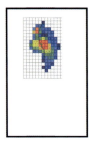
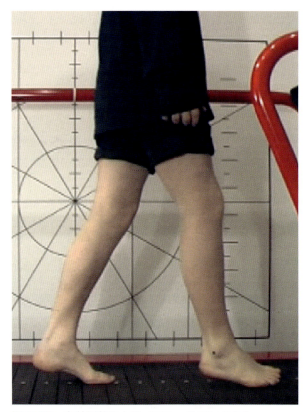

図 3-79
圧計測プレートを連続して配置することで，つま先歩行を明確に記録できる．

図 3-80　右前足部によるイニシャルコンタクト

要な10°に満たない場合には歩幅が縮小するが，尖足歩行を行うことで二次的に歩幅を拡大させる（図 3-80）．

L-4　神経疾患による障害

片麻痺，対麻痺：歩幅と歩行速度が減少．

　片麻痺や対麻痺のような神経筋疾患があると，歩行路で計測可能な時間的，空間的歩容パラメータが変化してしまう．歩幅と歩行速度は著しく減少し（Wheelwright et al, 1993b），両脚支持期が延長される．歩行率（ケイデンス）は増加，または減少する可能性がある．この際，歩行分析が障害の大きさと治療効果を客観的に記録することに役立つ．

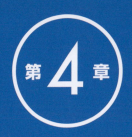

第4章

歩行相に基づく分析法

A 歩行相の概要

　ヒトの歩行を分析するにあたり，運動中に発生する障害をはっきりと認識し明確に記述できるように，**歩行周期を体系的に細分化すること**が重要である．歩行周期は細かな相に分けられているが，文献や研究グループによって名称が多少異なっている．

　歩行相は，力学的，運動学的または神経生理学的な基準によって分割されている．本書では"歩行分析の偉大な師"である Jacquelin Perry によって**8分割された歩行相**(Perry, 2003, Perry & Burnfield, 2010)を利用する．Perry は歩行周期を図4-1のように分割している．表4-1は，それをもとに Ludwig が改変したものである．

表4-1　Jacquelin Perry による歩行相の分割をもとに Ludwig 改変

立脚期／支持期	stance phase
1. イニシャルコンタクト(初期接地)	initial contact
2. ローディングレスポンス(荷重応答期)	loading response
3. ミッドスタンス(立脚中期)	mid stance
4. ターミナルスタンス(立脚終期)	terminal stance, push off
5. プレスイング(前遊脚期)	pre-swing
遊脚期	**swing phase**
6. イニシャルスイング(遊脚初期)	initial swing
7. ミッドスイング(遊脚中期)	mid swing
8. ターミナルスイング(遊脚終期)	terminal swing

　ちなみにイニシャル(initial)とターミナル(terminal)は，それぞれ立脚期と遊脚期の始めと終わりを表す用語である．支持期と立脚期は同義

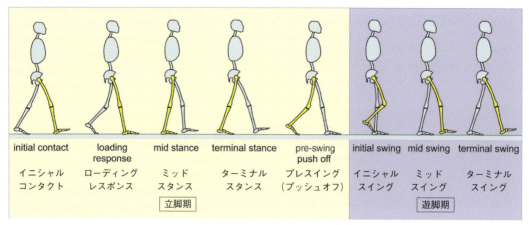

図 4-1　8相に分割された歩行周期（Perry, 2003）

語として使用されている．相の名称は常に片脚に用いられる．たとえば右下肢がミッドスタンスの場合，左下肢は進行方向に向かってスイングし，ミッドスイングとなる．歩行は連続した工程であるため，必ずしも正確に各相に分割できるわけではなく，どのような基準を用いて分割するかによって，同じ歩容でも相の境が多少異なることもある．分割方法の例としては，片足から反対側足部に体重が移動することに着目した**機能を基準**とする場合，また特定のポジションにおける下腿のアライメントに着目するような**バイオメカニクスを基準**とする場合がある．歩行分析のパイオニアであっても，必ずしも方針が一致しているわけではなく，歩行相の分割は終始一貫しているわけではない（Perry, 2003, Perry & Burnfield, 2010）．両下肢の歩行相はリズミカルに入れ替わるので，それぞれを相互に関係づけることもできる（図 4-2）．

　研究グループや文献によっては，歩行周期を7つに分割していることがある（たとえば，イニシャルコンタクトを歩行相の1つとしない）．どの用語を用いているかは実際にはそれほど問題ではなく，分割によって歩行周期のバリエーションをシステマティックに観察できるようにすることのほうがより重要である．

　一歩行周期のなかでは立脚期が約60%，遊脚期が約40%を占める．両下肢が接地している時間，すなわち片側のイニシャルコンタクト（または踵接地）から対側肢のイニシャルスイング（またはつま先離地）までの時間を**両脚支持期**（double support）と称する．

> 立脚期 60%，遊脚期 40%．

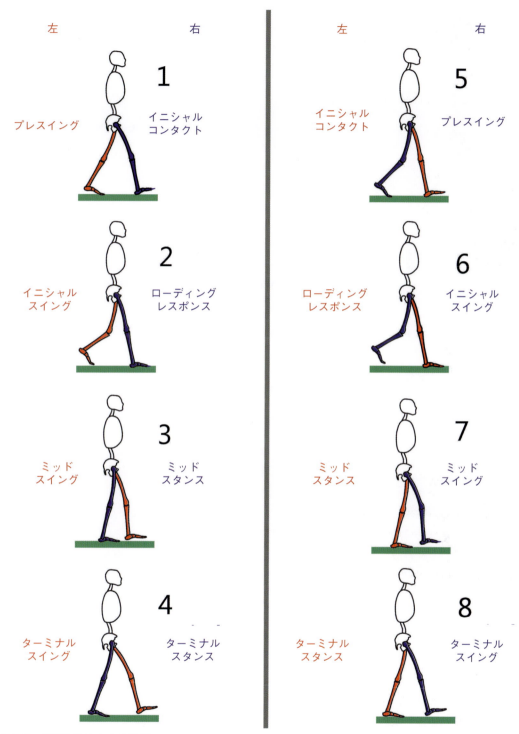

図 4-2　各歩行相を左右で比較

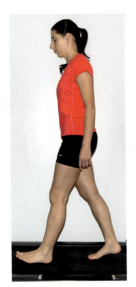

図 4-4

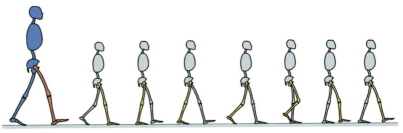

図 4-3　イニシャルコンタクト

A-1　イニシャルコンタクト

＊理想的なイニシャルコンタクトとは（図 4-3，図 4-4）

　足部が接地すること．これは通常，踵部外側からなされる．足部は約 5°～15°外旋（外転）しており，後足部はおよそ 2°～4°内反している．踵部の皮膚にある**メカノレセプター**接地の情報を中枢神経系に伝え，"あぶみ"の役割をもつ後脛骨筋と短腓骨筋が反射的に収縮する（Murley et al, 2009b）．この 2 つの筋は距骨下関節を安定させ，同時に短腓骨筋は足部のポジションを整えて接地面に順応させる役割をもつ（Louwerens et al, 1995）．

　前脛骨筋は（長母趾伸筋，長趾伸筋の働きも加わり）足部を背屈位に保つ（図 4-5a）．これらの筋群はイニシャルコンタクトの後に，遠心性収縮により中足部と前足部のコントロールされていない下垂を防ぎ，これが重要な衝撃緩衝メカニズムとなる．足部の背屈筋としての前脛骨筋の収縮力と縦アーチの形態との相関関係は，現在のところ明確には解明されていない（Qaqish と McLean, 2010）．

　膝関節は伸展しているが，完全伸展位ではなく，大腿直筋の活動が"膝折れ"を防ぐ．対側肢はターミナルスタンスにあり，踵はすでに離地している．

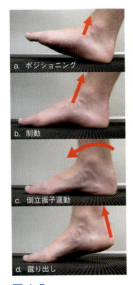

図 4-5
各歩行相で足部の働きは異なる．
a：イニシャルコンタクトにおけるポジショニング．
b：ローディングレスポンスにおける衝撃緩衝のためのロッカー機能．
c：ミッドスタンスでは足底面を体重負荷が移動．
d：プッシュオフにおいての蹴り出しとフォアフットロッカー．

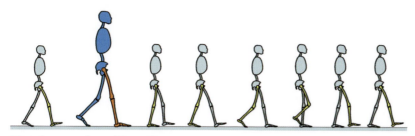

図 4-6　ローディングレスポンス

A-2　ローディングレスポンス

＊理想的なローディングレスポンスとは（図 4-6，図 4-7）

　足底全面が接地する．距腿関節の伸筋群（前脛骨筋，長母趾伸筋，長趾伸筋）が遠心性収縮をすることによって足部をコントロールし，床へ打ちつけるような底屈運動を抑制する（図 4-5b）．そのとき足部は，てことして機能する（ヒールロッカー　heel rocker）．

　対側肢はターミナルスタンスからプレスイングにあり，離地に備えて荷重のほとんどを支持脚となる観察肢に移している．体幹は前方へ移動し，身体重心は中足骨の直上へ向かう．重心線は脛骨を介しては距骨に作用する．距骨は踵骨の上でやや内側へ偏位し，わずかに内旋する．その運動に距腿関節が追従するので，結果として脛骨もニュートラルポジションから5°〜10°程度内旋する（Rodgers, 1995, Soderberg, 1986）．後足部は3°〜6°の外反位となる（外反位9°まで運動することも珍しくないとしている研究グループもある：Hunt et al, 2000）．

　中足部は回内し，内側の中足骨列が低下する．後脛骨筋の活動は，このとき最も強くなる．この筋もまた前脛骨筋，長母趾屈筋，長趾屈筋と同様に内側縦アーチ構造を安定させるが，その役割は小さい．後脛骨筋収縮の強さと足部内側縦アーチとの間には相関関係があると推考されているが，その見解のとおり，特にアーチの低下した垂下足はローディングレスポンスで強く収縮する（Murley et al, 2009）．また，後脛骨筋がどのように後足部の角度に影響するかについて議論されているが，疲労テストにおいて後脛骨筋だけを疲労させておいた場合でも，歩行中の踵骨の角度に明確な変化は認められなかった（Pohl et al, 2010）．

　Murley ら（2009b）は，縦アーチが低下した垂下足の症例で，立脚期の中盤で後脛骨筋の強い収縮を計測した．

　また短腓骨筋も同様に最大収縮する．この筋は後脛骨筋と共に"あぶみ"のように機能し，中足部と後足部を安定させる．

　足部接地と共に伸展していた膝関節は軽度屈曲し，バネのように衝撃負荷を緩衝する．このとき大腿直筋の遠心性収縮が重要な役割を果たしている．

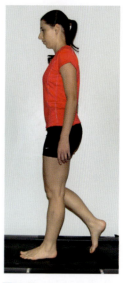

図 4-7

後脛骨筋腱は，距骨頭の下を通過して舟状骨と第1楔状骨に筋停止する．その収縮力により縦アーチを持ち上げる．

遠心性収縮：外力や負荷によって筋は収縮しつつも伸張しブレーキの役割を果たす．

第4章　歩行相に基づく分析法

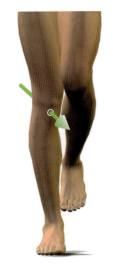

図 4-8　ローディングレスポンスとミッドスタンスにおける膝関節の内旋

　ハムストリング（大腿二頭筋）が大腿直筋と同時収縮することで，関節の剛性を高め，運動中の膝関節を安定させる．膝関節の軽度屈曲は衝撃緩衝において大きな役割を果たし，大腿四頭筋の遠心性収縮により，歩行時の衝撃が軽減されている（Kirtley, 2006）．そのときの膝屈曲角度は約20°（鈍角で160°）で，それをベンチマーク（参照値）と考えることができる．

　主に股関節伸筋群（大殿筋，大腿二頭筋）の収縮によって，体幹は支持脚の足部よりも前方へ移動する．すなわち，これらの筋が伸展した脚を後方へ運び，骨盤が前方へ押し出されるように移動する．

　膝関節は7°まで内旋する（図 4-8）が，それは中足部の回内と距骨の外反によって引き起こされた果間関節窩（足首のほぞ穴）の内旋に起因する．大腿筋膜張筋と大腿二頭筋の外側部分は，外旋筋として膝関節の内旋運動を抑制するように働く．

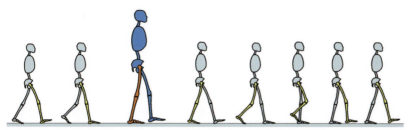

図 4-9 ミッドスタンス

A-3 ミッドスタンス/立脚期

＊理想的なミッドスタンスとは（図 4-9，4-10）

対側肢の足部が離地して前方へスイングし，遊脚側（対側肢）の骨盤は約5°低くなる．観察肢（支持脚）では股関節外転筋が骨盤を安定させ，遊脚側（対側肢）では脊柱起立筋の腰椎部が骨盤を上方へ持ち上げる（図4-11）．遊脚側の骨盤は前方へ向かって回旋し（水平面で回旋），これにより歩幅が拡大する．遊脚側は膝の屈伸によって前方へ加速する．腹筋が骨盤を安定させ，骨盤前傾を抑制する．

体幹が支持脚足関節の直上を超えて前方へ推進するため，身体重心は中足骨の直上まで移動する．この間，筋活動はほぼ不必要である．つまり重心が距腿関節の直上を越えると，身体は慣性により前方へ移動するのである（図 4-5c, p.130）．身体が全面接地している足部の上を通過しているとき，距腿関節は底屈している状態から背屈へと移るが，この運動はヒラメ筋の遠心性収縮によって制動されながら行われる．その際，体幹は直立状態か，あるいはほんのわずかに前傾する．

ローディングレスポンスで距骨下関節は外反位であったが，後脛骨筋の収縮によって踵骨が再び垂直のニュートラルポジションとなる．それでもなお，距骨下関節の回内筋である長腓骨筋が同時に強く収縮するのは，このポジションにあるために大きな負荷のかかった足部が，外側方向へ異常運動するのを阻止するためだと考えられる（Louwerens et al, 1995, Murley et al, 2009）．

大腿四頭筋は膝関節屈曲を防いでいる．

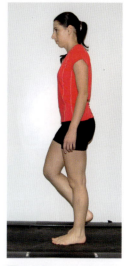

図 4-10

股関節外転筋群は支持脚の骨盤を安定させる．

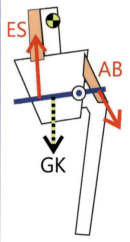

図 4-11 ミッドスタンスにおける力の均衡の模式図

重力（GK）は遊脚側（図の左側）の骨盤を押し下げる．遊脚側の腰部脊柱起立筋（ES）などの背部筋と，立脚側の股関節外転筋（AB）がコントロールされていない骨盤の沈み込みを抑制する．

第 4 章　歩行相に基づく分析法

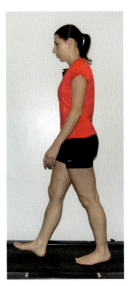

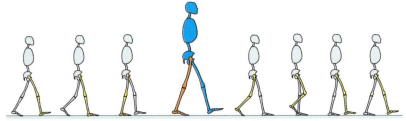

図 4-12　ターミナルスタンス

図 4-13

A-4　ターミナルスタンス/プッシュオフ

＊理想的なターミナルスタンスとは（図 4-12, 4-13）

　腓腹筋とヒラメ筋（下腿三頭筋）の収縮により踵骨の後端が持ち上がり，踵が離地し，全身が前方へ加速する（図 4-5d, p.130）．下腿三頭筋の収縮が，このプッシュオフ動作と身体の前方への加速のために非常に重要である．いくつかの研究グループは，プレスイングをプッシュオフと呼んでいるが（Götz-Neumann, 2011），本書ではその用語の使用は避ける．なぜなら，実際，推進力はターミナルスタンスで発生しており，この時点では対側肢の足部はまだ接地しておらず，さらに前方へ押し出すことが可能な状態だからである．下腿三頭筋の筋力が，踵離地によって生まれた推進力を下肢全体に伝えることが可能となるように，大腿四頭筋の活動により膝関節が伸展位に保たれる．それと同時に後足部は再び軽度内反する（2°〜3°）．身体重量が前足部を介して地面へと伝達するために，後足部が足底筋膜の受動的な緊張力によって内反する（第 4 章 C-3, p.143）．そうなることで，本来は可動域をもつ中足部の関節がロッキングし，必要な力の伝達が確実となる．距骨下関節の軸よりもやや内側に位置するアキレス腱付着部（図 2-44, p.43）は，内反運動を助長させる．膝関節を伸展位に保つことは，推進力を骨盤と体幹に最適に伝達するために必要である．大腿四頭筋収縮による膝関節伸展位の保持は，身体重心を前上方へ押し出す．このように，この筋群は身体の推進に貢献しているのである．

　身体重心は中足部の上を通過して第 1 中足趾節関節の上に移動する．歩行開始時や上り坂などの低速歩行時では，第 2〜第 5 中足骨頭での蹴り出しが多くなり，負荷や歩行速度が増加した場合は第 1 または第 2 中足趾節関節から蹴り出す（Saltzman & Nawoczenski, 1995）．

　前足部はわずかに回内し，後足部とは逆方向へねじれた状態となる．

　正常な蹴り出しを行うために必要な中足趾節関節の可動域は，伸展 20°〜30° であり，可動域制限がある場合（たとえば強直母趾）は早すぎる踵離地の原因となる．

　距腿関節の可動域は背屈 10° が必要で，可動域制限がある場合，同様に早すぎる踵離地と対側肢の歩幅縮小の原因となる．

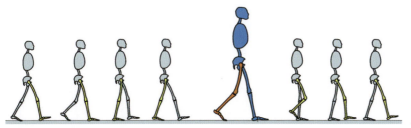

図 4-14 プレスイング

A-5 プレスイング

*理想的なプレスイングとは(図 4-14, 4-15)

対側肢の足部が接地し，荷重が加わる(イニシャルコンタクト，そしてローディングレスポンス)．プレスイングで荷重が減少していくことにより(図 4-16)，観察肢は遊脚期へ移行する準備を行う．距腿関節はおよそ 10° 底屈し，膝関節は屈曲する(これにより遊脚期での足部と地面の距離，クリアランスが確保される)．そして，股関節が屈曲を開始する．

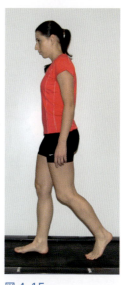

図 4-15

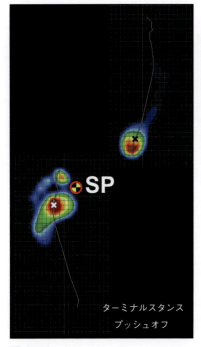
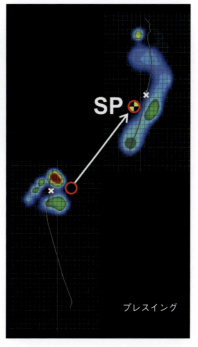

図 4-16
ターミナルスタンス(左)からプレスイング(右)への移行期の力の推移と重心の移動．
SP ＝重心．異なる部分計測をモンタージュ技法で表示．

第 4 章　歩行相に基づく分析法

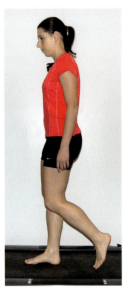

図 4-18

遊脚の振子運動はエネルギーをほとんど必要としない．

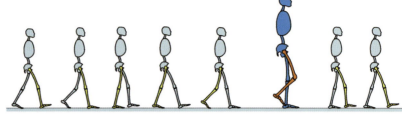

図 4-17　イニシャルスイング

A-6　イニシャルスイング

＊理想的なイニシャルスイングとは（図 4-17，4-18）

　足部が離地すると，足底の皮膚にあるメカノレセプターから接地の情報が途絶える．ハムストリング（大腿二頭筋）の収縮により膝関節が屈曲し，屈曲した下肢は屈筋群（腸腰筋）により前方へ移動する．この振子運動が開始されれば，下肢を前方へスイングさせるための筋力はほとんど必要なくなる．

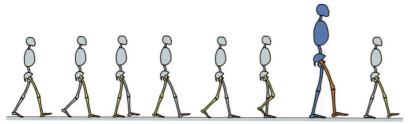

図 4-19　ミッドスイング

A-7　ミッドスイング

＊理想的なミッドスイングとは（図 4-19，4-20）

　膝関節はハムストリング（大腿二頭筋）の収縮によって屈曲するが，標準的な膝屈曲角度は 50°〜60° である（Kirtley, 2006）．屈曲した下肢は，屈筋群（腸腰筋）により前方へ移動する．

　前足部は前脛骨筋によって引き上げられ，地面と足趾間の必要最小限のクリアランスが確保され，小さな障害物へのつまずきを回避することができる（図 4-21）．歩幅を確保するために骨盤は前方回旋する．身体重心は，へその辺りにあって支持脚の足部上にはないため，股関節にモーメントが生じて骨盤が遊脚側へ少し下がる．立脚側の股関節外転筋群（小殿筋，中殿筋）の収縮が骨盤の過度の落ち込みを抑制すると同時に，遊脚側の腰部脊柱起立筋が骨盤を上方へ引き上げる．

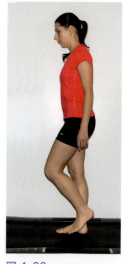

図 4-20

クリアランス＝足部と地面の間隔．

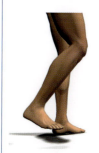

図 4-21　ミッドスイングにおけるクリアランス（足趾-地面-間隔）

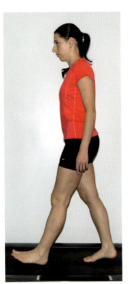

図 4-23

足部のポジション決定．

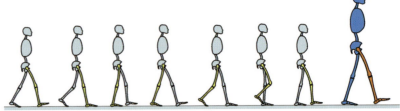

図 4-22　ターミナルスイング

A-8　ターミナルスイング

*理想的なターミナルスイングとは（図 4-22, 4-23）

　膝関節は大腿直筋によって伸展し，下肢は股関節部で屈曲する．大腿二頭筋が下肢の前方へのスイング運動をわずかに制御する．前脛骨筋の収縮により，足部は距腿関節で背屈し，その後のイニシャルコンタクトで踵からの接地が可能となる．後足部はわずかな内反位（2°～3°）かつ外旋位となり，踵部外縁部での接地を可能にする．足部ポジションの調節は接地の直前に行われ，長・短腓骨筋が収縮し足部のポジションが安定する．このポジションについては，中枢神経系によってきわめて正確に制御される必要があることが，シミュレーションによって明らかになっている．たとえば，歩隔はターミナルスイングにおいて股関節の外転および内転筋群によって決定される（Bauby & Kuo, 2000）．

B バイオメカニクス的観点からみた安定歩行のメカニズム

B-1 推進力は何によって生まれるのか？

歩行中，実際に前進できるのは，複数のメカニズムの相互作用によるものであり，それはつまり前方へ向かう力の生成である．

1. 前足部のレバーアーム/フォアフットロッカー（第4章C-3，p.143）：腓腹筋とヒラメ筋の同時収縮によって踵の後端が離地し，身体重心が前上方へ移動する．図3-72c, d（p.117）は，ターミナルスタンスとプッシュオフにおいて推進力がどのように生まれているのかを，すなわち床反力ベクトルが前上方へ向かっている様子を示している．
2. 足底筋膜と後脛骨筋が後足部を内反させることで，中足部が安定する．その結果，中足部の関節はロッキングし，前足部と後足部の間の力の伝達が可能となる．
3. 膝関節は大腿四頭筋によって伸展する．それにより下腿と大腿の間の力の伝達が確実となり，身体重心が前上方へ移動する．
4. 骨盤は遊脚側が前方へ，立脚側は後方へ回旋する．この水平回旋の左右差は約10°で，歩幅の確保に大きく貢献する．水平回旋が制限されている場合には，歩幅を確保するために遊脚側の股関節をより強く屈曲し，立脚側ではより強く伸展することが必要となる．

B-2 肩と腕の振り

骨盤と肩（上肢帯）は，それぞれ逆方向に回旋運動を行う．これは幼児の歩容が成熟した歩容へ発達したことを見極める目安にもなっている（Sutherland et al, 1980）．**肩（上肢帯）の回旋はエネルギー消費**に関わり，**動的なバランスを維持**するために機能する（Yizhar et al, 2009）．Chapman & Kurokawa（1969）は，肩の平均最大回旋は男性で9°，女性で7°としている．律動的な腕の振子運動は下肢の筋収縮に類似しており，明らかに中枢神経系の**中枢パターン発生器**（central pattern generator：CPG）で制御されている（Zehr & Duysens, 2004）．腕の運動自体は歩容の安定にはあまり役立たないが，バランスが崩れた際などには素早く反応できる（Bruijn et al, 2010）．

胸椎領域の運動制限などによって肩回旋に制限がある場合，歩容は変化する（Brinckmann et al, 2012）．たとえば脊椎側弯症の場合，胸椎の回旋運動が減少するため左肩の回旋運動も減少し，さらに右側骨盤の回旋運動も減少して，歩行中の回旋モーメントのバランスを保つ可能性がある．その場合，結果として右の歩幅は縮小する．それゆえ歩幅の左右が非対称な場合は，常に体幹の回旋運動を正確にチェックすべきである．

体幹回旋障害があると歩容は左右非対称になる．

C 歩行のクリティカルフェーズ

歩行における問題点を理解するためには，非常に不安定なシステムであるヒトの**体幹**が，やはり同じように非常に不安定な膝関節と足関節を含む**下肢によって運ばれている**ことを認識する必要がある．関節包靭帯と筋活動のみによって安定性が確保されるため，克服しなければならない**クリティカルフェーズ**（危機的状況）がいくつか存在する．**神経筋制御**がうまく機能することで，ヒトは歩行においての"最悪のケース"に対処している．歩行分析に際しては，ヒトの歩行運動のクリティカルフェーズを理解できれば対応しやすい．クリティカルフェーズで起こる逸脱運動は，歩行の安定性に深刻な影響を及ぼす場合が多い．とりわけ何をおいても優先されることは，足部-脚部-骨盤-体幹システムの安定性を確保することである（Gage, 1995）．中枢神経系は筋やバイオメカニクス的弱点を代償運動によって補填しようとし，クリティカルフェーズにおいては，それが非常にはっきりと現れる．

高齢者の場合，歩行中のアクシデントへの対応は不十分なことが多い．たとえば，クリティカルフェーズの1つであるイニシャルコンタクト（初期接地）において，濡れた床で足部が滑ることに対して認知が遅れること（受容体の障害），筋反応が弱すぎること（筋力低下），またはその状況に対応する筋応答が不十分（協調不全）であることが挙げられる（Granacher, 2011）．

> 安定性に関わるクリティカルフェーズへの着目は歩行分析の助力となる．

C-1 イニシャルコンタクト—踵骨の安定性

踵接地は歩行において第一の重要な瞬間である．踵骨は平均2°〜4°の内反位となる（Grifka, 2005）が，踵骨の外側傾斜（内反）が増加すると内反捻挫の危険性が生じる．それを防止できるかどうかは，"**あぶみ**"機能を持つ筋群，すなわち後脛骨筋と長腓骨筋の活躍による．これら筋の腱は，あぶみのように中足部の足底で交差する．そして同時収縮によって，前足部，中足部，後足部の**力学的カップリングモーション（連動）**を介して踵骨を垂直な状態で安定させ，特に長・短腓骨筋が回外運動に対抗するように作用する．回外運動が起こるとすぐに（約0.065秒後には），関節を安定させる筋の活動が始まる（Alt, 2001）．それら筋が疲労すると反射能力が低下し（Granacher et al, 2010b），クリティカルフェーズにおける障害（例：足の滑り）に対して適切な反応ができなくなる可能性がある．

"あぶみ"機能をもつ筋群の同時収縮は，接地直後に起こる．この相で重要なことは，なによりもまず足部の接地情報をすみやかに中枢神経系に伝えることである．たとえば靴底が非常に柔らかい場合，足底の圧受容器へ刺激が届くのが遅れ，"あぶみ"機能をもつ筋群の収縮が遅れるこ

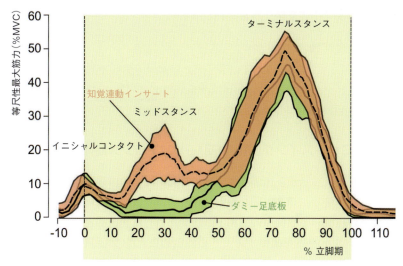

図 4-24
ダミーとしてのニュートラルな足底板（緑色）と知覚連動スポット付きインサート（オレンジ色）を，それぞれ装着したときの立脚期における（黄色の背景）長腓骨筋の筋活動電位の変化．立脚期の 15〜40％の間に示されるもう 1 つのピークは，あぶみ機能をもつ筋の活動の変化を示している（Ludwig et al, 2013b）．

とが考えられる．重要なのは接地の刺激がすみやかに受容体に伝わることであり，新しい足底板のコンセプト（**知覚連動インサート療法**）はその点において"あぶみ"機能をもつ筋の活動を最適にする試みである（**図4-24**）．過剰な衝撃緩衝機能をもったランニングシューズも，受容体レベルで信号発生を遅延させ，神経生理学的に後足部の不安定さを引き起こすため，糖尿病のような多発性ニューロパチー疾患の場合，足底感覚からのフィードバックに障害が発生することがある．このことは，イニシャルコンタクトの不安定さを伴う歩容異常の原因となり，つまずきや転倒の危険性を高める．

> 歩行分析では，接地の瞬間の踵骨のポジションの確認（ビデオ静止画による）だけでなく，その後の踵骨の運動についても分析するべきである．外側方向ないし内側方向への踵骨の傾斜には特に注意を払う．靱帯が不安定な場合（例：外側靱帯損傷），ビデオカメラによるハイスピード撮影ならばミクロの動きを特定することができる．

　体重負荷が後足部よりも遠位に作用すると，本来ならば足部は接地直後に地面に"叩きつけられる"はずであるが，足部背屈筋群（前脛骨筋，長趾伸筋，長母趾伸筋）が収縮してそれを回避する．それら筋は体重によって発生するてこに抗うように逆に作用する（**ヒールロッカー heel rocker**, Perry, 2003, Perry & Burntield, 2010）．これらの筋が筋力低下を起こすと，前足部はコントロールされずに地面に叩きつけられ，典

接地時の安定には精密な受容体シグナルを必要とする．

型的な叩きつけ音を伴う異常歩行となる．

> 歩行分析の一環として，矢状面からビデオ撮影することで，接地時の足部運動を確認しやすくなる．踵接地の際，距腿関節は0°～10°の底屈位となるべきである．足底が全面接地すると（ローディングレスポンス）およそ10°～15°の底屈位となる．

距腿関節は初期接地時には0°～10°底屈．
ローディングレスポンスでは10°～15°底屈．

C-2 ミッドスイング（遊脚中期）―クリアランス確保

　下肢が前方へスイングするとき，つま先が地面の障害物や凹凸に衝突する危険が生じ，つまずいたり転倒したりする．それを防ぐため，中枢神経系が股関節と膝関節の屈曲と距腿関節の背屈を制御し，足趾と地面の間に小さな間隔を確保する．その間隔のことを**クリアランス**という（図4-21，p.137）．若年成人の場合に母趾と地面との**平均クリアランスがわずか13 mm**であることを考えれば，この制御がどれほど緻密であるかが理解できる（Winter, 2009）．このクリアランスが2 cmを超えることはまずない．運動経路上の障害物を認知すると，脳はクリアランスを大きくするために股関節と膝関節の屈曲と距腿関節の背屈を強め，足部が確実にその障害物を回避できるようにする（図4-25）．

クリアランス＝足部と地面の間隔．

　関与する関節の可動域に制限がある場合，安全保持のためのクリアランスの確保は困難となる．距腿関節の可動域に制限があれば，足部を十分に背屈させることは不可能である．その代償運動として，膝関節や股関節をさらに強く屈曲させなければならず，結果として自然歩行とは異なる歩容となる．

　足部背屈に関与する筋に麻痺がある場合（総腓骨神経障害，腓骨神経麻痺），または痙性麻痺の結果として足部底屈筋（下腿三頭筋）に拘縮がある場合，遊脚期においての足部は過度の底屈位となる（図4-26）．この場合にも，上位にある関節のさらなる屈曲によって，十分なクリアランスを確保する必要がある（図4-27）．平坦ではない，または滑りやすい地面を歩行するときも，足部を強く引き上げたり，歩行速度をゆるめて中枢神経系が自動的にクリアランスを増加させる．

股関節と膝関節の屈曲増加でクリアランスも増加．

　股関節や膝関節を強く屈曲させる代わりに，遊脚期に下腿を側方へ強く振り回す場合がある．股関節内旋により，まるで外側に向けたポインターのように傾斜した下腿を回旋させる．これは**ぶん回し歩行**であり，足部を側方へ逸脱させることでクリアランスを確保しようとするものである．

ぶん回し歩行によってクリアランスを確保する．

　高齢者は神経制御機能が低下しているため，クリアランスも少ないことが多く（Woollacott, 1993），つまずきや転倒の危険性が大きくなる（Barret et al, 2010）．高齢者の自然歩行における平均クリアランスは11 mmであるとされているが（Winter, 2009），歩行分析室での計測とい

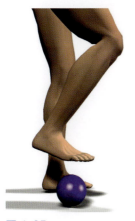
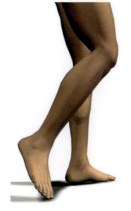
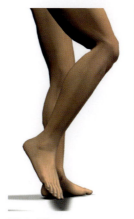

図 4-25
距腿関節，膝関節，股関節を大きく屈曲させ，障害物を超えるためのクリアランスを確保する．

図 4-26
腓骨神経麻痺による背屈筋筋力低下のためクリアランスが減少．

図 4-27
腓骨神経麻痺において代償的に膝関節と股関節を大きく屈曲することにより，再び確保されたクリアランス．

う条件下ではクリアランスの増加が観察される（Kobayashi et al, 2014発表の一例は，67歳の被験者でクリアランス値はおよそ 4 cm）．クリアランス減少に加えて，神経制御機能低下による一歩ごとのクリアランスのばらつきも大きくなる（Khandoker et al, 2008）．それはプレスイングと遊脚期の全体で，足関節，膝関節，股関節の関節角の変動の大幅な増加によって示される（Kobayashi et al, 2014）．

> 歩行分析の際には，この歩行相に特に注意を払う必要がある．高齢者の場合，地面の高さに設置したビデオカメラでクリアランスを計測するのもよい．この方法で歩行における潜在的危険性を特定し，リハビリテーションにおけるトレーニングで成果を得ることができる．

C-3 プッシュオフ—アキレス腱による牽引

　足部回内による衝撃緩衝機能を有効とするために，立脚期で中足部の可動性は保持されなければならないが，蹴り出しの際に中足部の関節が自由に可動することは好ましくない．ターミナルスタンスとプレスイングでは前足部のみが接地しており，このときに力は地面に伝わる．下腿三頭筋の収縮により，アキレス腱が踵骨を牽引して地面から引き上げる運動は**フォアフットロッカー**と呼ばれる．中足部の関節が可能な限り"ロッキング"することで力が損失なく伝達され，力学的に無駄なく働く．このとき，中足部は軽度の回外位となり，後足部は内反位となることにより，距舟関節と踵立方関節の関節軸位はもはや平行でなくなる（ミッドスタンスでは中足部の回内によって平行となり可動性が高い）．双方の関節軸は互いにわずかに傾斜して中足部をロッキングする．

後足部の内反は中足部の関節をロッキングする．

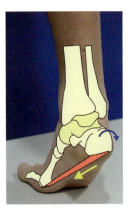

図 4-28 足底腱膜のウィンドラス効果（ウィンドラス機構）
つま先立ちになると足底腱膜が緊張し，後足部を内反位へと牽引することで距骨下関節を固定し，前足部から後足部への力の伝達を向上させる．

プッシュオフに後足部がおよそ 4°内反しているのは，バイオメカニクス的な意味をもつ．これは特に後脛骨筋の収縮によるものであり，長・短腓骨筋も同時に収縮することで，過度の内反を防ぎ，後足部を安定させる．

足底筋膜は解剖学的付着部により，前足部荷重の間は緊張し，踵骨が内反位へと牽引される（ウィンドラス効果，図 4-28）．このことにより中足部のロッキングは支持される（Dugan & Bhat, 2005）．

> たとえば重度の外反扁平足で後脛骨筋の筋力が弱い場合，下腿三頭筋の筋力が前足部へ伝達されにくくなる．その代償として下腿三頭筋の収縮力が中足部に作用し，中足部の関節に負荷が生じると共に縦アーチがさらに低下する（Van Boerum & Sangeorzan, 2003）．

プッシュオフに後足部の内外反に関与する筋群がバランスよく収縮することによって，アキレス腱が腱鞘の中をまっすぐスムーズに動くことができる．この筋群の収縮がアンバランスになると，アキレス腱に非対称な負荷が発生するため，踵骨の内側または外側傾斜を増大させ，プッシュオフでの障害につながる（Mayer & Grau, 2000, Arndt et al, 1999）．

> プッシュオフにおける後足部のポジションは，歩行分析で計測しやすいため，後足部の異常運動は確認しやすく，筋力のアンバランスも特定できる．

D 各歩行相の歩行分析

この項では各歩行相の重要な要素について述べる．複雑な歩行分析に対して，まずは大まかな概要を把握するために，どの点を特に注意するべきかを以下に述べる．

付録 2（p.230）に典型的な姿勢異常と運動制限との関連，その結果として歩行分析で確認できる逸脱運動の概要を簡略した形で挙げている．また，計測結果や観察したことをシンプルかつシステム的に記録するための記録用紙を付録 3（pp.232〜237）に掲載している．

D-1 イニシャルコンタクト

踵接地の際，後足部はわずかに内反位となり（3°〜4°内反，Grifka, 2005，図 2-42，p.41），足部は約 5°〜15°の外旋位となる．イニシャルコンタクトは通常，踵の外側縁から接地する．

＊着目ポイント：踵

- 踵の外側縁で接地しているか？（図 4-29）

踵部の中央で接地している場合は，膝のアライメント異常（外反膝，X脚）に関する静的検査を行う．さらに動的検査として，歩行時の膝の過度の内旋の有無をチェックする．

*側面からの着目ポイント

- 踵から接地しているか？　あるいは中足部から接地しているか？

踵接地後に足底面を地面に叩きつけるような歩行は，背屈筋群（前脛骨筋）の筋力低下を意味する．そのような歩行によって重要な衝撃緩衝メカニズムが失われている．

- 距腿関節は"ニュートラルポジション"か（図4-30，下腿と足部のなす角度が約90°）？

接地時の過度の足部底屈は背屈筋群の筋力低下によるものである．

*側面から膝関節を観察した際の着目ポイント

膝関節の軽度屈曲は，終末強制回旋運動による機械的ロッキングを回避し，大腿四頭筋の衝撃緩衝機能を有効にする．

- イニシャルコンタクトで膝関節はわずかに屈曲位となっているか？

イニシャルコンタクトで膝関節が完全伸展していると，膝蓋大腿疼痛が発症しやすくなり，接地時の衝撃が緩衝されずに近位の股関節や脊柱へ及ぶ．

D-2 ローディングレスポンス

この相で進行方向に対する足部のポジションが決まる．足部のポジションはおよそ5°〜15°外旋位であることが望ましい（Kaufman & Sutherland, 2006）．

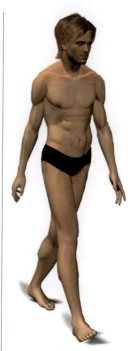

図4-29　イニシャルコンタクト（右脚）

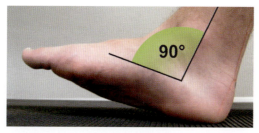

図4-30
イニシャルコンタクト時，距腿関節はニュートラルポジション．

第4章　歩行相に基づく分析法

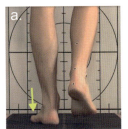

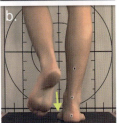

図 4-31 後方から観察できる足趾で足部の外旋位を評価

左足は正常：外側に 2, 3 本の足趾が見える．右足は過度の内旋：内側に母趾が見える．

＊参考となる基準：後方から歩行を観察した場合，通常，外側の足趾 2 本が見える（two-toe-sign）．それが見えない場合，足部の外旋不足，または内旋していると考えられる．また，外側の足趾が 3 本以上が見える場合は，足部が過度に外旋していることになる（図 4-31）．

＊着目ポイント：足部のポジション
A：正常な外旋位（約 5°〜15°，図 4-32）
B：過度の内旋位（外旋 5°未満，toe-in，図 4-33）

- 下腿の骨格に内旋異常はないか？
- 立脚期で膝蓋骨が大きく内側に偏位していないか？
- 下肢全体が股関節で内旋していないか？

足部が明らかに内旋位であったり，または両足部の長軸が互いに並行である場合（回旋位約 0°相当），第 1 中足骨骨頭（第 1 趾）を荷重が通過する歩行は不可能となる．その場合，歩行方向に向かっている第 2，第 3 中足骨を荷重が通過することになり，**開張足**を誘発する．

靴や足底板によって縦アーチをしっかりと支持しようとしても，足部を強く回外/内返しさせるため許容できないことが多い．

- ペドバログラフィー分析において，第 2，第 3 中足骨頭部に主要な足底圧がみられるか？

C．過度の外旋位（15°以上，toe-out，図 4-34）

- 下腿の骨格に外旋異常はないか？
- 立脚期で膝蓋骨が大きく外側に偏位していないか？
- 下肢全体が股関節で外旋していないか？

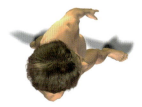

図 4-32 正常な足部外旋位でのイニシャルコンタクト

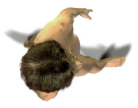

図 4-33 足部外旋不足でのイニシャルコンタクト

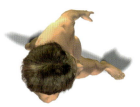

図 4-34 過度の足部外旋位でのイニシャルコンタクト

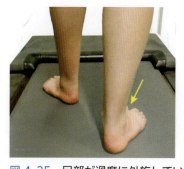
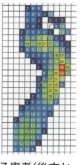

図 4-35　足部が過度に外旋している患者(後方からすべての足趾が見えることに注目：矢印)
足部の外側で蹴り返している．ペドバログラフィーにて外側の中足趾節関節下にピーク圧があることが確認できる．

　足部が過度に外旋している場合(20°以上)，歩行方向に対して足部の長軸が交差し，歩行によって縦アーチが崩れることが多い．中足部の回内運動が増加し，**垂下足**となる危険性が高まる．靴や足底板によって縦アーチを支持しようとしても，違和感により装着を拒否されることも多く，その理由はアーチサポートが足圧中心軌跡上にあるために障害物となるからである．過度の足部外旋によって，外側列の足底圧が増加する可能性がある(図 4-35)．

＊着目ポイント：足部の間隔
　前方もしくは後方から観察して，

- 歩隔はどれくらいか？
- 両足部が交差していないか？(図 4-36)

　両足部が交差していれば，片側支持期の股関節外転筋群の強さをチェックする(両足部が交差する歩容は，股関節外転筋群の筋力不足の指標となる)．このとき遊脚側の骨盤傾斜もチェックする(水平に対して5°より大きければ，股関節外転筋群の筋力低下を示唆している)．

　両足部を交差させて歩行する場合の多くは，中足部が過度に回外している．それは足部のポジションにより床反力が足部の外側へ偏るためである(図 4-37)．

＊着目ポイント：後足部
　後足部は外反位となる．

- 後足部の角度(踵骨角，γ角)：平均 0°〜6°外反(図 2-42，p.41)

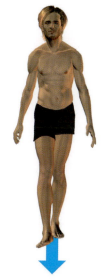

図 4-36　はさみ足歩行

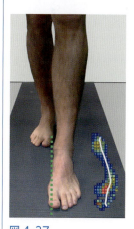

図 4-37
はさみ足歩行は，股関節外転筋の筋力低下と中足部回外に起因している．ペドバログラフィー画像は足部外側で歩行している様子を示している．

第4章　歩行相に基づく分析法

荷重が大きい場合(歩行速度や体重の増加)では8°まで外反することがあるが，それは正常とみなされる(Kernozek & Greer, 1993, Hunt et al, 2000)．これに伴いアキレス腱角も増加する．

> - アキレス腱角(β角)：平均で8°〜12°外反(Walther, 2005)(図4-38)．
> - 後足部が過度に外反していないか？(図4-39)
> - 後足部が過度に内反していないか？(図4-40)
> - 後足部が不安定でないか？

距腿関節や脛腓靱帯結合に外傷歴があると，スローモーション画像において距腿関節の不安定さが観察されることが多い．

A. 過度の外反

> - 立位で外反足を呈しているか？
> - 足部外反の結果として膝軸が過度に内旋していないか？

アキレス腱への負荷が増加していることもある．

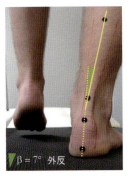

図4-38 ローディングレスポンスにおけるアキレス腱β角

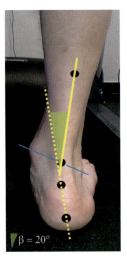

図4-39 ローディングレスポンスにおける過度の外反とアキレス腱角の増大を示す後足部

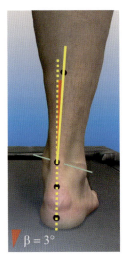

図4-40 ローディングレスポンスにおける過少な外反とアキレス腱角の減少を示す後足部

B. 過度の内反

- 立位で凹足を呈していないか？
- 凹足の結果として膝軸が過度に外旋していないか？
- 内反膝（O脚）を呈していないか？

アキレス腱への負荷が増加していることもある．

＊内側から中足部を観察する際の着目ポイント

　縦アーチは低下し（回内），下腿は後方へ傾斜した位置（約100°の底屈位，図4-41）から足部上を前方へ移動する．回内運動の大きさは，舟状骨の低下の程度〔舟状骨低下，第2章B-1(1)，p.40〕によって確認できる．通常はおよそ4～8 mmであるが，舟状骨低下が10 mm以上の場合は過度の回内である（Nielsen et al, 2009, Cornwall & McPoil, 1999, Mueller et al, 1993）．たとえば，関節のロッキング可動性が減少した中足部では舟状骨低下は起きないが，中足部に本来みられるはずの自然な衝撃緩衝機能が阻害される．

A. 過度の回内（舟状骨低下が10 mmより大きい）

- 立位で垂下足を呈していないか？
- ＊注意：足底筋が極度に疲労していても舟状骨低下が増大する！（Headlee et al, 2008）
- ペドバログラフィー足底圧分析においても，縦アーチの低下，すなわちアーチ部分に明確な足底圧が確認されるか？
- 足部の過度の外旋が回内を助長させていないか？
- 下腿と膝関節（膝蓋骨）は内旋していないか？
- 外反膝（X脚）を呈していないか？

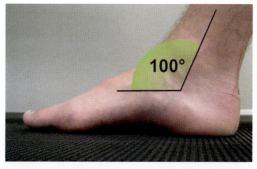

図4-41　ローディングレスポンス初期の足部の様子

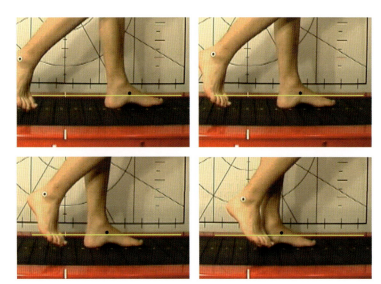

図 4-42 舟状骨低下のない患者
マーカーは正確に参照線上に位置して動かない．これは中足部の関節にロッキングがある症例である．

B. 小さすぎる回内運動（舟状骨低下の過小）：（図 4-42）

- 中足部の可動性が乏しく衝撃緩衝機能が消失していないか？
- 中足部の関節に拘縮がないか？
- 立位で凹足を呈していないか？
- 足圧中心軌跡が外側に偏っていないか？（ペドバログラフィー足底圧分析）

C. 回外（舟状骨低下なし）

- 凹足を呈していないか？
- 足圧中心軌跡が外側に偏っていないか？
- イニシャルコンタクトにおいて，踵骨の明確な過度の内反も観察されたか？
- 膝（膝蓋骨）は外旋していないか？
- 内反膝（O 脚）を呈していないか？

＊外側から膝関節を観察する際の着目ポイント

- 膝関節は軽度屈曲しているか？（拮抗筋による衝撃緩衝機能）
  参照値：10°〜20°屈曲（鈍角であれば 160°〜170°）
- もしくは膝関節は伸展位のままであるのか？（ロッキング）
  その場合は大腿四頭筋の筋力低下が疑われる．

D-3 ミッドスタンス/立脚期

*着目ポイント：中足部

- 回内が最大となる（舟状骨低下は約 10 mm まで）．

*着目ポイント：膝関節

- Q 角の大きさは？（参照値は 10°～20°）
- 膝蓋骨の内旋の程度は？（参照値は：約 5°～13°，または 1～2 cm）

膝蓋骨中央点の運動軌跡（膝蓋骨トラッキング）を検査する．膝が左右対称運動をするか確認する．

過度の内旋が生じている場合（通常は最大 10 mm）（図 4-43）

- 下肢全体が股関節で内旋していないか？
- 下腿骨に内旋異常がないか？
- 股関節は生理学的な内旋可動域を有しているか？
- 股関節内転筋群の短縮がないか？
- 脊柱前弯症を伴う過度の骨盤前傾がないか？

矢状面からの観察

- 膝関節が完全伸展しているか？（ロッキング）
- 膝関節がわずかに屈曲しているか？（拮抗筋による衝撃緩衝機能）
- 対側肢の足部：足趾と地面の間隔はどの程度か？（クリアランス，図 4-21，p.137）

*参照値：最低 2 cm

遊脚側の足部が底屈している場合（図 4-26，p.143），腓骨神経障害または背屈筋（前脛骨筋）の筋力低下を検査するべきである．

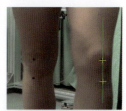
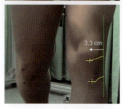

図 4-43　左下肢全体の過度の内旋運動（膝蓋骨と脛骨）

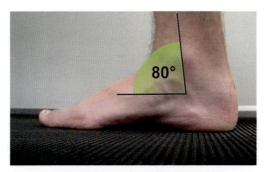

図 4-44　ミッドスタンス初期の足部の様子

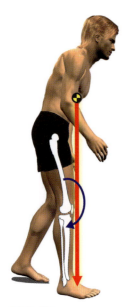

図 4-45
膝伸筋の筋力低下は体幹を前屈させることによって補われる．身体重心を膝関節より前方に移動させることで膝の伸展位を得ている．

＊着目ポイント：足関節

　上体が支持脚の足部上を倒立振子（逆立ちした振り子）のように移動するためには，距腿関節が背屈しなければならない（図 4-44）．距腿関節可動域に制限がある場合，強制的に支持期が短くなり，足部は十分な蹴り返し運動を行うことが不可能となる．

- 距腿関節は約 10° 背屈しているか？

　背屈していない場合，座位にて距腿関節の可動域を検査する（45° 底屈と 30° 背屈．約 10° の可動域を有することが支持期では重要！）．

＊着目ポイント：背面

- 過度の腰椎前弯を伴う骨盤前傾がみられるか？

　もしみられるのであれば，股関節屈筋（腸腰筋）の短縮を検査する．さらに下肢，つまり膝関節が過度に内旋していないか確認する．骨盤前傾が強まると，大腿部を力学的に内旋させることがある．

- 体幹が前屈していないか？

　もし前屈していれば，膝関節伸筋（大腿四頭筋）の筋力低下を疑ってみる．この筋が膝関節を（遠心性収縮によって）安定させることができない場合，代償運動として体幹が前屈することが多く，身体重心を膝関節よりも前に移動させることで膝折れしないようにする（図 4-45）．

D-4 ターミナルスタンス/プッシュオフ

＊着目ポイント：踵部が接地するタイミング

- 踵の早すぎる離地は，距腿関節に背屈制限（図 4-47），または中足趾節関節の背屈制限を意味する（図 6-3，p.172）．

遊脚側の足部が前方へスイングすることに伴い，観察肢の踵は離地しなければならない（図 4-46）．タイミング的には立脚期の中盤で，遊脚側の膝関節はすでに伸展運動をしている．

蹴り出し期の直前では，足部は顕著な背屈位となる（約 10°背屈）．

- 踵離地時に足部が十分に背屈しているか確認する．

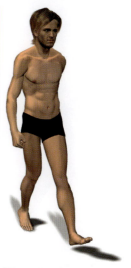

図 4-46　ターミナルスタンス（右脚）

- 背屈制限がみられる場合，その多くは下腿三頭筋の短縮に起因しており，踵は早期に離地する．
- 踵，中足部の順序で離地するのではなく，足部全体を持ち上げる場合は，やはり距腿関節に可動域制限がないか検査する．

＊足部を矢状面から観察したときの着目ポイント

- 踵が離地する際，中足趾節関節は 20°～30°伸展（背屈）しているか？（図 4-48，図 4-51）

もし伸展が不十分であれば，中足趾節関節の可動域を検査する．
中足趾節関節が過伸展，つまり過剰に背屈している（図 4-49）場合は，別の関節の可動制限に対する代償運動の可能性を疑う（例：中足部の可動不足，距腿関節の背屈制限）．

- 距腿関節は底屈位となる（約 110°，または"ニュートラルポジション"に対して 20°底屈，図 4-50）．

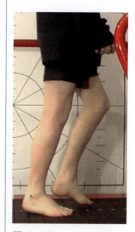

図 4-47
距腿関節の背屈制限のため，右踵部は早い段階（ターミナルスタンス）で離地している．左足部はまだミッドスイングであり歩幅は大幅に短縮する．

距腿関節の可動域：
背屈 30°，歩行には背屈 10° が必要．
底屈 50°，歩行には底屈 20° が必要．

そうなっていない場合は，距腿関節の可動域を検査する．

- 踵離地の際，後足部が身体より後方にあるか？

そうでない場合，歩幅が縮小している．股関節屈筋の拘縮の有無を検査する．

- 踵離地の際，縦アーチがしっかり再構成されているか？（足底筋膜の巻き揚げ機現象（Windlass mechanism）"ウィンドラス効果"，図 4-50，図 4-28，p.144）

第 4 章　歩行相に基づく分析法

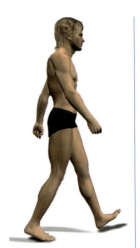

図 4-48 ターミナルスタンス（右脚）

再構成されていない場合，足底筋膜と内側縦アーチを構成する筋群の筋力低下が疑われる．

適切なソフトウェアを使用し，両側母趾の水平距離（歩幅）を判定する．

- 左右の歩幅は同じか？

片側の歩幅が短ければ，股関節領域の問題を示唆している（仙腸関節の拘縮，股関節屈筋群の短縮）．

＊着目ポイント：ねじれ運動

- 踵骨は 3°〜4°の軽度内反位か？（図 2-42, p.141）
- 前足部は回内位か？

前足部に対する後足部のねじれ運動が認められない場合は，前足部から後足部までの各セグメント間の他動的可動域を検査する（第 2 章 A-6, p.36）．

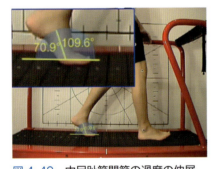

図 4-49 中足趾節関節の過度の伸展（正常 30°に対し 71°）
距腿関節の可動域不足が補われている．

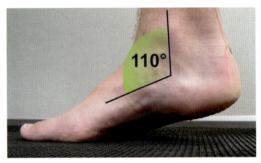

図 4-50 ターミナルスタンス初期の足部の様子

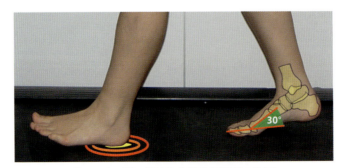

図 4-51 プレスイングにおける中足趾節関節の伸展
対側肢の足部はイニシャルコンタクト．

D-5 プレスイング

*足部を前方から観察したときの着目ポイント

> ・第1趾の中足趾節関節で蹴り返しているか？

　両足部の長軸が明らかに平行な状態（回旋約0°）では，足圧中心軌跡が第1中足骨頭を通過する歩行は不可能となる．進行方向に位置している第2，第3中足骨で蹴り返しが行われることにより，開張足を誘発する危険性が高まる．

> ・ペドバログラフィー足底圧計測において，第2，第3中足骨頭の部分に圧が集中していないか？

　足部の内旋が非常に強い（内旋5°以上）場合は，第4，第5中足骨頭で蹴り返しが行われる．

> ・ペドバログラフィー足底圧計測において，第4，第5中足骨頭の部分に圧が集中していないか？

*着目ポイント：中足趾節関節

　蹴り返しの際，第1中足趾節関節は20°～30°伸展する必要がある（図4-51）．それが観察されない場合は，第1中足趾節関節の伸展可動域を検査する．参照値：30°伸展（背屈）～40°屈曲（底屈）．

> ・蹴り返し時に，中足趾節関節は20°～30°伸展しているか？

*着目ポイント：後足部

> ・アキレス腱は垂直に走行しているか？
> ・踵骨は内反しているか？（内反角度はおよそ10°以下，図4-52）

　前足部外側縁で異常な蹴り返しを行う場合（前足部回外），アキレス腱の走行が傾斜し，過負荷が生じることがある（アキレス腱痛）．

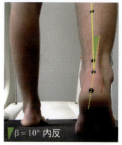

図4-52　蹴り出し時のアキレス腱β角

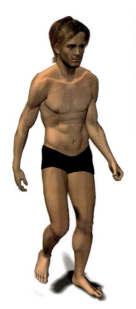

図 4-53　イニシャルスイング(右脚)

深腓骨筋神経：坐骨神経の主枝の1つ．その分枝が，腓骨筋などの足部背屈筋と足趾伸筋を支配する．

D-6　イニシャルスイング

＊着目ポイント：足部

- 足趾と地面の間隔(クリアランス)の大きさは？

　足部が過度に底屈している場合は腓骨神経障害を検査する．

　股関節の屈曲不足によりクリアランスが減少しているのであれば，股関節伸筋の過緊張(痙性麻痺)について検査する．

　膝関節の屈曲が不足している場合(例：膝の愁訴)もクリアランスは減少する．

＊着目ポイント：膝

- 遊脚側の膝関節は進行方向へ向かって運動しているか？(図 4-53)

　膝が内旋している場合は，股関節内転筋群と内旋筋群が短縮していないか検査する．

D-7 ミッドスイング

着目ポイント：足関節

- 足関節が背屈し，足趾と地面の間に十分なクリアランスが確保されているか？

もし背屈していなければ，距腿関節の可動域と足部背屈筋群の筋力を検査する．代償運動として膝関節を過度に屈曲していないかに関してもチェックする．

＊着目ポイント：膝関節

- 膝関節が約60～70°屈曲（または110～120°鈍角）し，足部と地面の間隔（クリアランス）が十分確保されているか？（図4-54）

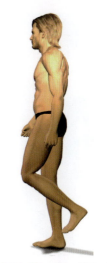

図4-54 ミッドスイング（左脚）

膝関節の屈曲が不十分な場合，愁訴による膝関節運動制限，または膝屈筋群（大腿二頭筋）の筋力を検査する．

＊着目ポイント：下腿

- 下腿は進行方向へ向かってまっすぐスイングしているか？

まっすぐにスイングせずに外側へ振り回すようにしていないか？（下腿が円を描くように動くぶん回し歩行，図4-55）

もしもぶん回し歩行がみられる場合は，下腿の外旋異常がないか，あるいは股関節が過度に内旋していないかを検査する．後者の場合，股関節内転筋の短縮が原因となっている可能性がある．また股関節屈筋群の筋力低下が，ぶん回し歩行，すなわち下腿の振り回し運動の原因である可能性もある．つまり筋力低下した股関節屈筋群ではクリアランスが確保できないので，ぶん回し歩行で代償しクリアランスを確保している．

- 脛骨のポジションが垂直に近いか？

その場合，固有受容性感覚障害の疑い（Horst, 2005），または大腿二頭筋（膝屈筋）に筋力低下がある．

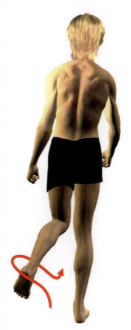

図4-55 ぶん回し歩行

＊着目ポイント：骨盤

- 骨盤と体幹が安定しているか〔骨盤はおおよそ水平，体幹はおおよそ垂直，図4-56，あるいは遊脚側の骨盤（上後腸骨棘）が7°以上側方傾斜しているか？
〔図2-60（p.56），参照値は0°～6°，Kaufman & Sutherland, 2006〕

第4章 歩行相に基づく分析法

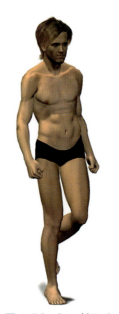

図4-56 ミッドスイングの左脚
骨盤がわずかに傾斜.

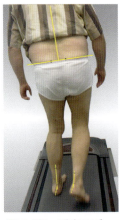

図4-57 重度のデュシェンヌ徴候と左小・中殿筋に筋力低下のある患者

　側方傾斜が過度である場合：立脚側の股関節外転筋群の筋力低下を疑う〔トレンデレンブルグテスト，第2章A-5(5)，p.35〕.

- 体幹が立脚側に側屈していないか？（デュシェンヌ徴候，図4-57）

　体幹が立脚側へ側屈している場合：立脚側の股関節外転筋群の筋力低下を疑う〔トレンデレンブルグテスト，第2章A-5(5)，p.35〕

- 両側の仙腸関節（または両側の上後腸骨棘上のマーカー）の遊脚期の軌跡が左右対称か？

　非対称な場合は，仙腸関節の機能と脚長差について検査する〔第2章C-5(1)，p.55〕.

- 遊脚側の骨盤は5°〜10°前方回旋しているか？

　前方回旋が不足している場合：立脚側の股関節内旋筋群の筋力低下，不安定な姿勢（例：パーキンソン病），仙腸関節の愁訴がないかを調べる.

D-8 ターミナルスイング

＊着目ポイント：下腿と膝

- 下腿は進行方向に向かって運動しているか（図 4-58），それともぶん回し歩行がみられるのか？

ぶん回し歩行がみられるようであれば，下腿骨の回旋異常について検査する．また股関節が原因で下肢全体が過度に内旋していないか検査する．

- 大腿部と膝関節は進行方向に向かって運動しているか？

明らかに内旋しているようであれば，股関節内転筋群と内旋筋群の短縮について検査する．

- 膝関節は十分に伸展しているか？

十分に伸展していない場合（例：膝屈筋である大腿二頭筋の短縮が原因），足部の早過ぎる接地や歩幅の縮小がみられる．大腿二頭筋の短縮について検査を行う．

- 股関節は十分に屈曲しているか？

おおよそ20°屈曲していれば正常といえる．それが不十分な場合，歩幅が必然的に短縮する．股関節の運動可動域を確認し，大殿筋の短縮について検査する．

- 上肢帯は骨盤回旋とは逆に後方へ回旋しているか？

立脚側の肩と腕の後方運動が少ないと（正常では5°～10°回旋），骨盤で発生する回転モーメントを相殺することができない．それにより運動は非対称でエネルギー効率の悪いものとなる．腰椎の回旋制限について検査する．

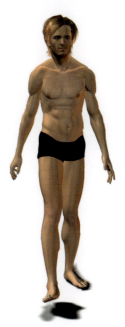

図 4-58 ターミナルスイング（右脚）

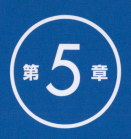

第5章

走行の分析

　歩行であれば，どちらかの足部が必ず接地し両脚支持期も存在するが，走行においては両脚とも接地していない非支持期である**飛翔期**が存在する．歩行から走行への移行は一歩行周期の間に起こり，それは**ミッドスタンス**であると考えられている（Hreljac et al, 2007）．速度が上がれば飛翔期の継続時間の割合は増加する〔時速18 kmで走行する場合，飛翔期は70％であるのに対し，時速32.4 kmで走行すると80％となる（Vaughan, 1984）〕．

　歩行分析のために定義された歩行相は，走行には100％あてはまるわけではない．歩行では後方に位置する一方の足部から前方に位置する別の足部へ荷重が移動する**プレスイング**が存在するが，**走行においては存在しない**．それでもなお，歩行分析に基づいて区分された歩行相は，**走行分析**においても役立つ．神経生理学的研究においては歩行と走行では運動プログラムが異なるのは明らかであるが，筋が活動する相は同じであっても，そのタイミングに相違があるとされている（Cappellini et al, 2006）．歩行分析の際にみられる静的アライメント異常や動的運動異常は走行でも現れるため，走行分析に先立ち，歩行分析と姿勢分析は必ず行うべきである．

　運動速度が増加するに伴い，足部接地時の外転位（外旋位）は減少し（Fuchs & Staheli, 1996），走行中の足部はほぼ進行方向へ向く．したがって，歩行において足圧中心軌跡は母趾球を通過するが，走行においては第2，第3足趾球を通過する（Hlavac, 1977, Grifka, 2005）．

　側面（矢状面）から観察すると，走行における**イニシャルコンタクト**で，下腿は歩行時よりも明らかに**垂直位**であることがわかる（図5-1）．走行速度の増加に伴い，イニシャルコンタクトでの下腿の傾斜角度は減少し，**身体重心**に近づく（Bauersfeld & Schröter, 1998）．このように，同じ筋を使用していながら，効果的に推進力を得ているといえる（Dugan & Bhat, 2005）．

走行分析に先立ち，姿勢分析と歩行分析を必ず行う．

走行時には足部外旋位は減少．

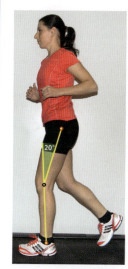

図5-1　走行時のイニシャルコンタクト
脛骨がほぼ垂直である．

走行では男性よりも女性のほうが回内が大きくなる．

走行では後足部と下腿のカップリングモーションが増す．

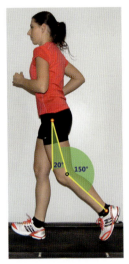

図 5-2　走行時のプッシュオフ/プレスイング
大腿が約 20° 伸展．

女性の走行においては，男性よりも距骨下関節の回内が顕著である（Kernozek et al, 2005）．また立位においては，下肢のアライメントが同じでも，女性のほうが走行中に膝がより**外反位(X 脚)**になるケースが多い（Krauss, 2006）．

　足部と下腿のカップリングモーションは，走行中のほうが歩行時と比較して顕著になる．歩行中は，後足部外反による下腿の内旋が増加するため（Pohl et al, 2007），特に膝痛または脛骨縁に痛みがある場合には，後足部の角度について，より注意を払うべきである．

　走行分析の参照となる値は，歩行分析と比較して非常に少ない．その理由は，走行における運動パターンの変動性のほうがはるかに大きいからである．走行分析で最も重要視されるのは，接地の瞬間の足部ポジションである（第 5 章 B，p.163）．

A　走行分析のために必要となる機器

　走行分析は，歩行分析室にてトレッドミルで行うことが前提となる（図 5-3）．ランニングコースにて走行中の運動シーケンスを撮影することもあるが，その場合には屋外で行うことが望ましい．トレッドミルの利点は，連続して多くの走行周期を解析できることである．しかし，トレッドミル上を走行することで，被験者が自らの走行スタイルを変化させてしまうと，完全なる自然運動の評価ができないという欠点がある．（第 3 章 G-1，p.105）．

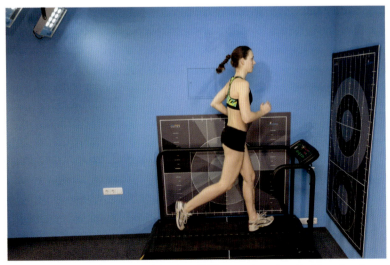

図 5-3　歩行分析室のトレッドミル，照明ユニット，キャリブレーションボードの様子
Contemplas 社（www.contemplas.com）提供．

運動速度が増加するにつれ，各歩行相間の間隔は減少する．そのような状況下でも良好な静止画を抽出するためには，周波数200 Hz以上で，高速シャッター機能を搭載したハイスピードカメラの使用が推奨される．短い露光時間でもシャープで鮮明な画像を撮影するためには，強い照明が必要になる．

トレッドミルのベルト面のサイズ(幅と長さ)は，高い運動速度に対応するため十分な大きさが必要である(第3章G, p.105)．被験者の安全のため，トレッドミルから落下した場合には直ちに停止するよう非常停止スイッチに連結したロープを被験者の腰に装着することも必須である．

B 走行スタイル：足部接地

初心者に"最適な走行スタイル"を習得させるべくアドバイスや指導をする立場にあるものが，その第一歩として重視するべきことは**足部接地の方法**である．積極的な**フォアフット走法**がよいといわれることもあるが，ランニングシューズの構造からみると，いまだに**ヒールストライク走法**が主流である．また，走行スタイルは学習の積み重ねであり，神経プログラミングの結果でもあるので，大きな理由もなく走行スタイルを変更するべきなのかという疑問も生じる．

異なった走行スタイルのバリエーションを比較検討するのは困難であるが，その理由は，具体的に主張できるようなバイオメカニクス的利点が必ずしも明確に研究されていないためである．Liebermanらの研究では，フォアフット走法のランナーが裸足で走行したほうが，スポーツシューズを着用したヒールストライク走法のランナーよりも，明らかに力と力の増加率の発生が小さいことを示している(Lieberman 2010, Lieberman et al, 2012)．そのため，差高が大きくなるような踵部の強い衝撃緩衝機能の必要性が疑問視されるようになった．それは，エスカレートするランニングシューズの衝撃緩衝機能に対して批判的な疑問を投げかける，いわばパラダイムシフトともいえるもので，裸足ランニングに適した走行スタイルと，そのための靴が注目されているということである．いずれにしてもランニングを分析する者が理解するべき重要なことは，被験者がどのようなランニングスタイルを好むのかということと，そしてそのスタイルに靴や足底板をいかに適合させるかということである．

通常，走行速度が増加すればするほど，初期接地は前足部方向へシフトするということを念頭におく必要がある．たとえば，フォアフット走法を実行しないスプリンター(短距離走者)など存在しえないのである．走行の検査や分析は，靴を履いた状態で行い，さらに裸足で行ってもよい．その際，裸足での自然な走行運動では，ある一定の速度を超える

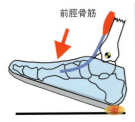

図 5-4

と，必ずフォアフット走法となることを覚えておく．自然な条件下での走行時の中足部の回内運動，または後足部の外反運動の大きさを確認したいのであれば，裸足で検査することが有効である．

B-1 ヒールストライク走法

足部は歩行時と同じように踵部外側縁から接地する．そのため，踵後端を支点とした**ロッカーファンクション**（揺りてこ）が働き（**ヒールロッカー**），前脛骨筋の収縮により前足部が地面へたたきつけられるのを抑制する（図 5-4）．

一般的なランニングシューズは，ヒール部分に強い衝撃緩衝材を使用している構造であるため，このタイプのランナーに適している．

＊ランニングシューズと足底板についての結論

- ヒールの衝撃緩衝性を十分に機能させることができる．
- 足底板は回内/回外運動に対して十分な支持効果をもたらす．
- 足底板により回内/回外に対して知覚連動性作用をもたらすことが可能である．
- 脚長差が存在する場合，足底板による補高が効果をもつ．
- 前足部と後足部のねじれ運動に追従することが非常に重要である．
- 中足趾節関節とアウトソールの背屈部位（靴底の凹凸）が一致していることが非常に重要である．

B-2 フラットフット走法

初期接地は中足部の外側全体でなされる（図 5-5）ため，ヒールロッカーがほぼ消滅し，足部背屈筋（前脛骨筋）の収縮（遠心性収縮）もそれに合わせて減少する．接地と同時に縦アーチに体重負荷がかかるため，中足部が回内し，縦アーチを支える筋（後脛骨筋）の強い収縮が接地直後にみられる．ランニングシューズのヒール部の衝撃緩衝機能は，フラットフット走法には効果を発揮しない．むしろ優先されるべきは中足部の安定機能である．この走行スタイルの足部接地では，床反力作用点が距腿関節軸に近い．したがって他の走行スタイルと比較して，筋が代償しなければならない回転モーメントが最小となる．

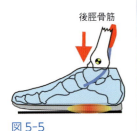

図 5-5

＊ランニングシューズと足底板についての結論

- ヒールの衝撃緩衝機能はほとんど，または全く効果を発揮しない．
- 中足部を安定させる要素は重要である．
- 足底板は回内または回外に対する支持効果をもつ．

- 足底板により回内/回外に対して知覚連動性作用をもたらすことが可能である.
- 前足部と後足部のねじれ運動に追従することが非常に重要である.
- 中足趾節関節とアウトソールの背屈部位（靴底の凹凸）が一致していることが非常に重要である.

B-3 フォアフット走法

足趾球で初期接地するため，ヒールストライク走法とは逆のてこが作用する（**フォアフットロッカー**）．前足部はわずかに内反位で接地する．力学的見地からすれば踵が地面へ打ちつけられるはずであるが，下腿三頭筋（腓腹筋，ヒラメ筋）の遠心性収縮がそれを阻止しようとするため（図 5-6），すでに初期接地の段階でアキレス腱に強い負荷が発生する．バイオメカニクス的に有効な力を発揮するために，フォアフット走法の歩幅は著しく縮小する（Altman & Davis, 2012）．

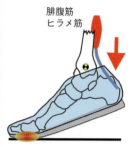

図 5-6

*ランニングシューズと足底板についての結論

- ヒールの衝撃緩衝機能は効果なし.
- 前足部の衝撃緩衝機能が非常に重要である.
- 回内または回外に対する足底板の支持は効果なし.
- 横アーチパッドの効果はほとんど，または全くなし.
- 足底板の前足部外側ウェッジは効果的である.
- 前足部と後足部のねじれ運動に追従することが非常に重要である.
- 中足趾節関節とアウトソールの背屈部位（靴底の凹凸）が一致していることが非常に重要である.
- ヒールカップの上縁がアキレス腱を圧迫しないことが重要である.

*ランナーへの助言

- 他の走法からフォアフット走法へ転向するためには，下腿三頭筋の集中的かつ長期的なトレーニングが必要不可欠となる.

C 走行分析結果の評価

歩行分析で評価されるさまざまな要素（第 4 章 D，p.144）に加えて，走行を評価する際には以下の基準を考慮する.

C-1 イニシャルコンタクト

- 接地は前足部，中足部，または後足部からか？
- 前足部，または中足部で初期接地がなされる場合，矢状面において脛骨はほぼ垂直か？（図5-1，p.161）
- 接地した足部はどれくらい身体重心よりも前方に位置しているか？
- 踵接地の際，膝関節は軽度屈曲しているか？（アクティブな走行スタイル）

アクティブな走行スタイルでは，イニシャルコンタクトにおいて膝関節が軽度屈曲する．

高速走行では，膝関節は踵接地時に45°（鈍角135°に相当）まで屈曲することがある（Schneider, 2009）．

上記項目の後半の2点は，矢状面からのビデオカメラ撮影で捉えやすい．さらにイニシャルコンタクトの瞬間の膝角度も計測する．アクティブな走行スタイルでの計測値は10°～30°となるはず（150°～170°鈍角）で，その際，足部は身体中心に近い位置に接地している（図5-1, p.161）．パッシブな走行スタイルでは，膝は伸展している特徴があるため，ある特定の状況下においては膝関節が機械的にロッキングすることがある（膝屈曲10°未満，踵接地は身体重心から前方へ遠く離れている）．

C-2 ローディングレスポンス

踵骨の外反角（靴のγ角）を検査する．

- 8°以上の後足部外反角（γ角）は好ましくない（Cioska, 2000）．

同様の定義として，McClayとManalは，通常の回内と過度の回内について，β角が10°以上外反しているかどうかで区別している（McClayとManal, 1997）．

- アキレス腱角（β角）の10°以上の外反は過度の回内に相当（より厳密にいえば，後足部の過度の外反．図5-7）．

アキレス腱角の増加は速度と疲労に依存する（速度増加に伴い強い衝撃緩衝が必要になる）．疲労困憊状態で負荷がかかっているとき（例：マラソン）では，疲労していない状態と比較して計測される角度が増加する（Fromme et al, 1997）．

前足部，後足部，下腿のカップリングモーションは，歩行時よりも走行時のほうが明らかに強くなると考えられる（Pohl et al, 2007）．靴やスポーツ用足底板の効果を評価することも含めて，ローディングレスポンスでの膝蓋骨と脛骨のトラッキングによる膝関節運動評価が非常に重要となる．

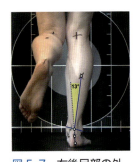

図5-7 右後足部の外反角が大きいランナー
Ch. Mayer（www.schneider-piecha.de）提供．

特に走行運動において発生しうる"メディアルコラプス"(第2章B-3, p.46)は, 前方から撮影するとわかりやすい. 過度の回内と外反, 下腿と膝関節の内旋の組み合わせは(異常な)カップリングモーションであり, 関連するすべての身体構造に痛みを発生させうる"メディアルコラプス"と呼ばれている(図5-8). ただし過度の回内のみであれば, ランナーにとって傷害リスクは高くならない(Nielsen et al, 2014).

C-3 プッシュオフ

- 膝関節は平均25°～35°屈曲を示す(図5-2, p.162). もしくは145°～155°(鈍角)である(Schneider, 2009).
- 蹴り出しの瞬間, 大腿部は垂直に対して約20°～35°後方へ傾斜(垂直に対する, 大転子と膝関節軸を結ぶラインの角度)(Novacheck, 1998, Cavanagh, 1990).
- 股関節の伸展不足は歩幅の縮小につながる. 股関節に伸展不足がみられる場合, 股関節屈筋群の短縮(第2章A-5, p.31), 大殿筋と大腿二頭筋の筋力低下, 骨盤前傾に関して, それぞれ検査を行う(第2章A-4, p.21).

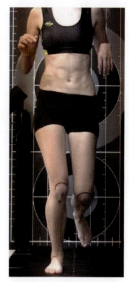

図5-8 右側にメディアルコラプスがあり, 同時に左側の骨盤が顕著に側方傾斜しているランナー
Ch. Mayer(www.schneider-piecha.de)提供.

プッシュオフで膝関節と股関節の伸展が不足していると, "座っているような"走行姿勢となる. これはエネルギー効率が悪いだけではなく, 膝蓋骨下の負荷圧増加による膝関節痛の原因となる可能性がある(第6章L, p.179). このような状況に対して, 股関節を正しく伸展するために, ハムストリングと殿筋の筋力低下がみられればトレーニングをすることを推奨している. また, 同様に短縮した股関節屈筋群に対するストレッチも必要としている(Marquart, 2012).

C-4 遊脚期

- 膝の屈曲は平均90°である(スプリンターの場合はそれ以上となり, 踵が臀部まで振り上がる).
踵の振り上げが不十分な場合, 下肢の振子が長くなるため, 前方へ振り出すのにより大きな力が必要となる. つまり非効率的な走行スタイルになる.

C-5 腕の振子運動

腕の振子運動は, 骨盤の回旋で生成された回転モーメントに対して釣り合いをとり, 前進運動のエネルギー効率を最適化する(Yizhar et al, 2009). したがって, 走行方向への推進力が最大となるように, 腕と上肢帯は(水平面で, 上から観察して), 骨盤と腰椎に対して正反対の方向

へ回旋しなければならない（Nüesch et al, 2010）．

- 腕はリズミカルに振子運動をしているか？
- 肘は身体に近い位置で運動しているか？
- 肘は最低 90°屈曲しているか？
- 腕と上肢帯は，骨盤と反対方向へ回旋しているか？

C-6 体幹のポジション

本来，体幹は，走行運動における"アンカーポイント"である．安定した体幹筋は天然のコルセットのように働き上体の位置を安定させる．何の障害もない自由な呼吸運動をはじめ，腕の振子運動効果による骨盤の回転モーメントの相殺は，体幹が安定しているときだけに可能となる上体におけるスムーズな力の伝達を前提としている．Lackmann（2010）は，筋力が低下した体幹は，ランニングスポーツにとっての"真のパフォーマンスキラー"だと提言している．また，Stanek ら（2011）は体幹筋の重要性について，回避運動やつまずきから運動を安定させる役割を強調している．それゆえ体幹筋のトレーニングは，走行のための準備，そして走行に付随したトレーニングのために重要である．

走行分析においても歩行分析同様に，まずは姿勢や筋機能について十分な検査を行う必要がある（第 2 章，p.13）．

走行運動を評価するときは，以下の点に特に注意する．

- 体幹が強く前屈していないか？
  標準：約 3°〜5°前傾（大転子と肩峰突起を結ぶライン）

もし過度に前屈している場合，股関節屈筋群が短縮している可能性，骨盤の前傾，腰部背筋と殿筋が筋力低下などをチェック！

- 過度の骨盤前傾が出現していないか？
  もし過度の骨盤前傾が出現していれば，股関節屈筋群の短縮がないか？ 腹筋が筋力低下していないか？ などをチェック！

遊脚側の骨盤が 5°以上下がる（トレンデレンブルグ徴候），または代償運動として体幹が 5°以上立脚側へ傾く（デュシェンヌ徴候）など異常がある場合，小・中殿筋（外転筋群）と背筋下部（腰部脊柱起立筋）の筋力低下が特に走行中に顕著になる．図 5-9 はその一例である．ランナーの場合，このような筋力不足は姿勢異常だけにとどまらず，脆弱な筋への過負荷を引き起こし，それが下背部や股関節の愁訴の原因となることが多い．

安定した体幹筋は走行運動を安定させる．

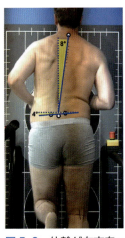

図 5-9 体幹が右方向へ大きく傾斜しているランナー（デュシェンヌ徴候陽性）
骨盤が左側へ 4°傾斜しているのは正常範囲（トレンデレンブルグ徴候陰性）．Ch. Mayer（www.schneider-piecha.de）提供．

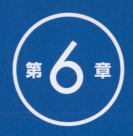

第6章

典型的な愁訴とその原因の分析

　歩行分析は，異常運動がもたらす負荷による痛みなどの愁訴に対して，医学的診断に応用することができる．日常動作では痛みがない場合でも，スポーツ活動による強い負荷は愁訴の原因となりうる．その点において，特にアスリートは運動解析により得るものが多いといえる．たとえば，ランナーの愁訴の80％以上は筋，腱，関節構造への過負荷によるものであり，むしろ突発的に起こった外傷によるものは少ない（Walther, 2011b）．

　テュービンゲン大学は，アンケート調査を実施し，ランナーの典型的な愁訴の好発部位について発表している（図6-1，Göhner, 2000）．愁訴の好発部位は臨床研究でも確認されており，歩行分析による原因究明が期待されている（表6-1，Fischer, 2009）．

表6-1　ランナーの典型的な愁訴の好発部位

愁訴好発部位	
膝蓋骨下縁	41%
アキレス腱	37%
腰椎	25%
腸脛靭帯	19%
内側半月板	18%
脛骨内側縁	17%
距腿関節	15%

Fischer, 2009より抜粋，複数回答可，n = 1,966

　この章では，典型的な愁訴に対し，歩行分析の際に考慮すべきポイントをまとめている．愁訴の原因を特定するために，特徴的な異常運動にターゲットを絞ることは有効である．また，それにより発生している痛みの真の原因を除去するための治療アプローチポイントを明らかにできる．

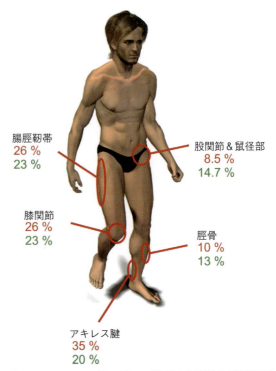

図 6-1　ランニングスポーツ選手の典型的な愁訴領域
赤：男性，緑：女性（テュービンゲン大学；Göhner, 2000）.

　立位検査，動的検査の結果と，典型的な愁訴の発生部位との関連性を見出すための主な指標の一覧表を巻末の付録（p.228）に掲載している．

A　中足趾節関節―中足骨痛症

　近頃，"開張足"の臨床像は疑問視されているが，その理由は，歩行中，主に第1，第5中足骨頭に荷重を受ける前足部横アーチについて理想的な形状を証明できないからである．実際，第1～第4中足骨頭下の脂肪組織は最も厚く，それにより前足部にはたしかにアーチ形状が認められるとはいえ，それを他のアーチの機能と同一視することはできない（Hermann, 1995, Hayafune et al, 1999）．しかしながら，クッションとなる軟部組織構造が軟弱，または変性がある場合は，細くて繊細な第2～第4中足趾節関節への強い負荷が愁訴を誘因する可能性があることは明白である．いわゆる"開張足"による中足趾節関節のへの過負荷は，ペドバログラフィー足底圧検査ではっきりと確認できる．たとえばターミナルスタンスで，足部が進行方向に対して平行または内旋位であることに起因する第2～第4中足骨頭からの異常な蹴り返しによって，過負荷が発生することもある．

＊着目ポイント

- ペドバログラフィー足底圧計測．
  - 開張足？
  - 最大圧が顕著ではないか？
  - 足圧中心軌跡が第2〜第4中足骨頭で終了していないか？
- 立脚期に足部が内旋していないか？
- 第2〜第4中足骨頭で蹴り返しを行っていないか？
- 第2〜第4中足骨頭下の皮下脂肪が薄くないか？

B 趾騎乗症

　進行方向に対する足部の向き，あるいは外旋の程度によって，趾騎乗は蹴り返し障害を引き起こすことがある．重度の**開張足**と**外反母趾**に伴い，騎乗した趾が靴の中で圧迫されると痛みが生じることもある．荷重によって騎乗した足趾が変化するかどうかは，ペドバログラフィー足底圧計測で明らかにできる（図6-2）．

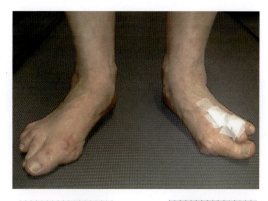
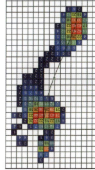
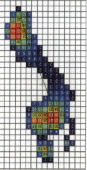

図6-2　過度に外旋している足部，外反母趾，左第2趾騎乗を有する患者
ペドバログラフィー画像では，斜めになった母趾を通過する蹴り返しと，接地していない第2趾の"騎乗"を確認できる．

＊着目ポイント

- ペドバログラフィー足底圧計測：開張足・足趾への負荷圧の確認．
- 立脚期の足部ポジションは？
- 第2〜第4中足骨頭から蹴り出しを行っていないか？

C 強剛母趾（第1趾の拘縮）

強剛母趾の場合，第1中足趾節関節は，特に背屈において痛みを伴い可動域が制限される．ターミナルスタンス，プレスイング，イニシャルスイングにおいては，第1中足趾節関節で蹴り返しが行われるため最も強い痛みが発生する．背屈に伴う痛みを回避するために主に次の2つのことを行う．歩行分析ではこのことが明確に確認できる．

1. 第2〜第5中足骨頭で蹴り返しをするために足部を内旋させる．
2. ミッドスタンスの終盤頃，足部は完全に離地する．このとき，足部はまだ体幹よりもほんのわずかしか後方に移動していないことが多く，足関節が十分に背屈しないまま完全に離地する．その結果，不自然な，操り人形のような歩幅の狭い歩容となることがある．

歩行分析を行う際には，以下の点に注意する．

- 足部が過度に内旋し，第2〜第5中足骨頭で蹴り返しを行う歩行は，ペドバログラフィー足底圧計測でも明確に確認できる．その際，前足部領域の第3〜第5中足骨頭下に主な圧が観察される．足圧中心軌跡は外側に偏り，外側で終わる．
- 足部はミッドスタンスにおいて早くも離地し，距腿関節はほとんど背屈しない（ニュートラルポジション）．

図6-3は上記2点の歩容変化が生じている症例を示している．

D 尋常性疣贅（いぼ）

尋常性疣贅とは，表皮層にある良性腫瘍のことである．これはヒトパピローマウイルス（ヒト乳頭腫ウイルス）に感染することによって発生するもので，特に強い負荷のかかる皮膚に発生しやすい．たとえば開張足のように，継続的に強い圧が発生すると，当該組織への血液供給が阻害され，その領域の免疫による防御力が低下するために感染しやすくなると推考される．

疣贅は歩行分析では診断できないが，ペドバログラフィー足底圧計測ならば危険にさらされた足底部位の識別が可能である．経験からいえ

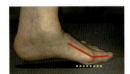
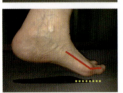
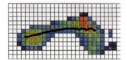

図6-3　第1中足趾節関節の可動域制限による運動障害：左第1中足趾節関節症を有する72歳女性患者

関節可動域は大幅に制限され，痛みを伴う．前足部を接地して踵を持ち上げることは不可能に近く（上の写真），そのため早期に足部全体が離地する：距腿関節は底屈しない（中央の写真）．ペドバログラフィー画像は，第2，第3中足骨で蹴り返していることを示している（下の図）．

ば，疣贅の医学的治療と並行して，組織への総体的な供給改善のために，足底板を用いて負荷圧を軽減することは有効である．このようにペドバログラフィー足底圧計測は，疣贅がある部位の負荷圧を確認することに役立つ．

*着目ポイント

- ペドバログラフィー足底圧計測：過負荷領域の確認．

*実践のためのヒント：歩行分析の際には，衛生上の観点から，薄い靴下を着用させる．もしくはトレッドミルの走行ベルトの消毒を行うべきである（第3章K-8，p.122）．

E 中足部の愁訴

中足部の痛みの原因は多様である．多くみられるのは，運動異常により発生した**中足部関節のロッキング**であり，必ずといってよいほど中足部の可動性に支障をきたす（図6-4）．典型的なロッキングの症例としては，サッカーで1つのボールを2人が同時に反対方向から蹴るとき，屋内スポーツで床のたわみ効果が衝撃緩衝ではなく逆に働いた際の衝撃負荷，走行時の運動制御ミス，また柔らかい地面でのつまずき，捻挫などが挙げられる．このような場合，中足部の関節がロッキングを起こし可動性が制限されることがある．歩行時には，縦アーチは極端な硬さを呈し，足部の本来のバネ機能はほとんど働かない．その状況は，トレッドミル歩行で縦アーチを斜めからみれば，ミッドスタンスで観察できる．

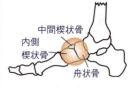

図6-4 中足部

- 縦アーチのバネ機能がなく（回内運動制限），舟状骨低下がなくなっていないか？（図4-42，p.150）
- 中足部全体の可動性が小さくなっていないか？

徒手療法により，ロッキングはすみやかに解決することが多い．中足部の関節可動性に制限があれば，どのような療法（例：足底板装着）であっても適切な効果が得られないことは知っておくべきである．

ペドバログラフィー足底圧計測では，足圧中心軌跡の後足部から中足部への移行期に乱れがみられることがある．

- 中足部領域で足圧中心軌跡に乱れがないか？

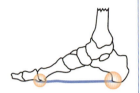

図 6-5　足底腱膜

F　踵骨棘

　足底腱膜は加齢とともに弾力性を失っていく．そのため，腱膜が骨に付着する部分に局所的な応力集中が発生し，炎症反応（足底腱膜炎）を引き起こすことがある（図 6-5）．特にアーチ構造が高い凹足，または逆に低すぎる垂下足は強く影響を受けやすい．X線画像で確認できる踵骨棘は単なる結果であり，それ自体が過負荷や炎症過程の原因ではなく，初期の痛みには関係していない（Walther, 2011a）．歩行分析においては，腱の過負荷に対して考えられる原因として，足部のアライメント異常を特定することが重要であり，ペドバログラフィー足底圧計測では，靴の中で，踵の領域に部分的集中圧が生じていないかを検査する．

＊着目ポイント

- 凹足，垂下足．
- 踵領域の部分的集中圧（ペドバログラフィー足底圧計測）．

G　足底腱膜炎

　Warrenらの研究グループは，ランナーの足底腱膜炎と後足部外反不足間に明確な関連性を発見している（1987）．後足部外反不足は凹足のランナーに発生することが多く，このターゲットグループにおいては，通常，後足部角に着目するべきである．凹足の場合，足底の腱には明らかに過度の引張負荷と緊張がある（Sun et al, 2011）．

　同様に，足底腱膜炎と先天性の柔軟な垂下足や扁平足（矯正可能）におけるアーチの低下との相関性についてもよく知られている（Walther, 2011b）．

＊着目ポイント

- 外反角（γ角）が減少していないか？
- 凹足でないか？
- 柔軟性のある垂下足ではないか？

　足底腱膜炎の発症と下腿三頭筋やハムストリングの短縮には明確な相関性がある（Bolívar et al, 2013, Labovitz et al, 2011）．おそらくそれは筋膜が緊張を伝達する特性を有するためである．そのため常にそれら筋群の伸張度を検査するべきであり〔第2章 A-5(2)，p.33，第2章 A-5(6)，p.36〕，必要に応じてストレッチを勧めるとよい．

H 距腿関節

　距腿関節の愁訴は，後足部のアライメント異常に関連していることが多い．踵骨の過度の内反または外反により，距骨を通じて距腿関節裂隙の外側または内側に強い圧迫が起こる．過度の回内または回外もまた，後足部のアライメント異常を引き起こし，関節愁訴の原因となることがある．扁平足や凹足も距腿関節の愁訴発生の危険性を高める（Riskowski et al, 2013）ので，歩行分析においてはアキレス腱角（β 角）と下腿角（α 角）の確認が，特に重要である．

＊着目ポイント

- アキレス腱角または後足部角の増加，過度の踵骨外反をチェック．
- アキレス腱角または後足部角の減少，過度の踵骨内反をチェック．

I アキレス腱

　イニシャルコンタクトの瞬間とローディングレスポンスにおいて，**踵骨が内側傾斜（外反）または外側傾斜（内反）している**と，アキレス腱に加わる引張負荷が内外側で非対称となり，腱鞘内で腱に強い摩擦が生じ，腱の付着部への力学的負荷が増幅する（Mayer & Grau, 2000, Arndt et al, 1999, Hintermann & Holzach, 1992, 図 6-6）．アキレス腱は踵骨後部の内側寄りに付着しているため，踵骨が外反位にある場合，内反位にある場合よりも強い負荷が発生する．この運動異常は，特にアキレス腱炎，腱付着部炎，骨棘といった症例にみられるが，他にも多くの問題を引き起こす可能性がある．それゆえ運動解析においては，踵骨で起こりうるアライメント異常や運動異常の有無に注意を払うべきである．ランニングスポーツに関連した愁訴がある場合は，特にβ角に注目するべきである．複数の研究結果によれば，イニシャルコンタクトからミッドスタンスにかけてβ角が最大になるまでの角度の急激な変化（外反運動の速さ）が，アキレス腱愁訴に関連している（Nigg & Segesser, 1992）．

　空間における距骨下関節軸の個人差（距骨下関節軸の偏差角）と，ランナーのアキレス腱愁訴にも明確な関連性が存在することが判明している（Reule, 2010）．したがって個々人に適した衝撃緩衝と支持機能を備えた足底板により，愁訴を効果的に取り除くことが可能である（Hirschmüller et al, 2011）．

　ヒールストライク走法からフォアフット走法へ切り替えたかどうかの確認は，必ず行うべきである．走行スタイルの急激な切り替えに伴う，フォアフット走法の下腿三頭筋とアキレス腱への強い遠心性負荷は腱炎

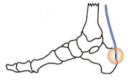

図 6-6　アキレス腱

を発症させることがある（Lieberman et al, 2012）．

＊着目ポイント

- （歩行時の外反足に伴い）踵骨が過度に内側へ傾斜していないか？
- （凹足または内転足に伴い）踵骨が過度に外側へ傾斜していないか？
- 足部が過度に外旋していないか（2 足趾サイン"two-toe-sign"）？

蹴り出しの瞬間もまた重要である（蹴り出し期，プッシュオフ）．前足部の外側縁で蹴り出すと（前足部回外），アキレス腱は外側へ傾斜し，スクリューのようなねじれ運動が加わることになる．

＊着目ポイント

- （前足部の回外に伴い）踵骨が過度に外側傾斜していないか？

もしも過度に外側へ傾斜しているようであれば，中足趾節関節の可動域制限（強剛母趾）のためになされる代償運動が，前足部回外位での蹴り出しの原因になっていないかを検査する．下肢のアライメント異常（内反膝，外反膝，回旋異常）によって，足部のアライメント異常が発生していないかにも注意を払う．

踵骨下の分厚い脂肪層は加齢によって萎縮するため，衝撃緩衝機能が減少して踵骨に強い負荷圧が作用する．これに関連してアキレス腱に愁訴が発生することがある（Jorgensen, 1985）．

＊着目ポイント

- 踵の脂肪層が萎縮していないか？

安定筋群の機能不全によって起こる骨盤の側方偏位（ラテラルシフト）は，アキレス腱角を増加させることがある（図6-7）．そのためアキレス腱の愁訴との関連において，骨盤の運動と下肢のアライメントの変化にも注意する．

＊着目ポイント

- 骨盤の外側偏位の有無をチェック．
- 下肢のアライメントが外反位であるかチェック．

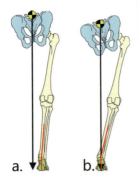

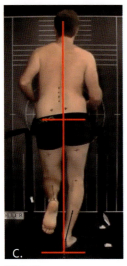

図 6-7
a：骨盤のポジションが安定していると下肢と後足部の軸が垂直に近づく．
b：骨盤が不安定な場合，下肢が外側方向へ傾斜することで立脚側へ身体重心が偏位する．その結果，アキレス腱角の異常増加やさまざまな愁訴が出現する．
c：アキレス腱角が大きく骨盤が側方傾斜している症例．Dr. A. Nagel, Möller-Orthopädie-Schuhtechnik（www.moeller-ost. de.）提供．

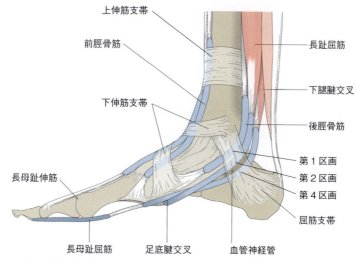

図 6-8　足部の筋の停止部
(Baumgartner et al. 2011)

J 後脛骨筋症候群

　後脛骨筋症候群とは，ランナーに発症することの多い後脛骨筋の腱付着部の炎症，または腱鞘炎である．原因はシンスプリント同様，主に大きな回内運動によって，腱に対して繰り返し作用する引張負荷である．後脛骨筋腱は足部内側縁を走行し，舟状骨，全楔状骨の下部そして立方骨に付着する（図 6-8）．これにより後脛骨筋は，内側縦アーチを形成することができる．中足部の大きな回内運動による長期的な腱への引張負荷が，上述した症状を引き起こす刺激となる．

*着目ポイント

- 立脚期で中足部が過度に回内していないか？
- 下腿や膝の過度の内旋に関連していることが多い．
- 立脚期で足部が過度に外旋．

　後脛骨筋の痛みは，トレーニングの強度を急激に増加させることによる筋への過負荷が原因で発生することが多い．

- トレーニングの強度を上げていないか？
- 新調したランニングシューズ（内側の支持性が乏しいもの）を着用したか？

K 脛骨内側症候群/シンスプリント

　この症状には複数の発症機序（病理学的メカニズム）が背景にあるが，特徴は脛骨内側縁の圧痛である．

　脛骨内側縁の圧痛の原因の1つは，下肢の筋区画の内圧の増加であることが多い（compartment syndrome，図6-9a）．筋への過負荷，または筋容量の急激な増加は，弾性がほとんどない筋膜に囲まれた筋区画内圧を上昇させる．それにより，血流障害，酸素供給不足が起こり，毛細血管透過性が亢進することで水分が細胞へ流出し，さらに圧が上昇する（Bambach et al, 2006）．たとえば，過剰なトレーニングやアナボリックステロイド（筋肉増強剤）の服用などによる筋量の急激な増加に，筋を包む結合組織である筋膜の適応が追いつかないことが，脛骨内側症候群の主な原因である（図6-9b）．また，後脛骨筋の機能的過負荷が，脛骨内側症候群の痛みにつながる骨膜の炎症を引き起こすことがある．

　外反する垂下足の場合に適切な靴を履いていないと，過度の回内運動が起こる．これに対して，後脛骨筋，長母趾屈筋，長趾屈筋が回内を制動し，ローディングレスポンスとミッドスタンスにおいて，内側縦アーチを反射的に支持する．Bandholmら（1998）は，立位での過度の舟状骨低下〔立位時の垂下足，第2章B-1(1)，p.40〕やそれに伴う内側縦アーチの低下と，脛骨内側部の痛みには関連性があることを示している．

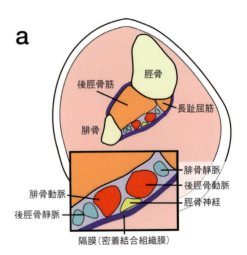

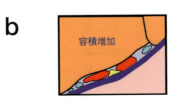

図6-9　下腿の筋区画（コンパートメント）

治療においては，中足部を支持する足底板の処方と，足底板の機能を補完する支持性の優れたスポーツシューズ，筋のストレッチ練習によって良好な効果が見込める（Loudon & Dolphino, 2010）．

脛骨内側部の愁訴は，後足部外反の増加（α角＞10°）に関係している（Segesser & Nigg, 1980）．VtasaloとKvist（1983）は，脛骨内側症候群の症状があるアスリートは，イニシャルコンタクトの瞬間のアキレス腱角と，ミッドスタンスにおける後足部の最大外反位が，通常より大きいことを明らかにしている．

その他の病理学的機序としては，蹴り出しの瞬間における後足部の過度の内反が挙げられる．この場合，負荷が小趾側へ偏位することが多く，長趾屈筋の脛骨上の起始部の過負荷の原因となる．したがって，蹴り出し時の過度の内反角にも注意するべきである．

> リスク要因：後足部の過度の外反（ミッドスタンス）と過度の内反（プッシュオフ）．

＊着目ポイント

- 立脚期において外反角が増加（α角＞10°外反）していないか？
- 立脚期で中足部が過度に回内していないか？
- 下腿や膝の過度の内旋に関連していることが多い．
- 立脚期における足部の過度の外旋．
- 蹴り出し期に内反角が増加（α角＞5°内反）していないか？
- 第4，第5中足骨頭からの蹴り出しがペドバログラフィー足底圧計測に示されているか？

L 膝の愁訴

内旋異常，外旋異常，前捻股，外反膝などの**静的なアライメント異常**によって，膝関節が過度に内旋することがあり，特に若年層に多くみられる（Günther et al, 2003）．そのため，常に骨格の検査を実施するべきである．

> 静的立位のアライメント検査は重要．

＊着目ポイント

- 立位時の下腿の外旋異常に対する代償運動として下肢が内旋していないか？
- 前捻股/後捻股が認められるか？
- 外反膝/内反膝が認められるか？

正常な場合，進行方向に向く，もしくはごくわずかに外を向く膝は，**ローディングレスポンス**でわずかに内旋する．股関節のアライメント異常は膝を内旋または外旋させることがある．

＊着目ポイント

- イニシャルコンタクトで膝関節の水平軸が正面を向いているか？

立脚期の膝の回旋異常．

歩行中，膝が過度に外旋している場合，ミッドスタンスで外側の関節裂隙が狭小化して外側半月板に異常な負荷が生じ，愁訴の原因となることがある．また，歩行中に過度の内旋がみられる場合，ミッドスタンスで内側の関節裂隙が狭小化して内側半月板に異常な負荷が生じ，愁訴の原因となることがある．

代償的な足部外旋．

たとえば，変形性膝関節症による関節内側の痛みを軽減させるために，患者は代償的に足部を外旋させていることがよくある．それにより偏っていた負荷圧，つまり体重は再び膝関節の中央に作用する．下肢全体に観察されるこのアライメント異常は，代償運動として理解できる (Chang et al, 2007)．

＊着目ポイント

- 膝内側の痛みに対する代償的な足部外旋がないか？

イニシャルコンタクトにおける膝関節の水平軸の方向と，それに続く**ローディングレスポンス**の膝関節の水平軸の運動は区別する必要がある．後者は主に膝蓋骨の回旋運動が可視化されたものであり，その原因の1つはバイオメカニクス的な観点からすると足部の内旋に連動した下腿の内旋である．

＊着目ポイント

- 膝蓋骨が軽度内旋しているか？（参考値：親指の幅1〜2cm）？

原因は膝蓋骨の過度の内旋．

膝蓋骨の内旋運動が大きすぎる場合，膝蓋骨後面に非対称な圧が発生し，そこに痛みが生じる．

原因は後足部の外反運動．

後足部の外反運動と脛骨の内旋運動の関連性は広く知られており，歩行時に外反運動が起きるのが早すぎると，膝痛（膝蓋大腿疼痛症候群）が生じることも判明している (Barton et al, 2011)．そのため，後足部の過度の外反運動にも注意するべきである．膝関節は"足部の運動異常の犠牲"となることが多い (Nagel & Möller, 2014)．Riskowskiらは，内側縦アーチが低下している場合，膝の愁訴発生リスクが顕著に高まることを証明している (Riskowski et al, 2013)．

＊着目ポイント

- 立脚期で過度の回内運動がみられないか？

- 立脚期で過度の外反運動がみられないか？

　不適切なランニングスタイルは，膝関節痛の原因になることがある．イニシャルコンタクトの際，膝関節が軽度屈曲せずに伸展していると関節はロッキングする(終末強制回旋運動)．その場合，筋による衝撃緩衝構造(第1章C-4，p.10)は機能せず，衝撃負荷が弱まることなく膝関節に伝播する．膝を軽度屈曲させ，足部を身体の近くに接地する能動的ランニングスタイルをトレーニングで身につけることにより，膝関節に伝播する衝撃負荷の軽減が可能となり，膝痛の緩和に役立つ．

原因は膝関節のロッキング.

＊着目ポイント

- イニシャルコンタクトで，膝関節が伸展しているか？

M 膝蓋軟骨軟化症―膝蓋大腿疼痛症候群

　運動や膝蓋骨への圧による膝関節または膝蓋骨後面の痛みは，関節面自体の損傷に限らず，膝蓋骨の運動異常によっても発生し，とりわけ膝関節を屈曲するときに痛みは増す．膝蓋骨が側方へ偏位すると，膝蓋骨後面と大腿骨顆との間に非対称な負荷が生じ，時に軟骨損傷(軟骨軟化症)を引き起こすこともある(Powers, 2003)．しかし現在では，膝蓋大腿疼痛症候群(PFPS：patellofemoral pain syndrome)の原因は多様であるといわれている．膝蓋骨は筋によって安定しているため，筋のアンバランスが原因に関与していると考えられ，起こりうる筋力低下や筋短縮を判定するための筋機能テストが考案されている(Baierleによる治療の概要, 2003)．McConell(2002)，そしてWaryaszとMcDermott(2008)は，特に膝蓋大腿疼痛症候群について，歩行分析で特定可能なバイオメカニクス的，また機能的要因の数々をまとめた(図6-10)．

原因は筋のアンバランス.

　膝蓋骨の形態異常(例：Hunter's hat-patella"，WilberugによるVタイプ)は膝蓋大腿関節面で関節障害を引き起こし，これに膝蓋骨の運動異常が加わると，特に痛みが発生しやすい．静的立位におけるアライメント異常を，直接膝蓋骨の運動異常に結び付けることはできないため，運動解析では特に負荷が生じるタイミング(ローディングレスポンスとミッドスタンス)での膝蓋骨の運動異常に注意するべきである(Sheehan et al, 2010)．Paoliniらは，膝蓋大腿疼痛症候群の患者が，過度に膝を外転また股関節を外旋させて歩くことは，痛みの回避行動であると解釈しており(Paolini et al, 2010)，そのことについても運動解析の際には注意を払うべきである．

　外反膝(X脚)もまた負荷異常を助長する．外反膝は膝蓋骨の外側偏位

X脚が負荷異常を助長.

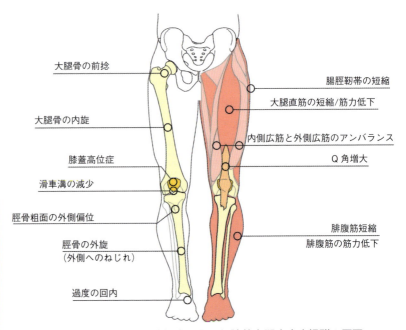

図 6-10　バイオメカニクス的観点からみた膝蓋大腿疼痛症候群の原因
(Waryasz & McDermott, 2008)

を引き起こし，大腿骨または脛骨の内旋が加わると，それが増悪することがある(Petersen & Ellermann, 2011). 膝の外反角は女性のほうが男性よりも統計的に大きく(Q角がより大きい：Hvid & Andersen, 1982；股関節内転角がより大きい：Willson et al, 2012)，それが膝蓋大腿疼痛の発症が女性に多くみられることの理由だと推考される(Hreljac, 2004).

　小児期や青年期にみられる内旋歩行(例：大腿骨頭部の前捻角の異常)や筋のアンバランスもまた，膝蓋骨の不均等な負荷によって膝蓋大腿疼痛症候群を引き起こすことがある(Günther et al, 2003).

　イニシャルコンタクトで膝が伸展していると，その結果として前十字靭帯と膝蓋骨に負荷が発生し，膝蓋大腿疼痛症候群を発症しやすくなると考えられる(Dierks et al, 2008). そのため接地の際，膝関節が軽度屈曲しているか，または伸展(ロッキング)しているかを注意して観察する必要がある.

> 膝のロッキングが負荷を増大.

　しかし，それとは逆に，正反対の運動が膝蓋大腿疼痛症候群の原因となることもある. たとえばハムストリングの短縮によって，膝関節が伸展できない場合であるが，そうなると**ミッドスタンス**でも膝関節は軽度屈曲したままとなり，さらなる膝屈曲を抑制するために大腿四頭筋は強く収縮する. つまり等尺性収縮を増大させるため，膝蓋骨を膝関節に押し付ける高い圧が発生する. したがって，矢状面で歩行を観察する場合，立脚期の膝の屈曲異常を注意深く観察し，必要と判断される場合は

> 過回内は運動異常を助長する.

ハムストリングの短縮の有無を検査する〔第2章 A-5(6), p.36〕.

膝蓋大腿疼痛症候群の患者は, 足部が強く回内していることが多く(Barton et al, 2010), 荷重によって内側縦アーチが著しく低下し(McPoil et al, 2011), 膝の内旋が増加する. そのため後足部と中足部の安定性も検査する.

*着目ポイント

- 静的立位でX脚ではないか？
- Q角は20°を超えていないか？
- 膝蓋骨が過度に内旋または外旋していないか？
- 股関節外転筋/外旋筋の筋力低下によって下肢全体が過度に内旋していないか？
- 脛骨が捻転していないか？
- 過度に回内していないか？
- 大腿四頭筋が短縮していないか？
- イニシャルコンタクトで膝が伸展していないか？
- ミッドスタンスで膝関節伸展制限がみられないか？

N 腸脛靱帯炎—"Runner's knee, ランナーズニー"

腸脛靱帯炎(ランナーズニー)は**腸脛靱帯摩擦症候群**とも呼ばれ, 脛骨の腸脛靱帯付着部の有痛性の刺激, または大腿骨上顆の領域における腸脛靱帯の摩擦運動の結果である(図6-11). ランナーズニーは, 足部が過度に回内し, 下腿と膝が過度に内旋しているランナーに発症することが多い(Miller et al, 2007).

力学的に観察すると, 脛骨外側顆に付着している腸脛靱帯が膝関節の内旋によって刺激される. さらに**内反膝(O脚)**である場合, 腸脛靱帯の引張負荷が増大することによってその症候は悪化する可能性がある. また股関節外転筋群の筋力低下による, 立脚期での骨盤側方傾斜によっても, 間接的に腸脛靱帯への負荷が増加する.

トレッドミル解析では以下の点に着目する.

- 膝関節の内旋が増加していないか？

よくみられる原因は

- 中足部の過度の回内.

また, それに加えて検査するべきは

- 下肢のアライメント異常(内反膝, O脚)の有無.

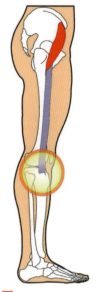

■ 大腿筋膜張筋
■ 腸脛靱帯

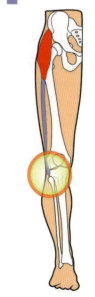

図6-11 ランナーズニーの愁訴部位

- 股関節外転筋群の筋力低下とそれに伴う骨盤側方傾斜〔トレンデレンブルグ徴候，第6章 Q(p.185)〕．

　大殿筋も腸脛靱帯に付着するため，この筋の筋力低下の有無を検査するべきである．また，骨盤前傾などの二次的姿勢変化に注意を払うようにする．

- 大殿筋の筋力低下/二次的に起こる骨盤前傾の増加の有無．

O　腓骨頭（腓骨近位端）

　腓骨近位端のロッキングは，足部の過度の外反運動に関連していることが多い．後足部の外反（踵骨が内側傾斜し，距骨が内側へ偏位）により，腓骨が上部へ押し上げられ，同時に内旋する（脛骨も同様，第2章 B-1，p.39）．それにより近位脛腓関節に関節のロッキングが発生すると考えられる．

　トレッドミル解析で，特に注意するのは

- 重度の外反足．
- 膝関節の過度の内旋．

よくみられる原因は

- 中足部の過度の回内．

P　鼠径部痛症候群

　鼠径部痛で考えられる原因の1つは，恥骨に付着部をもつ股関節内転筋群への過負荷である（図6-12）．股関節内転筋群（恥骨筋，長内転筋，薄筋）の短縮が疑われる場合は，筋検査〔第2章 A-5(4)，p.34〕によって原因を特定するべきである．サッカー選手の場合，遊脚側の足部内側で頻繁にボールを蹴ることにより，筋短縮が観察される．脚を組んだ姿勢を慢性的に行う職業の場合，組んでいる下肢の内転筋が短縮することもある．

　歩行分析では，下肢全体の過度の内旋の有無をチェックする．これもまた，過度の骨盤前傾によってもたらされることがある（第2章 B-2，p.44）．また，片側の下肢のみが内旋している場合，骨盤のねじれについても検査するべきである．

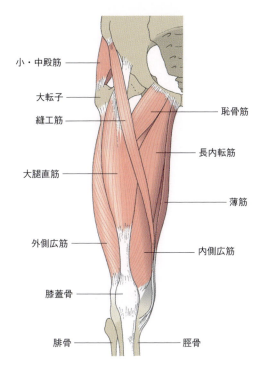

図 6-12
大腿部前面の筋(Baumgartner et al. 2011).

＊着目ポイント

- 下肢全体が過度に内旋(膝の内旋,足部内旋)していないか？
- 骨盤が過度に前傾,または腰椎が過度に前弯していないか？
- 骨盤がねじれていないか？

Q 外転筋筋力低下

　股関節外転筋または仙腸関節領域に愁訴があれば,常に骨盤側方傾斜を伴う歩容異常を疑うべきである.片脚支持期において遊脚側の骨盤が下方へ傾斜する場合,下向きの体幹重力が,立脚側の大腿骨頭の上で静止している骨盤をシーソーのように下方へ押し下げることが原因である.立脚側の股関節外転筋(特に中殿筋)は骨盤を水平位に保とうとするが(図 6-13),正常であっても水平に対して約 5°反対側が低下する.骨盤が大きく傾斜する(6°以上)場合は,股関節外転筋の筋力低下を示しているといえる.

　この筋群に運動不足や疾病による筋力低下があり,継続的に律動的負荷が加わると,その一歩ごとが外転筋への過負荷となり,この領域に痛

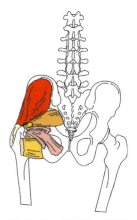

図 6-13 股関節の外転筋と外旋筋

第 6 章　典型的な愁訴とその原因の分析

みを引き起こす可能性がある．その症状に対して，初めは股関節の損傷が疑われることが多いが，正確に触診すれば，痛みが筋の軟部組織から起こっていることが特定できる．

　この**"筋力低下による跛行"**から発生した愁訴は，仙腸関節にも及ぶことがある．おそらくそれは，身体が体幹を立脚側に側屈させることによって骨盤側方傾斜を相殺しようとするため（**デュシェンヌ跛行**，図4-57, p.158），仙骨の傾斜が仙腸関節をロッキングし，刺激をもたらすためではないかと考えられる（第6章S, p.187）．

　運動解析では，以下のポイントに着目する．

- ミッドスタンスにおける過度の骨盤側方傾斜（水平に対して6°以上）の有無．
- 支持脚側に体幹側屈の有無．
- 交差歩行の有無．

　並行して，筋機能テストを用いて股関節外転筋の筋力を検査する．テスト方法としては片足立ちテストがよい〔**トレンデレンブルグテスト**, 第2章A-5(5), p.35〕．

　人工股関節置換術を受けたすべての患者は，股関節外転筋の筋力低下を有していると想定しておくべきである．図6-14は，中殿筋不全麻痺患者の典型ともいえるトレンデレンブルグ徴候とデュシェンヌ跛行を示している．

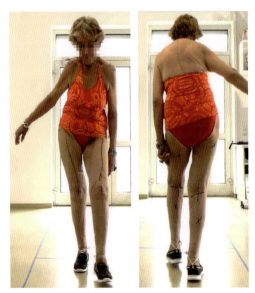

図6-14　右中殿筋麻痺患者のトレンデレンブルグ徴候とデュシェンヌ跛行
Ch. Mayer（www.schneider-piecha.de）提供．

R 大腿筋膜張筋の炎症—"Runner's hip, ランナーズヒップ"

上前腸骨棘に起始部をもつ大腿筋膜張筋は，腸脛靭帯に付着し（図6-11, p.183），腸脛靭帯を介して下肢を外側で安定させる張力を発揮する．腸脛靭帯は脛骨外側顆に付着しているため，下腿が内旋すると局所的な引張負荷が発生する可能性がある（第6章N ランナーズニー，p.183）．これに対する大腿筋膜張筋の反射的収縮が長期間続くと，大腿筋膜張筋にとっては過負荷となり，愁訴を引き起こすことがある．さらに大転子部で，滑液包が摩擦と過負荷にさらされて滑液包炎が発生することがある．特に上記の症状が多くみられるのは，下腿と膝が内旋しているランナーで，たいていは中足部の過回内と股関節外転筋の筋力低下に関連している．

*トレッドミル分析で着目するべきポイント

- 下肢全体または膝関節の過度の内旋の有無．

よくみられる原因は

- 中足部の過回内．

また，それに加えて検査するべきは

- 下肢のアライメント異常（内反膝＝O脚）の有無．
- 骨盤側方傾斜を伴う外転筋の筋力低下（トレンデレンブルグ徴候，第6章P, p.184）の有無．

S 仙腸関節のロッキング

仙腸関節は特にミッドスタンスとターミナルスタンスで軽いうなずき運動（nutation）を行う．ミッドスタンスでは，体幹の重力がシーソーのように仙骨尖を押し上げる（図6-15）．靭帯によって制限されるこのメカニズムによって，仙腸関節は重要な衝撃緩衝機能を達成することができる（Schomacher, 2003）．

仙腸関節のロッキングは，愁訴の原因となるだけではなく歩容も変化させる．ロッキングした側の関節は，ターミナルスイングにおいて骨盤の前方回旋（水平回旋）の障害となる可能性があり，同側の歩幅が縮小することがある．このことは，ペドバログラフィー足底圧計測で，蹴り出し時の足圧中心軌跡の乱れとして顕著に現れる（第3章E-9, p.80）．

水平回旋：骨盤を上方から観察したときの遊脚期の前方回旋．

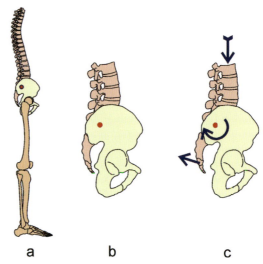

図 6-15
a：骨盤の仙骨底に脊柱が連結される．
b：仙腸関節によって仙骨はうなずくような運動(nutation)が可能(赤い点＝仮想回転軸)．
c：上方からの荷重に対して仙腸関節がばねのようにしなり仙骨がやや後方へ移動する．

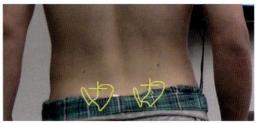

図 6-16　非対称な上後腸骨棘のリサージュ図形
左仙腸関節にロッキングのあるアスリート．

*着目ポイント

- 左右の歩幅が異なっていないか(ミッドスタンスでの両足趾間の距離)？

　ソフトウェアを用いて，上後腸骨棘のリサージュ図形を評価することができるならば(第3章F-5，p.98)，特にミッドスタンスで上後腸骨棘の運動が左右対称であるかに注意する(図6-16)．左右の非対称性は，きわめて多くのケースにおいて，仙腸関節の症候を示唆しているといえる．

*着目ポイント

- 左右の仙腸関節の動き(上後腸骨棘のリサージュ図形)に非対称性がないか？

Siegeleら(2010)は，仙腸関節に機能障害があり，片側の骨盤のアライメント異常(上前腸骨棘の位置が非対称)がみられるランナーグループにおいて，膝の愁訴に対して統計的に有意な増加がみられることを証明した．そのことから，仙腸関節の機能障害がある場合は，運動連鎖によって生じている別の部位の愁訴を必ず検査するべきであるといえる．

*着目ポイント

- 遠位の関節(股関節，膝関節に焦点)に痛みがないか？

 腰痛

　片脚支持期の前額面においては，立脚側の股関節外転筋と遊脚側の腰部脊柱起立筋によって骨盤の位置が安定する(図4-11，p.133)．後者は遊脚側の骨盤を上方へ牽引し，腰椎に対して骨盤を安定させる．片側の腰部脊柱起立筋の筋力低下は，歩行，走行などにより刺激され，強い愁訴の原因となる筋硬症を引き起こすことがある．そのため腰痛を有する患者の場合，片脚支持期に骨盤が遊脚側へ傾斜していないか必ず検査する．

*着目ポイント

- 片脚支持期において遊脚側の骨盤が強く傾斜していないか(＞6°)？
- 片脚支持期における遊脚側の骨盤傾斜に左右差がないか？

　また腰椎の過前弯を伴う骨盤前傾は，腰部に構造的負荷をもたらすことがある．ゆえに立位と歩行の分析では，矢状面での骨盤のポジションに着目するべきである．

- 腰椎の過前弯による骨盤前傾がみられないか？
- 体幹の前屈による骨盤前傾がみられないか？

　次の点に着目して骨盤前傾の原因を特定する．

- 腸腰筋が短縮していないか？
- 腹部の筋(腹直筋)の筋力低下がないか？
- 大殿筋の筋力低下がないか？

 関節リウマチ

　リウマチ患者の場合，2つの理由により歩容に変化が生じる．①関節

の炎症により痛みがある場合(特に中足趾節関節と距腿関節)，当該関節の負担軽減のため回避運動を行う．②進行性疾患であることにより，関節構造と安定性に寄与する靱帯の変化(結合組織の増殖/**パンヌス**)で関節が拘縮する．

　Davysらの研究は，**胼胝形成**(特に中足趾節関節下の皮膚に発生)により骨格構造に対する負荷が増加し，その部位の関節が重度の損傷を受けることを証明した(Davys et al, 2005)．そのため，歩行分析においてはペドバログラフィー足底圧計測で足底圧を必ず検査するべきである．

イニシャルコンタクトとローディングレスポンスで過度の外反．

　関節リウマチの長期罹患においては，**イニシャルコンタクト**から**ローディングレスポンス**にかけて過度の外反がみられ，**ターミナルスタンス**から**プッシュオフ**にかけては内反が減少していることが多い(WilliamsとNester, 2010)．

　歩幅が縮小して歩行速度が減少し両脚支持期が延長する原因が，痛みを伴う関節リウマチによるものである可能性については，歩行路による分析で容易に確認できる．Turnerら(2006)によれば，歩行速度は1.05 m/秒まで低下する(標準歩行速度は表3-1, p.113を参照)．

　臨床においてみられる関節リウマチの特徴は以下に示す．これらは歩行分析で検査するべきものである．

- 後足部の外反変形．
- イニシャルコンタクトとローディングレスポンスにおける過度の外反(アキレス腱角 > 12°外反, Turner et al, 2006；参照値：8°〜12°外反)．
- 内側縦アーチの低下(全リウマチ患者のおよそ67%)．
- 距舟関節の変形(Woodburn et al, 2002)．
- 足趾間の間隔増加に伴う前足部の拡幅と中足趾節関節の痛み(Williams & Nester, 2010)．
- ターミナルスタンスとプッシュオフにおける内反の減少．
- 歩幅の縮小と両脚支持期の延長(Turner et al, 2006)．

糖尿病足

　糖尿病足においては，荷重異常や足部構造の変化，さらに不適切な靴によって，**胼胝**はたちまち形成されてしまう．特に影響を受けやすいのは第1中足趾節関節である．胼胝形成によって硬化した組織は，局所的圧集中をさらに高め，最終的には組織の壊死，さらには潰瘍形成の危険性を高める(Young et al, 1992)．そのため，**足底圧計測**は糖尿病足において重要な予防的検査となる(第3章 D-1, p.66)．

胼胝形成は局所的圧集中をさらに高める．

　歩行分析においては，胼胝形成や局所的圧集中を発生させる足部変形の有無を特定するべきである．

＊着目ポイント

- 中足趾節関節部に局所的な圧集中が存在していないか？
- 足部にアライメント異常（外反足，扁平足，開張足，凹足）がみられないか？

多発性神経炎（ポリニューロパチー）を示さない２型糖尿病においても，障害物を越えようとするとき，地面と足部のクリアランスが顕著に減少する．もしもそれが歩行分析で確認された際には，転倒防止策を講じるべきである（Liu et al, 2010）.

末梢神経障害（ニューロパチー）を示す糖尿病足病変の場合は，さらに足部感覚障害も加わる．歩行を正しく実行するために，接地している間，特にイニシャルコンタクトと蹴り出しに関しては，脳は時間的，空間的に正確な情報を必要とする．それらの情報が欠如すると，足部接地が不安定となるために歩容も不安定となり，支持期のはじめにかけて（ローディングレスポンスからミッドスタンス，Höhne et al, 2012）距腿関節が過度に背屈，または荷重が中足趾節関節に長く滞留することがある．後者については，ペドバログラフィー足底圧計測で，足圧中心軌跡が第１中足趾節関節に停滞することが確認される（第４章 C, p.140）.

クリアランスの確認.

＊着目ポイント

- イニシャルコンタクトにおいて，足部のポジショニングの安定性と足部アライメントの再現性に欠如がないか？
- プッシュオフで第１中足趾節関節に荷重が滞留していないか？

 転倒予防

高齢者や患者の"つまずき"は転倒につながることが多いため，傷害のリスクが高まる．転倒の原因は多様であるが，Grabiner らが特にリスク要因として指摘しているのは，歩行時のつまずきや滑り，下肢の筋力低下，障害物に対する反応時間の遅延，バランス感覚障害や視覚障害である（Grabiner et al, 2008, 2002）．高齢者の場合，歩行分析の補完的診断として，転倒の危険性を高める歩行運動の欠損要因を愁訴発生前の段階で検出して予防することは有用である（Shumway-Cook & Woollacott, 2011）.

つまずきと転倒の危険性を高める以下の具体的要因は，トレッドミル，または歩行路での分析で確認することができる.

クリアランスの減少，遊脚側の骨盤傾斜，バランスの欠如，蹴り出し動作の障害によってつまずきのリスクは高まる．

> - クリアランスの減少
>   - 歩行時の足趾と地面との間隔が少なくとも 15 mm 確保されているか？
>   - 距腿関節は十分に背屈しているか？
>   - 背屈筋（前脛骨筋）の筋力は十分か？
>   - 膝関節と股関節は十分に屈曲運動を行っているか？
> - 片脚支持期での骨盤の不安定性（トレンデレンブルグ）
>   - 遊脚側の骨盤が 6°以上側方へ傾斜していないか？
>   - 小殿筋，中殿筋の筋力不足はないか？
>   - 骨盤側方傾斜によって足部と地面のクリアランスが減少していないか？
> - バランスの欠如
>   - 片足立ちをした時点ですでにバランスが崩れていないか？
>   - 静的立位時と歩行時に上体でバランス調整を行っていないか？
>   - 歩隔が顕著に減少していないか？
> - 蹴り出し動作障害
>   - ペドバログラフィー計測による足圧中心軌跡が，特に外側または内側方向へ乱れていないか？
> - 姿勢異常
>   - 静的立位時または歩行時に体幹が過度に前屈していないか？
>   - 股関節屈筋が拘縮していないか？

　転倒防止訓練を行うにあたって，歩行分析でリスク要因を確認しておけば，理学療法，または適切な訓練によって効果を高めることができる．

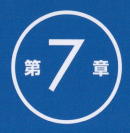

ランニングシューズの機能と評価

　ランニングシューズの機能は，**衝撃緩衝**，**サポート**，**誘導**の3つに大別される．近年，複数のバイオメカニクス研究グループが，ランニングシューズが走行に及ぼす作用について研究を行っている．ランナーは特定の愁訴に悩まされることが多いため，どのようなバイオメカニクス的背景が愁訴発生の原因となるのか，そして適切なランニングシューズならば愁訴は発生しないのか，あるいは，取り除くことができるのかなど，実に興味深いところである．しかし残念なことに，それらの研究状況は実証性に欠けるものも多い．そもそも靴は運動に対して大きな影響を与えるのか，あるいはプログラミングされた運動パターンに対してランニングシューズが与える影響がわずかであるのかについては，いまだ結論は出ていない．靴の機能と材料特性，そして発生する力と後足部の運動の間には，単純明快な関連性は存在しないのである(Kersting & Brüggemann, 2006)．

　いずれにしても，靴を着用することで，われわれの走行運動が変化することは心にとめておくべきである．ヒトの踵の脂肪層は衝撃緩衝機能をもっているが，靴の機能はそれをはるかに超える．裸足ランニングでは，靴着用時に比べて，足部をよりフラットに着地させるべきとされるが，そのことにより衝撃はより大きな面に分散され，踵への負荷が軽減される(De Wit et al, 2000)．高速走行では，前足部から足部接地するように自動的に切り替え，下腿三頭筋の遠心性収縮による衝撃緩衝機能を活用する．一部のランニング哲学は，**フォアフット走法**がいかに"自然である"かを強調し，"より健康的な走行スタイル"へ導くとしている．しかし，自然な走行は本来，裸足ランニングであり，靴を着用することで走行のバイオメカニクスが変化することを忘れていることが多い．

> ヒール部分が厚いとレバーアームが増加する.

A 衝撃緩衝

　衝撃緩衝は，力学的エネルギーの変換または消滅であると理解できる．具体的な場面は靴の接地の瞬間であり，ランニングシューズまたはスポーツシューズのミッドソールは緩衝によって**力学的エネルギーの約50％を消滅**させている（Brüggemann, 2012）．衝撃緩衝機能は靴底がある程度の厚さをもつことで有効となるため，ヒール部分の厚さが15〜25 mm であることも珍しくない．この厚さが距骨下関節までの**レバーアーム**を倍増させるため，回内運動を加速させ，遠心性収縮をする脛骨筋群の負荷を増加させる（Walther, 2012）．ランニングシューズ分野で長年にわたり過大評価されてきた緩衝機能について，現在では逆の傾向が主流になりつつある．90年代，ランニングシューズの主流は緩衝機能を重視したものであり，踵接地時に発生する衝撃力が多岐にわたるスポーツ特有の愁訴の原因であると捉えられてきた．その結果，ランニングシューズ開発における最重要ポイントは，よりよい衝撃緩衝機能を備えたソール構造だった．

　近年，衝撃負荷は必ずしも否定的に評価するべきでないことがわかってきており，**イニシャルコンタクト**の際に作用する力は骨形成のための重要な刺激となり，間接的に骨粗鬆症を防ぐことにつながっているとされている（O'Connor & Langon, 1982）．さらに知覚連動の作用原理を掘り下げた研究により，迅速に安定した筋収縮がなされるためには感覚受容からの素早い信号が必要であることが判明している．柔らかすぎるソール構造は，歩行の際，この信号形成とあぶみ機能をもつ筋の収縮を遅延させるため（Hirschmüller, 2004），捻挫の危険性が高くなる．厚みのある柔らかい靴底は足部のポジション認知を弱め，歩行運動の安定性を低下させることも計測によって示されている（Robbins et al, 1997）．

> 衝撃緩衝は接地の認知を遅延させる.

　さらに裸足ランナーの走行時に発生する床反力のピークは，ランニングシューズ着用の後足部ランナーよりも低くなることが示されている（Lieberman et al, 2010）．ランニングシューズのミッドソール構造は，衝撃力に影響するわけでもなければ，スポーツ傷害や過負荷による異常の原因になるわけでもないと考えられる（Brüggemann 2012, Kersting & Brüggemann, 2002）．むしろわれわれの神経・筋システムが足部の関節剛性を調節することが，衝撃力の大きさを決定する主な要素ではないかと推考されている（Brüggemann, 2012）．

　ランニングシューズのコンサルティングにおいて，靴の衝撃緩衝特性の評価はあまり重要とされていないが，いまだに市場では踵部の衝撃緩衝を売りにした靴が目立つ（Best, 2014）．一方で，ミニマルシューズや裸足ランニングに近い"自然な走行"というコンセプトも注目を浴び，重視されるようになっている．しかし，体重の重いランナー，または経験

の浅いランナーは適度な衝撃緩衝を必要とする．この場合，物理的な概念である衝撃緩衝よりも，"**クッショニング**"と表現するほうが的を射ている．なぜならそれは，**イニシャルコンタクト**の瞬間の地面への足部衝突において，いわゆる主観的な快適さだからである．そのための決定的な要素は，明らかに衝撃負荷が制動される速度であり，靴の衝撃緩衝材が吸収するエネルギーの大小ではない．厚いヒールパッド（クラッシュパッド）による走行時の踵への衝撃の減少は計測することができる（Heidenfelder et al, 2010）．たとえばマラソンのように足部構造へ長い時間負荷がかかるスポーツでは，筋疲労のために足部の衝撃緩衝機能が負荷の継続とともに減少することを忘れてはならない．Dickinson らは，踵部が受ける衝撃負荷が，筋疲労によって顕著に増加することを示している（Dickinson et al, 1985）．いずれにせよ，彼らが計測したランニングシューズ着用時の負荷のピークは，裸足ランニングよりも低かった．ランニングシューズの真の衝撃緩衝力を判定するには手間のかかる計測が必要であり（Gustafsson & Heitz, 2010），靴の材料特性は使用によって変化するため，実際は，衝撃緩衝値を一定距離間隔（km 単位）で検査しなければならない．

　走行時の踵部負荷を評価するための手段として，インソール型のペドバログラフィー足底圧計測システムは実績がある．それを使用すれば，接触圧による力の伝達と体重負荷を均等に分配し，かつ，内側縦アーチの高さも個人差にあわせてサポートできるフィット性のよい足底板によって，圧が減少すること（つまり衝撃緩衝機能）の証明が可能である（Molloy et al, 2009）．必要なのは，決して厚みのある衝撃緩衝層ではなく，個々の足底にフィットする足底板の形状である．

> 生来の衝撃緩衝機能は疲労とともに低下する．

　インソール型計測システムを使用する際には，ランナー自らが選択した走行速度で計測することを推奨する．**イニシャルコンタクト**時の力の増加率（第 3 章 D-5，p.72）は，適切な分析ソフトを用いれば算出が可能である．グラフに表された力の増加の上昇率は，物理的に表現すれば（負の）加速度である．以上の考察をまとめると，ランニングシューズは衝撃負荷を調整し，力の（時間に対する）増加率を減少させるべきではあるが，完全に取り除くべきではないといえる（Brüggemann, 2012）．

> 力の増加率は衝撃緩衝の尺度．

＊**実践のためのヒント**：トレッドミル上の同速度下で，2 足の異なる靴着用時の走行における時間に対する力の増加率を比較すると，それら 2 足の後足部の衝撃緩衝性について間接的に違いを知ることができる．しかし衝撃緩衝性がより高いほうが具体的な症例に有用であるかどうかについては別の問題である．

B サポート

　中足部の回内運動が自然な衝撃緩衝プロセスであることは，すでに第1章 C-2（p.10）で述べた．**ミッドスタンス**における過回内は，特にそれが急激な場合，多くの愁訴を引き起こすが，そのほとんどは，脛骨の過度の内旋による間接的な負の効果であると考えられる（第2章 B-1, p.39）．ランニングシューズ業界はミッドソールの内側に硬質材料を用いた，いわゆる**回内サポート**に反応を示した．研究結果のほとんどは，材質配分（外側は柔軟，内側は硬質）によって回内運動が減少することを裏付けている．通常，硬質のミッドソールは回内運動を減少させ，歩行周期中での出現（回内）を遅延させるため，時間に対する力の増加率を減少させる効果がある（Hamill et al, 1992）．しかしながら，回内抑止効果の靴構造についてのランニングシューズ業界による説明は，科学的基準としては不十分である（Richards et al, 2009）．ランニングシューズの性質だけではなく，解剖学的，生理学的要因もまた，回内運動の強さに影響する．Grau ら（2003），そして Stacoff と Kälin（1983）は，その影響要因を研究し，分類している（図 7-1）．

> 回内サポートは中足部をロッキングして蹴り出しを助ける．

　ランニングシューズの回内サポートは（スポーツ用足底板の縦アーチサポートと共に），中足部のニュートラルポジションを保持するため，重度の外反垂下足の場合でも蹴り返し時に中足部関節をロッキングさせるようにサポートできる（第4章 C-3, p.143）．この作用のメカニズムによって，足部の病的変形が存在していても，間接的に後足部から前足部への力の伝達を向上させることが可能となる．

> 回内は生理学的な衝撃緩衝機能．

　しかし，靴構造によって完全に回内運動を制限してしまうと，足部の衝撃緩衝機能が著しく阻害され，衝撃負荷を増加させることも忘れては

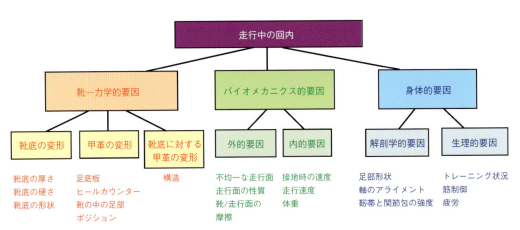

図 7-1　走行中に回内運動を発生させる影響要因
（Grau et al, 2003, Stacoff & Kälin, 1983 を改変）

ならない(Perry & Lafortune, 1995).

> 走行分析でランニングシューズの機能を検査する前に，まずその靴を手に取って，もともと備わっている回内サポートを確認するべきである．靴の中から回内サポートを手で押してみて，その足に必要な部位が実際にサポートされているか(載距突起と縦アーチ)，そして特にその支持の高さが十分であるかに注意する．エレメントが低すぎて，サポート効果が皆無であっても，外面デザインのギミック(特殊効果)で判定しにくいことも多い．

　回内は2次元運動解析で計測することは困難である．もちろん回内運動に間接的に関係する後足部外反の判定は可能である．加えて，評価にはアキレス腱角(β角)も利用できる．ミッドスタンスにおける判定は，靴に2箇所のマーカーシールを貼付し，さらにアキレス腱にも2箇所貼付することによって行う〔第3章F-2(8)，p.92〕．

> 同じ速度で走行する裸足ランニングと靴着用ランニング，それぞれのミッドスタンスのアキレス腱角(β角)を比較する．角度の違いは靴のサポート機能によるものである(図7-2).

> *実践のためのヒント：運動解析では，マーカーシールをアキレス腱上の皮膚に直接貼付できるように，ランナーは裸足で靴を履くことが望ましい．靴下の上にマーカーシールを貼付すると大きくずれるので，有意な計測結果が得られない．

　アキレス腱角(β角)の平均値は外反8°～12°である．通常，立脚期の終わりに最大値に到達する(Walther, 2005).
　靴着用時の回内運動を確認したいのならば，その唯一の方法として挙げられるのは，内側サポート部分の靴の表面にマーカーシールを貼付

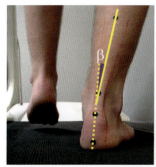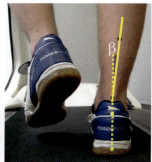

図7-2　裸足歩行と靴着用時のアキレス腱角(β角)の比較

し，ミッドスタンスの運動を計測することである．しかし，そのためには2次元動作システムでは不十分である．

インソール型のペドバログラフィー計測は，靴の蹴り返し動作と内側または外側のサポート効果への影響についての評価にも役立つ．その際，足圧中心軌跡も参考にすることができる．外反垂下足の場合，靴の内側サポートも弱いと，足圧中心軌跡は顕著に内側方向へ偏位する．ObensとBecker(2004)は，タイプの異なるさまざまな靴の差別化要因として，圧計測プレートで計測した足圧中心軌跡を利用した．しかしながら，ランニングシューズについては，走行時の速度で計測を行うべきであったといえる．路面での走行分析は実現できないことが多いため，圧計測プレートを組み込んだ新しいトレッドミルが存在している．このシステムを使用することにより，裸足ランニングの足圧中心軌跡が靴着用によって変化する様子をわかりやすく比較できる．

> *実践のためのヒント：圧計測プレートの計測で靴着用と裸足の足圧中心軌跡を比較してみる．以下の点を特に判定する．
> - 足圧中心軌跡が内側または外側へ偏位していないか？
> - 前足部の蹴り出しポイント．

C 誘導

優れたランニングシューズは，足部の自然な蹴り返し運動を妨げることなくサポートする．踵をわずかに回外させて接地し，ミッドスタンスで中足部が回内，蹴り出し時は前足部回内，後足部は回外，といった足部骨格の複雑な運動を可能にしなければならない．この**カップリングモーション**(前足部の内転/外転と後足部の外反/内反)は，靴によって変化する(Eslami et al, 2007)．また，ランニングシューズは，不自然な回転モーメントから足部を保護し，過度の運動を制限するべきである．ゆえに"**運動の誘導**"という課題は，ランニングシューズが満たすべき大きな課題である．実践においては，ソフトウェアを利用して裸足のランニングと靴を着用したランニングの運動を歩行相ごとに静止画像をシンクロさせて考察する(図7-3)，あるいはグラフィック画像をオーバーラップ(二重表示)させて観察すれば(図7-4)有用性が実証され，足部運動への靴の影響が明確に可視化される(図7-5)．

運動解析分野においては，特に2つの要素が注目されている．イニシャルコンタクトとミッドスタンスにおける後足部のポジションと誘導性，そして蹴り出し時の足部のサポートである．

ペドバログラフィー足底圧計測はランニングシューズの分析に役立つ．

靴は自然な運動を誘導するべきである．

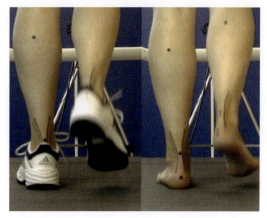

図 7-3
同速度で裸足歩行と靴着用歩行の後足部の角度を比較し，靴の安定効果を調査する．

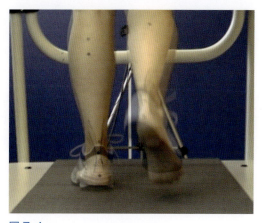

図 7-4
靴が後足部に与える効果を可視化するために，同速度の運動画像をオーバーラップさせる．

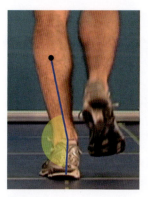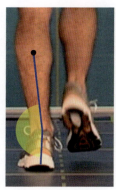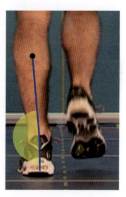

図 7-5
同一ランナーによるさまざまなランニングシューズの異なったサポート効果を比較．
N. Krosta（www.dartfish.com）提供．

イニシャルコンタクトでは，後足部はわずかな内反位で接地する（図7-6）．内反の大きさ（内反角）は，踵骨角（γ角）により検出可能である．第3章F-2（p.88）で述べたように，靴にマーカーシールを2箇所貼付することが必要である（近位はヒールカウンター中央，遠位はアウトソール踵中央）．

*実践のためのヒント：着用しているランニングシューズの靴底のヒール部分の外側が摩耗しているかを確認する．これは，回外位での自然な接地（図7-6）による正常な摩耗を意味している．靴底のヒール部分の中央が均等に摩耗していたり，内側が摩耗している場合は，接地時の足部のポジションを詳細に確認すべきである．簡単な経験則を以下に示す．

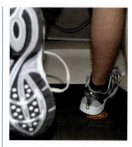

図 7-6
後足部は内反位となり踵部外側で接地するのが自然であるため，靴底はその箇所の摩耗が最も顕著となる．

靴底の摩耗を検査．

第7章　ランニングシューズの機能と評価

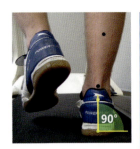

図 7-7 走行中のローディングレスポンスの γ 角

ミニマルシューズ着用でのランニングは，裸足ランニングとは異なる．

- 靴底のヒール部分の外側が摩耗：ニュートラル（正常）
- 靴底のヒール部分と中足部領域の外側が摩耗：足部が回外している．
- 靴底のヒール部分の内側が摩耗：足部が回内している．

　ローディングレスポンスにおいて，踵骨角（γ角）は地面に対して約 90°（つまり垂直に対して 0°）を示すべきである（図 7-7）．実際には，86°までの逸脱（4°の外反位）は正常とみなされる（Walther, 2005）．より大きな外反位は靴の後足部領域が不安定であることを示し，その原因は靴のヒール部分のミッドソールが厚すぎて衝撃緩衝が過度であること，同様に中足部領域のミッドソールの材質が柔らかすぎる，または激しく劣化していることが考えられる．

D 自然な運動が可能か

　靴を着用したランニングは，裸足ランニングとは異なる．これについては，ランナー自身が裸足でランニングを行い，踵からの接地とヒールロッカーが可能かどうかで確認することができる．ランニングシューズの差高が大きい（ヒールが高い）と，蹴り返し運動のバイオメカニクス的な条件が変化する．またミニマルシューズ（ベアフットシューズ）も，運動学的にそして運動力学的に裸足ランニングに相当するものではなく，むしろ従来の靴着用での走行に類似するとされている（Willy & Davis, 2014, Bonacci et al, 2013）．その理由は，たとえば，靴（ミニマルシューズ）によって感覚入力情報が変化し，裸足のときとは異なった走行パターンに調整されてしまう可能性があるからである．

　もちろんこれは良い悪いと評価されるものではない．なぜなら，日常においてわれわれは靴の着用をそう簡単にやめることはできないからである．問題となるのは，靴は蹴り返しを変化させてしまうため，足部の自然な蹴り返し運動に対してどの程度干渉，あるいはサポートが許されるのかという点である．Obens と Becker（2004）は，頻繁に裸足でランニングをしていたが靴着用で多くの愁訴を訴えるようになった患者群に対して，裸足と靴着用での蹴り返し運動の違いをペドバログラフィー足底圧計測で判定した．裸足ランニングの特徴は，**ミッドスタンス**では膝屈曲が小さく，**イニシャルコンタクト**では距腿関節の背屈が小さいことである（Bonacci et al, 2013）．このことによって膝蓋大腿関節面の負荷が減少していることは明らかとなり，膝蓋大腿痛症候群への治療への治療介入の可能性が議論されている（Bonacci et al, 2014）．

　一般的なランニングシューズからミニマルシューズ（ベアフットシューズ）や裸足ランニングへの移行の際，運動プログラムの適応には時間を要する（第 1 章 B，p.5）．衝撃緩衝機能の高い一般的なランニン

グシューズからミニマルランニングシューズへ移行する場合，運動学的，運動力学的な適応には約4週間ほどかかることが明らかにされている（Warne et al, 2013）．適応段階においては，慣れない運動パターンや足底圧の部分的集中が発生することがあり（Willy & Davis, 2014），アキレス腱，ふくらはぎ，脛骨に愁訴が発生することも珍しくないので（Ryan et al, 2013），歩行分析と走行分析によって運動シーケンスをモニタリングすることが有効である．

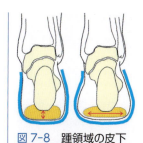

図7-8 踵領域の皮下脂肪の役割は"天然のジェルクッション"
衝撃緩衝機能が有効となるよう，靴は脂肪層の広がりを阻害しない形状であるべき（Obens & Becker, 2004）．

D-1 踵部軟部組織の動き

衝撃緩衝/サポート/誘導といったランニングシューズの基本的要件に加えて，同様に重要な役割をする第4の要件はランナーに合ったシューズを選択することである．

> ヒールカウンターの形状を後方から評価する．解剖学的に正しく形成されていれば，緩やかな円錐形状で，上方より下方（足底のほう）が広くなっているはずである．そのようになっていることで，後足部の解剖学的形状に追従する．

後足部が接地の際に拡幅することに備え，靴の中の踵領域の下方1/3は十分な容積を有する必要がある．踵部足底の脂肪層は接地によって平らに押しつぶされ側面へ広がらなければ，自然な衝撃緩衝効果は機能しない（第1章 C-1, p.9）．踵部分が円柱形であれば，脂肪層が側面方向へ広がることができずに衝撃緩衝機能が阻害される（図7-8）．さらに踵部軟部組織の内外側が挫傷し，愁訴の原因となることがある．

> ヒールカウンターの形状を矢状面からも評価する．ローディングレスポンスと蹴り出し時に，ヒールカウンターの上縁がアキレス腱に圧を加えずに十分なスペースを与えているかを静止画で確認する．

一部のランニングシューズを矢状面で観察すると，ヒールカウンターが強く弯曲している場合がある．踵骨の解剖学的形状によっては，アキレス腱に圧が加わり愁訴につながることがある．

D-2 前足部/後足部のねじれ

前足部から後足部へのねじれは，正しい蹴り返しと蹴り出し運動のために重要である．蹴り出し（プッシュオフ）を後面から撮影した静止画像で評価してみる．前足部はフラットに接地し，後足部はやや内反位となっているはずである（図7-9）．そのため靴は，自然なねじれ運動，すなわち前足部に対する後足部のねじれを許容しなければならない．この運動のほとんどはショパール関節でなされる（図7-10）．アウトソールの剛性が極端に高い場合は自然な運動が阻害されてしまう．さらには

ヒールカップは脂肪層による自然なクッションを制限してはならない．

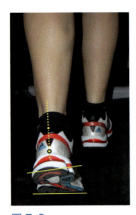

図 7-9
靴は蹴り出し時における前足部と後足部のねじれを許容しなければならない．

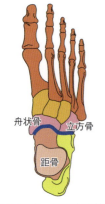

図 7-10　踵立方関節と距舟関節によって構成されるショパール関節

靴は前足部と後足部のねじれを許容する必要がある．

前足部の回内運動が，剛性の高いアウトソールによって後足部へ伝わり，蹴り出し時に踵骨の自然な内反位を阻み，結果としてアキレス腱が刺激されることがある（Walther, 2005）．最近の研究では，ランナーは荷重時の靴のねじれ機能を自ら評価することが困難なため（Michel et al, 2009），客観的なトレッドミル分析が有効であることが示されている．

ランニングシューズのバイオメカニクスは，正常な足部に基づいているべきであるため，裸足歩行時の生理学的参照値は以下のとおりとする（Walther, 2005）．

- ローディングレスポンスとミッドスタンスにおける前足部（回内）と後足部（外反）のねじれ：10°
- プッシュオフにおける前足部（回外）と後足部（内反）のねじれ：35°
- 同じ速度で走行中の裸足時と靴着用時のアキレス腱の位置を，アキレス腱角（β角）に基づいて比較する．その際のアキレス腱角の差異は，靴のねじれ剛性によって生じたものである．

＊実践のためのヒント：靴のねじれ機能を簡単に評価するには，ねじりテストを行えばよい（図7-11）．靴の前足部と後足部を雑巾を絞るようにねじる．良好なねじれ機能は，健常な足部には最適である．顕著な回内が認められる重度の外反垂下足のアスリートには，ねじり剛性の高い靴が適していることが多い．

D-3　前足部の柔軟性

蹴り出し時，アスリートは足趾球で地面を押すように蹴る．足部は中足趾節関節の解剖学的なラインに沿って屈曲するため，靴底がそのラインに沿って屈曲できることが重要な要件となる．靴底に切れ込みがある場合も多く，地面を蹴り出す際には靴底の切れ込みに沿って屈曲することができる．しかし，たとえ靴のサイズが同じでも，ランナーによっての足趾長が異なる可能性については留意する．切れ込みに沿った部分の

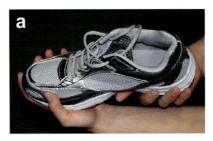
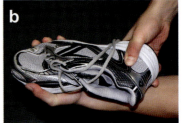

図 7-11
ランニングシューズの安定性とねじれ性能確認のためのねじりテスト（"雑巾絞りテスト"）．

み屈曲が可能な靴底は，中足趾節関節の解剖学的な条件と一致していればそのランナーにとって最適である．しかし，足趾の長さが異なる別のランナーの場合，蹴り出し時に足趾の屈曲が靴底の切れ込みの屈曲と一致しないためその靴は適切ではなく，高い圧が発生することにより，特に第1中足趾節関節部が上から甲革材に押さえ付けられる（図7-12）．このことは挫傷や角質形成だけでなく，足趾のしびれを誘因する危険性がある．

フォアフット走法ランナー（足趾球ランナー）は，靴底の屈曲についての条件の悪さに特に悩まされている．

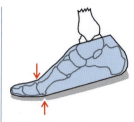

図 7-12
蹴り出し時に中足趾節関節は屈曲する．この部位で靴が屈曲しないと，足趾と前足部に負荷圧が加わる．

- 分析ソフトを使用して，蹴り出し時における裸足時と靴着用時の矢状面の静止画を重ねて表示する．この方法で靴がランナーの骨格に適合した運動をしているか判定できる（図7-13）．

屈曲運動が一致していない場合，蹴り出し時の静止画像で，甲革材の不自然なしわがみられることがある．

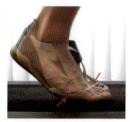

図 7-13
蹴り出し時の裸足と靴着用走行時のオーバーラップ画像で足部と靴の屈曲を観察する．

靴は中足趾節関節での蹴り出しをサポートする必要がある．

* **実践のためのヒント**：靴底の屈曲検査は静的立位でも行える．靴紐をしっかりと結んだ状態で，ランナーに足趾球で立つように指示する（つま先立ち）．そうすることで，靴が屈曲する様子と前足部のしわ形成について評価することができる．この姿勢で，足趾が上から圧迫されているかを尋ねる．中足趾節関節の位置は靴の甲革材の上から指で押して確認できる．

E ランニングシューズの構造特性と歩行分析における評価

E-1 後足部

後方または外側へ斜めに張り出したアウトソールにより，捻挫（内反捻挫）の危険性は低くなるはずである．しかし，それは同時に靴の接地点と安定をもたらす筋の付着部間の距離，すなわちレバーアームを長くするため，強い傾斜モーメントが発生することを意味する（Grau et al, 2003, Chai, 2003）．足部の下垂や回内を阻止するために，特に脛骨筋の活動量が増加し（図7-14），回内速度が増加すると筋の過負荷症候群の発生につながる．靴底のヒール部分が適度に丸みを帯びていれば，自然な蹴り返し運動が促進される（Nigg et al, 1988）．

評価においては接地後の後足部の外反運動の速度が重要であり，分析ソフトウェアによってはマーカーポイントを追跡（トラッキング）することが可能であり，さらに運動速度も計算できる．

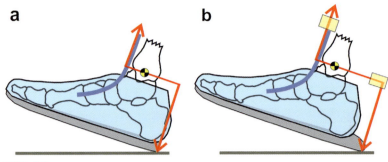

図 7-14
a：イニシャルコンタクトにおいて発生する床反力と距腿関節の回転軸は一直線上に位置していないため，前脛骨筋（青色＝腱の走行）の活動がなければ，足部は回転モーメントによって地面に叩きつけられる．
b：力の作用点が後方に偏位すると回転軸までの距離（レバーアームの長さ）が増大し（黄色の長方形）回転モーメントも増加する．それにあわせて前脛骨筋はより大きな活動をしなければならない．

後足部外反運動の速度計測．

　2種類の靴を比較する，または後足部外反の大きさを判定する簡単な方法は，静止画をコマ送りし，アキレス腱に貼付したマーカーポイントをトラッキングして，その距離を計測することである．この間隔が広いほど，踵部の運動速度が大きく（同じトレッドミル速度が前提），筋や腱への負荷も大きい（図 7-15）．

　衝撃緩衝機能をさらに増加させるためには，ミッドソールのヒール部分を厚い構造にするが，差高が大きくなる場合が多い．Gustafsson によれば，新品のトレーニング用ランニングシューズの場合，差高は平均 13 mm である（Gustafsson, 2010）．靴によって足部はわずかな尖足位となり，長期的には機能ユニットである下腿三頭筋とアキレス腱の短縮につながることがある．差高が中足部の回内運動へ及ぼす作用は，今のところ不明であり，研究結果も明確ではない（Grau et al, 2003）．

> ＊実践のためのヒント：ランニングシューズの差高を判定する（靴底のヒール部分の厚さから，前足部の厚さを引いた値）．差高が大きい場合，軽度の尖足位によって機能ユニットである下腿三頭筋とアキレス腱が短縮しないように十分なストレッチを心がける．

　また差高の大きいランニングシューズから低いモデルに変更する場合も，特に変更直後は，アキレス腱を定期的にストレッチすべきである．

E-2 前足部

　フォアフット走法ランナーにとっての適切な靴は，前足部領域に衝撃緩衝機能を備えているものである．衝撃緩衝が全体的なものなのか（ミッドソールの前足部領域全体），部分的な衝撃緩衝（ジェルクッションまたは粘弾性材質による）なのかに注意を払う（図 7-16）．部分的な衝撃緩衝は，第 2，第 3 中足骨骨頭下に配置されることが多い．しかし

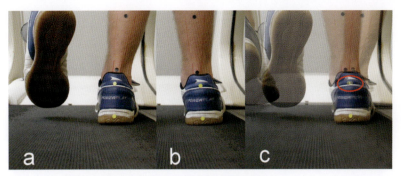

図7-15 靴による安定化の尺度を示す後足部の外反
a：ローディングレスポンス，b：ミッドスタンス，c：解析ソフトを利用して画像をオーバーラップさせることで靴のマーカーポイントの動きがわかる．これが後足部の安定化を示す尺度となる．

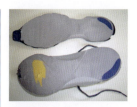

図7-16 横アーチの沈み込みを助長する前足部中央のクッション

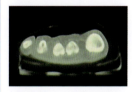

図7-17 コンピュータ断層撮影による靴着用時の足部の前額面中足骨頭領域

靴底の凹状構造が横アーチの沈み込みを助長しているのがわかる．
Dr. N. Becker, Institut für angewandte Biomechanik（www.fuesse-schuhe.de）提供．

ながら，よいと思われるこのアイディアも，長距離ランニングの場合には，衝撃緩衝材が押し潰されたり，もろくなることで逆効果となることがある．前足部領域に窪みが生じ，そこへ第2，第3中足趾節関節が沈み込むことで**開張足**が助長される．

似たような問題は，廉価な靴の前足部構造にもみられる．前足部領域がフラットに形成されておらずにやや窪んでおり，最悪のケースでは靴底と中底の足趾球領域が凹状に形成されている（図7-17）．そのため，一歩ごとに横アーチが押し潰され，**開張足**を助長する．

> **＊実践のためのヒント**：靴を手に取り，靴の中の母趾の部分から小趾の部分までを人差し指でなぞってみる．フラットな感じがするか，それとも指が窪みに沿って動いていくかをチェックする．

衝撃緩衝は前足部全域にわたって均質であるかテストする．

E-3 甲革とアウトソール

格安の靴は，残念ながら良質であることは少ない．なかでもよくある欠陥は，ミッドソールとアウトソールを歪めて接着していることである．そのため，新品未着用の靴の後足部は，すでに内反または外反した構造となっている（図7-18）．本来は良好な走行スタイルであったとしても，靴が異常運動を誘発することになるのである．

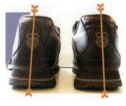

図7-18
新品のトレッキングシューズ．製造過程で後足部がゆがんだ状態で接着されている．このような靴は踵を力学的に外反位へと導く．

> **＊実践のためのヒント**：両側のランニングシューズを目の高さで水平面に置く．ヒールカウンターが直立しているか，それとも横に傾斜しているか確認する．

靴の形状を左右比較する．

第7章　ランニングシューズの機能と評価

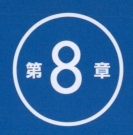

トレッドミル解析を用いた足底板の最適化

　装具として足底板を製作するに際しては，製作コンセプトや原則が数多く存在しているが，「科学的根拠に基づいた医療」の時代においては，足底板の構成要素がもたらす効果について証明が要求される．しかしながら，足底板療法において効果を証明することは必ずしも容易でないことは，すでに本書の冒頭で述べている．

　ヒトの中枢神経系は，筋の状態や関節の可動性，そして個々の正常な解剖学的バリエーションによって運動プログラムを発達させる．それを考慮すれば，同じ足底板，また足部形状が全く同一であったとしても，個々人によって異なる作用を及ぼす可能性があるのは明らかである．たとえそれぞれの症例において正確な作用機序が必ずしも明らかではなくても，足底板療法によって効果的に痛みの軽減を達成できることは経験的に証明されている（Hirschmüller et al, 2011）．さらに，足底板によって足底の集中圧が効果的に軽減することも実証されている（Guldemont et al, 2006）．

　最新の研究によれば，足底板と靴の補正は必ずしも**運動学的**に作用していない．足部と構成要素の位置を直接力学的に変化させているのではなく，おそらく主として**運動力学的**に作用している．つまりそれは機械受容または固有受容器への刺激によって，筋収縮により生み出される内部応力と回転モーメントに影響を及ぼすことを意味している（Huerta et al, 2009）．

　しかしながら，運動の変化は必ずしも証明できるとは限らないため，そこにこそ足底板の有効性を証明するための根本的な問題が存在する．**運動学（ビデオ解析）**と**運動力学（ペドバログラフィー足底圧計測）**による計測を組み合わせれば，足底板や整形靴療法による微妙な変化も記録することができる可能性は高い．この点において，足底板療法の歩行分析には，2つの重要な役割がある．

1. 計測された歩容に基づく足底板の設計．
2. 足底板による矯正効果の確認．

足底板の設計と有効性を証明するための歩行分析．

足底板の構成要素(エレメント)がバイオメカニクスに与える影響

　それぞれの足底板コンセプトの相違点を明確にすることは不可能であっても，歩行分析で導き出される結果のうち，どのような要素が足底板の構造に影響を与えるかは述べておかなければならない．

- 踵接地時の後足部内反/外反の大きさは以下により影響を受ける．
  - 足底板のヒールカップと靴のヒールカウンターの構造．
  - 踵部の内外側の材質．
  - 載距突起サポートの強さ．
  - 後足部の内側ウェッジまたは外側ウェッジの高さ．
  - あぶみ機能をもつ筋の収縮に影響を及ぼす知覚連動エレメントの形状．

- 中足部回内運動の大きさは以下により影響を受ける．
  - 縦アーチサポートの形状．
  - 中足部の内外側の材質．
  - 縦アーチを安定させる筋の収縮に影響を及ぼす知覚連動エレメントの形状．

- 蹴り出し時の後足部内反の大きさは以下により影響を受ける．
  - 前足部の内側ウェッジ．
  - 前足部の内外側の材質．

- 歩行時の足部長軸のポジションは以下により影響を受ける．
  - 内側ウェッジまたは外側ウェッジの高さ．
  - 縦アーチサポートの高さ．
  - 回旋に影響を及ぼす知覚連動スポット/前足部のウェッジ加工．

- 前足部の負荷圧状況は以下により影響を受ける．
  - 横アーチパッドの形状，高さ，位置．
  - 前足部のクッション．
  - 前足部の窪み．

　上記の他にもさらに項目を挙げることはできるが，装具療法のコンセプト(装具製作者の技術)は非常に多岐にわたるため，おそらくすべてを列挙することはできない．

　どのようなコンセプトで足底板を作製するかに関係なく，足部運動に足底板を正しく適合させるために，歩行分析は無類の可能性をもたらす．いまだに静的な採型から足底板が作製されることの多い整形靴技術

に，有用で革新的な視点を与えることは間違いない．ほとんどの愁訴が運動時に出現することを考えれば，おのずと運動解析の重要性は理解できるはずである．

B 足部のポジションと足底板構成

B-1 足部ポジションが足底板に及ぼす影響

蹴り返し時の足部ポジションの重要性については，すでに第2章C，p.46で述べたとおりである．足部のポジションは歩容を評価するうえで重要な分析基準を示すが，同時に重要な影響要素でもあり，用いられる足底板の設計コンセプトがいかようであっても，その有効性に影響を与える．

内旋位または外旋位の足部は蹴り返しに，つまり身体重心が足底をどのように移動するかに影響する．したがって，足部ポジションは外側ウェッジや内側ウェッジ，縦アーチサポートの有効性に対しても大きな影響力をもつ．

静的立位だけを基準にして足部を考えれば，重度の外反垂下足にはそれに応じて足部内側縁に高めのアーチサポートを調整するのが普通である．しかし歩行時に足部がどのように接地するかによって，アーチサポートの効果は増減する．たとえば内旋位で接地する足部の場合，縦アーチサポートが足部を過度に回外させることがあり，それが後足部と中足部の内反および回外につながる（図8-1a）．特に高速運動時は，筋疲労が重なると内反捻挫の危険性が増すことにもなる．

また過度の外旋位で接地する足部（"toe-out"）は，同じ縦アーチサポートでも上述とは逆方向に無理に乗り越えなければならず（図8-1b），足部内側縁や距腿関節に水疱形成や痛みを生じさせることがある．

双方のケースとも，それぞれの足部回旋に起因する蹴り返し運動の違いを考慮し，たとえ足部の縦アーチ形状が同じようであっても，縦アーチサポートの高さをそれぞれ別に調節しなければならない．静的立位を基準に足底板を設計することは，蹴り返し運動が踵部から足部外側縁を通過して母趾へ到達するような，足部長軸と膝関節軸の方向が標準的な足部以外は想定していないことになる（図8-2）．

足底板の骨格サポートに対する足圧中心軌跡によって，身体重心が足底板のエレメント上を通過するか否かがわかるが，通過する場合は歩行障害の原因となることがある（図8-3）．静的立位で解剖学に適合した足底板のエレメントであっても，動的状態では力学的に障害物となってしまうリスクがある．よくあるケースとしては，横アーチパッドを許容

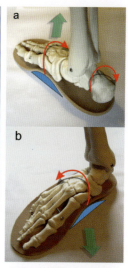

図8-1 重度の回旋異常がある足部に対する縦アーチサポートの作用

緑の矢印：運動方向，赤の矢印：縦アーチサポート（青い部分）によるてこ作用．
a：足部が内旋している場合，進行方向とてこの作用の方向が一致すると内反捻挫の危険性が生じる．
b：足部が外旋している場合，てこの作用は運動の進行方向に対して逆に働く．

足部のポジションは足底板の設計に影響を及ぼす．

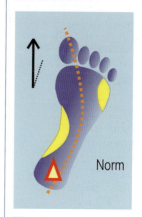

図8-2
蹴り返し時に足部ポジションが標準的であれば，膝関節軸（赤い矢印）は前方を向き，足圧中心軌跡（オレンジ色）は母趾に向かって走行する．足底板による足部の矯正は問題なく実現できる．

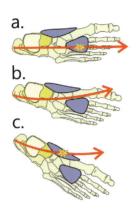

図 8-3
足部のアライメントにより足圧中心軌跡の走行が異なる．足底板のサポートエレメント上を足圧中心が通過すると，それが力学的な障害物となり歩行に支障をきたすことがある．
a：内旋位：横アーチパッドが障害となる．
b：正常な回旋位．
c：外旋位：縦アーチサポートが障害となる．

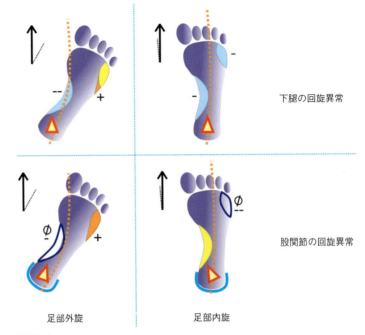

図 8-4
支持期において足部にアライメント異常があると，足底板エレメントが足部と膝関節軸（赤い矢印）の向きによっては運動を阻害することがあるため，必要に応じてエレメントの強弱を調整する必要がある（図中には＋－で表示）．

できない患者であるが，その場合，足圧中心軌跡がちょうど横アーチパッド上を通過している可能性があるため，足部が内旋位になっていないかを検査する価値は多分にある（図 8-3a）．

図 8-4 は，縦アーチサポート，後足部内側ウェッジ，前足部外側ウェッジについて計測したデータをもとに，足部ポジションがどのように変化するかを模式図として示している．下腿で発生する回旋異常と，股関節で発生する回旋異常は区別する．後者の場合，股関節の筋群が回旋に影響を与えることとなるため，通常は矯正しやすい．股関節の内旋筋と外旋筋のバランスを回復させるだけでもよい結果に結び付くことが多い．筋活動の変化によって立脚期で下肢の方向を変化させると，回旋位の増減が歩容の変化をもたらす．

これまでの足底板は主に力学的に作用するため，下肢の回旋異常については影響力が弱いとされてきた．新しい足底板のコンセプトは，筋群の反射性収縮またはトーヌス抑制にも取り組んでいる．知覚連動インサートや固有受容器インサートは回旋異常を抑制するとされ，筋収縮効果によって足部の自己安定化を促進し，歩行の障害となる足底板の力学的要素も含まない．ミッドスタンスにおいて，回外運動に対して安定をもたらす長腓骨筋を収縮させる知覚連動外側エレメントの効果は，筋電

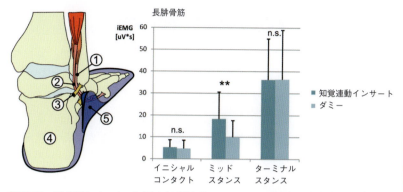

図 8-5　腓骨筋エレメント付き知覚連動インサートの長腓骨筋活動への作用
左：①短腓骨筋，②長腓骨筋，③支帯，④踵骨，⑤知覚連動スポットのポジショニング．
右：歩行の3つの相における長腓骨筋の筋活動；青色—知覚連動エレメント付き足底板，水色—比較のためのダミー足底板．ミッドスタンスにおいては統計的有意差が認められた(**)．

図検査によって実証されている(Ludwig et al, 2013a, b, 図 8-5). しかし, 知覚連動エレメントにほとんど反応をみせなかった被験者もおり, その場合, 足部接地時の内旋または外旋が顕著に大きかった. これらのケースにおいては, 反射応答を誘発するにはエレメントが筋に与えた力学的圧が十分ではなかったことが原因であると推考できる. したがって知覚連動インサートによる矯正の可能性を判定するためにも, 歩行分析においての足部の運動学(蹴り返し)を理解することが重要である.

B-2　足底板が足部ポジションに及ぼす影響

重度の足部内旋または外旋に対して足底板または靴の加工調整による矯正は慎重に考慮すべきである. この知覚連動(療法)では, 過度の外旋に対しては第1中足骨部分が"作用点"になるよう, 反対に過度の内旋に対しては第5中足骨部分が作用点になるよう調整する. 一般的にこういった矯正は, 以下の2つの場合に行われる. ①明確な医学的適応がある場合(例：歩行時の愁訴または不安定性), ②足部回旋の主要な原因が骨格ではない場合〔第2章 A-3(p.17), 第2章 C-1(p.46)〕. そのため, 場合によっては事前に検査を行う必要がある.

骨のねじれは標準から逸脱した歩容を引き起こすが, それは中枢神経系が当該関節構造の負荷を最小限にとどめようと試みるためである. いずれの場合においても, 足底板や靴などを使用した矯正ではバランス障害が発生しやすいため, 十分な医学的根拠が必要となる. 小児期の回旋異常は単なる発達の過程である可能性を考慮し, 強制的な矯正は行わない.

> 知覚連動インサートは筋活動を誘発する.

C 足底板による矯正と近位関節への影響

　足底板で足部のポジションを矯正することにより，近位関節，特に膝関節に影響を与えようとすることは珍しいことではない．足部と膝の運動の関連性については，すでに述べているが（第2章B-1, p.39），歩行分析による検査や記録は膝関節の回旋異常を最も適切に評価できるため，目標とする矯正が足底板によって達成されているか否かを判定する，有効な手段といえる．

C-1 膝関節内旋の改善

　中足部の過度の回内に連動して生じる膝の過度の内旋は，適切な縦アーチサポート/内側ウェッジ/載距突起サポートなどを備えた足底板によって改善することができる．

> - 膝蓋骨トラッキング，または膝蓋骨マーキングを利用して，膝関節内旋の大きさを記録し，アーチサポートを調整した矯正用足底板の着用時と比較してみる．

　実際のランナーが足底板を装着する場において，よく問題となっているのが足底板と靴の適合である．矯正効果を得るには，足底板がランニングシューズに力学的に適合しなければならない．たとえば，もともと内側縦アーチサポートが強い靴に，さらに内側縦アーチサポートの高い足底板を挿入すると過矯正となることが多く，後足部内反の増加と膝蓋骨の外旋を引き起こす．

> - 靴の着用時と非着用時の膝回旋を確認する．
> - ランニングシューズの足底板挿入時と非挿入時の膝回旋を確認する．

C-2 膝関節外旋の減少

　膝関節の過度の外旋は，膝蓋骨アライメント不良に関連している場合が多い．その原因が中足部の過度の回外や踵骨の内反であると考えられる場合には，外側を高くした足底板または靴による矯正が試される．また，過度の回外は知覚連動腓骨筋エレメントによって減少させることが可能なこと，そして膝運動への効果については，歩行分析によって検証されている．

C-3 膝関節内側裂隙の負担軽減

　膝関節内側裂隙が変性過程にある顕著な内反膝（O脚）には，靴や足底板の外側ウェッジ調整によって，内側関節裂隙の負担を力学的に軽減することを試みる．しかしこの矯正は，骨格を静的な視点で捉えた手法

内側アーチサポートは膝回旋に影響する．

であり，臨床的に外側ウェッジが適切であるかどうかを判断するには歩行分析を行うべきである．足部の外側全体を高くした場合，以下のようなバイオメカニクス的影響をもたらすことがある．

- 踵接地時の後足部の外反増加．
- 中足部の回内増加．
- 膝関節の内旋増加．

したがって外側ウェッジによる調整の前に，矯正せずに行う以下の計測を特に重視するべきである．

- 後足部の外反角．
- 回内の大きさ．
- 膝内旋の大きさ．

重度の膝関節内旋や中足部回内の患者には，外側ウェッジによる矯正は禁忌の可能性がある．そのような症例では，個々の歩行相で効果が出る矯正を推奨する（ねじり調整：踵部分は外側ウェッジ—中足部部分は内側ウェッジ—前足部部分は外側ウェッジ）．そしてそれらが足関節と膝関節の運動に及ぼす影響を歩行分析で確認する．

外側ウェッジを適用するには，膝の運動パターンを正確に知る必要がある．

文献

● A

(1) Alt, W.W. (2001): Biomechanische Aspekte der Gelenkstabilisierung - dargestellt am Beispiel des Sprunggelenks. 1. Aufl., C. Maurer Druck und Verlag, Geislingen
(2) Altman, A.R., Davis, I.S. (2012): Barefoot running: biomechanics and implications for running injuries. Curr. Sports Med Rep 11(5): 244-250
(3) Andriacchi, T.P., Ogle, J.A., Galante, J.O. (2004): Walking speed as a basis for normal and abnormal gait measurements. Journal of Biomechanics 10(4): 261-268
(4) Armstrong, D.G., Peters, E.J.G., Athanasiou, K.A., Lavery, L.A. (1998): Is there a critical level of plantar foot pressure to identify patients at risk for neuropathic foot ulceration? Journal of Foot and Ankle Surgery 37(4): 303-307
(5) Arndt, A., Brüggemann, G.P., Koebke, J., Segesser, B. (1999): Asymmetrical loading of the human triceps surae: I. Mediolateral force differences in the Achilles tendon. Foot Ankle Int 20: 444-449

● B

(6) Baierle (2003): Das patellofemorale Schmerzsyndrom - Vergleich physiotherapeutischer Behandlungsmethoden. Manuelle Therapie 7: 133-142
(7) Bambach, S., Anagnostakos, K., Deubel G., Kelm, J. (2006): Schienbeinkantensyndrom. Deutsche Zeitschrift für Sportmedizin 57(11/12): 282-283
(8) Bandholm, T., Boysen, L., Haugaard, S., Zebis, M.K., Bencke, J. (2008): Foot medial longitudinal-arch deformation during quiet standing and gait in subjects with medial tibial stress syndrome. J Foot Ankle Surg 47(2): 89-95
(9) Barreira, T.V., Rowe, D.A., Kang, M. (2010): Parameters of walking and jogging in healthy young adults. International Journal of Exercise Science 3(1): 4-13
(10) Barrett, R.S., Mills, P.M., Begg, R.K. (2010): A systematic review of the effect of ageing and fall history on minimum foot clearance characteriustics during level walking. Gait & Posture 32: 429-435

(11) Barton, C.J., Levinger, P., Webster, K.E., Menz, H.B. (2011): Walking kinematics in individuals with patellofemoral pain syndrome: A case-control study. Gait & Posture 33 (2): 286-291
(12) Barton, C.J., Bonanno. D., Levinger, P., Menz, H.B. (2010): Foot and ankle characteristics in patellofemoral pain syndrome: a case control and reliability study. J Orthop Sports Phys Ther 40(5): 286-296
(13) Bauby, C.E., Kuo, A.D. (2000): Active control of lateral balance in human walking. Journal of Biomechanics 33: 1433-1440
(14) Bauersfeld, K.H., Schröter, G. (1998): Grundlagen der Leichtathletik. 5. Aufl., Sportverlag, Berlin
(15) Baumgartner, R., Stinus, H. (2001): Die orthopädietechnische Versorgung des Fußes. 3. Aufl., Thieme, Stuttgart, New York
(16) Baumgartner, R., Möller, M., Stinus, H. (2011): Orthopädieschuhtechnik. 1. Aufl., C. Maurer Druck und Verlag, Geislingen
(17) Benoit, D.L., Ramsey, D.K., Lamontagne, M., Xu, L., Wretenberg, P., Renström, P. (2006): Effect of skin movement artifact on knee kinematics during gait and cutting motions measured in vivo. Gait & Posture 24 (2): 152-164
(18) Best, W. (2009): Elektronische Druckverteilungsmessung. Sonderheft Analysetechnik der Orthopädieschuhtechnik: 32-35
(19) Best, W. (2014): Cushioning: Soft is not always good. foot & shoe 2: 16-17
(20) Betsch, M., Schneppendahl, J., Dor, L., Jungbluth, P., Grassmann, J.P., Windolf, J., Thelen, S., Hakimi, M., Rapp, W., Wild, M. (2011): Influence of foot positions on the spine and pelvis. Arthritis Care Res (Hoboken) 63(12): 1758-1765
(21) Bhave, A., Paley, D., Herzenberg, J.E. (1999): Improvement in gail parameters after lengthening for the treatment of limb-length discrepancy. The Journal of Bone and Joint Surgery 81: 529-534
(22) Bizzini M. (2000): Sensomotorische Rehabilitation nach Beinverletzungen. Georg Thieme Verlag, Stuttgart
(23) Blake, R.L., Ferguson, H.J. (1993): Correlation between limb length discrepancy and

asymmetrical rearfoot position. Journal of the American Podiatric Medical Association 83(11): 625-633

(24) Bolívar, Y.A., Munuera, P.V., Padillo, J.P. (2013): Relationship between tightness of the posterior muscles of the lower limb and plantar fasciitis. Foot Ankle Int. 34(1): 42-48

(25) Bonacci, J., Vicenzino, B., Spratford, W., Collins, P. (2014): Take your shoes off to reduce patellofemoral joint stress during running. British Journal of Sports Medicine 48(6): 425-428

(26) Bonacci, J., Saunders, P.U., Hicks, A., Rantalainen, T., Vicenzino, B.G., Spratford, W. (2013): Running in a minimalist and lightweight shoe is not the same as running barefoot: a biomechanical study. British Journal of Sports Medicine 47(6): 387-392

(27) Borel, L., Harlay, F., Lopze, C., Magnan, J., Chays, A., Lacour, M. (2004): Walking performance of vestibular-defective patients before and after unilateral vestibular neurotomy. Behavioural Brain Research 150(1-2): 191-200

(28) Brinkmann, P., Frobin, W., Leivseth, G., Drerup, B. (2012): Orthopädische Biomechanik. Wissenschaftliche Schriften der Universität Münster. Reihe V, Band 2, 2. Auflage. Verlagshaus Monsenstein und Vannerdat, Münster

(29) Brody, D.M. (1982): Techniques in the evaluation and treatment of the injured runner. The Orthopedic Clinics of North America 13(3):541-558

(30) Brüggemann, G.-P. (2012): Wieviel Dämpfung braucht der Schuh? Symposium Fußform - Passform - Bestform, 18./19.09.2012, Alfeld, Germany

(31) Bruijn, S.M., Meijer, O.G., Beek, P.J., van Dieën, J.H. (2010): The effects of arm swing on human gait stability. Exp Biol. 213(Pt 23): 3945-3952

(32) Buckup, K. (2000): Klinische Tests an Knochen, Gelenken und Muskeln, 2. Aufl., Thieme, Stuttgart, New York

(33) Buldt, A.K., Murley, G.S., Butterworth, P., Levinger, P., Menz, H.B., Landorf, K.B. (2013): The relationship between foot posture and lower limb kinematics during walking: A systematic review. Gait and Posture 38(3): 363-372

● C

(34) Cahuzak, J.P., Vardon, D., Sales de Gauzy, J. (1995): Development of the clinical tibiofemoral angle in normal adolescents. J Bone Joint Surg [Br] 77-B: 129-732

(35) Calais-Germain, B. (2008): Anatomie der Bewegung, Marix Verlag, Wiesbaden

(36) Campanelli, V., Fantini, M., Faccioli, N., Pozzo, A., Cangemi, A., Sbarbati, A. (2011): Heel fat pad: a 3-D morphological study. Footwear Science 3 (S1): 22-23

(37) Cappozzo, A. (1991): The mechanics of human walking. In: Patla, A.E. (ed.): Adaptability of human gait. Advances in Psychology 78, North-Holland: 167-186

(38) Cappelini, G., Ivanenko, Y.P., Poppele, R.E., Lacquaniti, F. (2006): Motor patterns in human walking and running. J Neurophysiol 95: 3426-3437

(39) Carrier, D.R., Anders, C., Schilling, N. (2011): The musculoskeletal system of humans is not tuned to maximize the economy of locomotion, PNAS 2011, doi: 10.1073/pnas.1105277108

(40) Cavanagh, P.R., Morag, E., Boulton, A.J.M., Young, M.J., Deffner, K.T., Pammer, S.E. (1997): The relationship of static foot structure to dynamic foot function. Journal of Biomechanics 30(3): 243-250

(41) Cavanagh, P.R., Rodgers, M.M. (1987): The Arch Index: a useful measure from footprints. Journal of Biomechanics 20(5): 547-551

(42) Chai, H.-M. (2003): Biomechanics of running. Scriptum, National Taiwan University, School of Therapy

(43) Cham, R., Redfern, M.S. (2002): Changes in gait when anticipating slippery floors. Gait and Posture 15: 159-171

(44) Chambers, H.G., Sutherland, D.H. (2002): A practical guide to gait analysis. J Am Acad Orthop Surg 10(3): 222-231

(45) Chang, A., Hurwitz, D., Dunlop, D., Song, J., Cahue, S., Hayes, K., Sharma, L. (2007): The relationship between toe-out angle during gait and progression of medial tibiofemoral osteoarthritis. Ann Rheum Dis 66(10): 1271-1275

(46) Chang, M.D., Shaikh, S., Chau, T. (2009): Effect of treadmill walking on the stride interval dynamics of human gait. Gait & Posture 30(4): 431-435

(47) Chapman, M.W., Kurokawa, K.M. (1969): Some observations on the transverse rotations of the human trunk during locomotion. Bull prosthet Res 10-11: 38-59

(48) Chen, H., Nigg, B.M., Hulliger, M., Koning, J. (1995): Influence of sensory input on plantar pressure distribution. Clinical Biomechanics 10(5): 271-274

(49) Chi, K.J., Schmitt, D. (2005): Mechanical energy and effective foot mass during impact loading of walking and running. Journal of Biomechanics 38(7): 1387-1395

(50) Chockalingam, N., Chatterley, F., Healy, A.C., Greenhalgh, A., Branthwaite, H.R. (2012): Comparison of pelvic complex kinematics during treadmill and overground walking. Arch Phys Med Rehabil 93(12):

2302-2308

(51) Chow, J.W., Hemleben, M.E., Stokic, D.S. (2009): Effect of centerline-guided walking on gait characteristics in healthy subjects. Journal of Biomechanics 42(8): 1134-1137

(52) Chuter, V.H. (2010): Relationships between foot type and dynamic rearfoot frontal plane motion. J Foot Ankle Res 3:9, doi: 10.1186/1757-1146-3-9

(53) Cioska, F. (2000): Der optimale Laufschuh. Meyer & Meyer, Aachen

(54) Cornwall, M.W., McPoil, T.G. (1999): Relative movement of the navicular bone during normal walking. Foot Ankle Int 20(8): 507-512

(55) Cornwall, M.W., McPoil, T.G. (2011): Relationship between static foot posture and foot mobility. Journal of Foot and Ankle Research 4(4), doi 10.1186/1757-1146-4-4

(56) Crawford, F., Inkster, M., Kleijnen, J., Fahey, T. (2007): Predicting foot ulcers in patients with diabetes: a systematic review and meta-analysis. QJM 100(2): 65-86

● D

(57) Davis, B. (1996): Frequency content of normal and diabetic plantar pressure profiles: implications for the selection of transducer sizes. Journal of Biomechanics 29(7): 979-983

(58) Davys, H.J., Turner, D.E., Helliwell, P.S., Conaghan, P.G., Emery, P., Woodburn, J. (2005): Debridement of plantar callosities in rheumatoid arthritis: a randomized controlled trial. Rheumatology (Oxford) 44(2): 207-210

(59) Decupere, Y. (2000): Evaluation de la mobilité des articulations sacro-iliaques chez les sujets asymptomatiques à l' aide d' un digitaliseur tridimensionnel. Mémoire de Licence en Kinésithérapie et Réadaptation. Université Libre de Bruxelles

(60) Della Croce, U., Leardini, A., Chiari L. (2005): Human movement analysis using stereophotogrammetry. Part 4: Assessment of anatomical landmark displacement and its effect on joint kinematics. Gait and Posture 21: 226-237

(61) Deng. J., Joseph, R., Wong, Ch.K. (2010): Reliability and validity of the sit-to-stand navicular drop test: Do static measures of navicular height relate to the dynamic navicular motion during gait? Journal of Student Physical Therapy Research 2 (1): Article 3

(62) Deutsches Schuhinstitut (Hrsg.) (2010): Wie finde ich meinen passenden Schuh? - 10.400 Füße vermessen - damit Schuhe passen. Selbstverlag DSI, Offenbach

(63) De Wit, B., De Clercq, D., Aerts, P. (2000): Biomechanical analysis of the stance phase during barefoot and shod running. Journal of Biomechanics 33(3): 269-278

(64) Dickinson, J.A., Cook, S.D., Leinhardt, T.M. (1985): The measurement of shock waves following heel strike while running. Journal of Biomechanics 18(6): 415-422

(65) Dierks, T.A., Manal, K.T., Hamill, J., Davis, I.S. (2008): Proximal and distal influences on hip and knee kinematics in runners with patellofemoral pain during a prolonged run. J Orthop Sports Phys Ther 33: 448-456

(66) Dingwell, J.B., Cusumano, J.P. (2001): Local dynamic stability versus kinematic variability of continuous overground and treadmill walking. J Biomech Eng 123(1): 27-32

(67) Dixon, S.J., Collop, A.C., Batt, M.E. (2000): Surface effects on ground reaction forces and lower extremity kinematics in running. Med Sci Sports Exerc 32(11): 1919-1926

(68) Drerup, B., Beninghaus, T. (2002): Zur Reproduzierbarkeit der Messung des plantaren Spitzendrucks mit Insoles. Orthopädieschuhtechnik 12: 32-35

(69) Drerup, B., Beckmann, C., Wetz, H.H. (2003): Der Einfluss des Körpergewichts auf den plantaren Spitzendruck beim Diabetiker. Der Orthopäde 32: 199-206

(70) Dugan, S.A., Bhat, K.P. (2005): Biomechanics and analysis of running gait. Phys Med Rehabil Clin N Am 16: 6003-621

(71) Dusing, S.C., Thorpe, D.E. (2007): A normative sample of temporal and spatial gait parameters using the GAITRite® electronic walkway. Gait & Posture 25(1): 135-139

(72) Duval, K., Lam, T., Sanderson, D. (2010): The mechanical relationship between the rearfoot, pelvis and low-back. Gait and Posture 32(4): 637-640

● E

(73) Eastlack, M.E., Arvidson, J., Snyder-Mackler, l., Danoff, J.V., McGarvey, Ch.L. (1991): Interrater reliability of videotaped observational gait-analysis assessments. Physical Therapy 71 (6): 465-472

(74) Enoka, R.M. (2008): Neuromechanics of human movement. Human Kinetics, Champaign

(75) Ermel, J. (2009): Ohne viel Technik: Beobachtende Ganganalyse. Sonderheft Analysetechniken der Orthopädieschuhtechnik, 6-11

(76) Eslami, M., Begon, M., Farahpour, N., Allard, P.

(2007): Forefoot-rearfoot coupling patterns and tibial internal rotation during stance phase of barefoot versus shod running. Clinical Biomechanics 22(1): 74-80

(77) Exner, G.U. (1990): Normwerte in der Kinderorthopädie. 1. Aufl., Thieme, Stuttgart, New York

● F

(78) Fabry, G., MacEwen, G.D., Shands, A.R. (1973): Torsion of the femur. J Bone Joint Surg (Am) 55: 1726-1737

(79) Fairley, J.A., Sedjic, E., Chau, T. (2010): The effect of treadmill walking on the stride interval dynamics of children. Hum Mov Sci 29(6): 987-998

(80) Fan, Y., Fan, Y., Li, Z., Lv, C., Luo, D. (2011): Natural gaits of the non-pathological flat foot and high-arched-foot. PLoS One 6(3): e17749. Doi: 10.1371/journal.pone/0017749

(81) Fiolkowski, P., Brunt, D., Bishop, M., Woo, R., Horodyski, M. (2003): Intrinsic pedal musculature support of the medial longitudinal arch: an electromyography study. The Journal of Foot & Ankle Surgery 42(6): 327-332

(82) Fischer, W. (2009): Bewegungsanalyse: nicht nur auf Winkel schauen. Sonderheft Analysetechnik der Orthopädieschuhtechnik: 28-31

(83) Franettovich, M.M., McPoil, T.G., Russell, T., Skardoon, G., Vincenzino, B. (2007): The ability to predict dynamic foot posture from static measurements. J Am Podiatr Med Assoc 97(2): 115-120

(84) Fritsch, C., Haslbeck, M. (2004): Was leistet Pedographie? MMW-Fortschr Med 26: 631-634

(85) Fromme A., Winkelmann, F., Thorwesten, L., Reer, R., Jersoch, J. (1997): Pronationswinkel des Rückfußes beim Laufen in Abhängigkeit von der Belastung. Sportverletzung Sportschaden 11(2): 52-57

(86) Fuchs, R., Staheli, L.T. (1996): Sprinting and intoeing. Journal of Pediatric Orthopaedics 16(4): 489-491

● G

(87) Gage, J.R., Deluca, P.A., Renshaw, T.S. (1995): Gait analysis: principles and applications. J Bone Joint Surg Am 77: 1607-1623

(88) Göhner, U. (2000): Fit wie ein Turnschuh? Pressedienst der Eberhard-Karls-Universität Tübingen, 04/2000

(89) Götz-Neumann, K. (2011): Gehen verstehen. Ganganalyse in der Physiotherapie. 3. Aufl., Georg Thieme Verlag, Stuttgart, New York

(90) Gooding, G.A.W., Stress, R.M., Graf, P.M., Grunfeld, C. (1985): Heel pad thickness: determination by high resolution ultrasonography. J Ultrasound Med 4: 73-174

(91) Grabiner, M.D., Donovan, S., Bareither, M.L., Marone, J.R., Hamstra-Wright, K., Gatts, S., Troy, K.L. (2008): Trunk kinematics and fall risk of older adults: translating biomechanical results to the clinic. J Electromyogr Kinesiol 18: 197-204

(92) Grabiner, M.D., Pavol, M.J., Owings, T.M. (2002): Can fall-related hip fractures be prevented by characterizing the biomechanical mechanisms of failed recovery? Endocrine 17: 15-20

(93) Granacher, U., Bridenbaugh, S., Muehlbauer, T., Wehrle, A., Kressing, R.W. (2010a): Age-related effects on postural control under multi-tasking conditions. Gerontology 57(3): 247-255

(94) Granacher, U., Gruber, M., Foerderer, D., Strass, D., Gollhofer, A. (2010b): Effects of ankle fatigue on functional reflex activity during gait perturbations in young and elderly men. Gait & Posture 32(4): 107-112

(95) Granacher U. (2011): Balance and strength performance in children, adolescents and seniors. 1. Aufl., Verlag Dr. Kovac, Hamburg

(96) Gräßle, D., Heinrich, K. (2014): How do loads and time of day effect the foot and the medial longitudinal arch? foot & shoe 2: 33-38

(97) Grau, S., Muller, O., Baurle, W. (2000): Limits and possibilities of 2D video analysis in evaluating physiological and pathological foot rolling motion in runners. Sportverletzung Sportschaden 14: 107-114

(98) Grau, S., Baur, H., Horstmann, T. (2003): Pronation in der Sportschuhforschung. Deutsche Zeitschrift für Sportmedizin 54(1): 17-24

(99) Grifka, J. (2005): Einlagen, Schuhzurichtungen, orthopädische Schuhe. 4.Aufl., Thieme Verlag, Stuttgart, New York

(100) Guldemont, N.A., Leffers, P., Sanders, A.P., Emmen, H., Schaper, N.C., Walenkamp, G.H. (2006): Casting methods and plantar pressure: effects of custom-made foot orthoses on dynamic plantar distribution. J Am Podiatr Med Assoc 96(1): 9-18

(101) Günther, K.-P., Thielemann, F., Bottesi, M. (2003): Der vordere Knieschmerz bei Kindern und Jugendlichen. Orthopäde 32: 110-118

(102) Gustafsson, B. (2010): Laufschuhkonzepte: Die Schuhevolution 2010. Orthopädieschuhtechnik 5: 34-35

(103) Gustafsson, B., Heitz, I. (2010): Dämpfungsmessung von Laufschuhen. Orthopädieschuhtechnik 5: 36-38

H

(104) Hamill, J., Bates, B.T., Holt, K.G. (1992): Timing of lower extremity joint actions during treadmill running. Med Sci Sports Exerc 24(7): 807-813

(105) Hamill, J., van Emmerik, R.E.A., Heiderscheit, B.C., Li, L. (1999): A dynamical approach to lower extremity running injuries. Clinical Biomechanics 14: 297-308

(106) Hara, R., Sangeux, M., Baker, R., McGinley, J. (2014): Quantification of pelvic soft tissue artifact in multiple static positions. Gait & Posture 39(2): 712-717

(107) Harkema, S.J., Hurley, S.L., Patel, U.K., Requejo, P.S., Dobkin, B.H., Edgerton, V.R. (1997): Human lumbosacral spinal cord interprets loading during stepping. Journal of Neurophysiology 77: 797-811

(108) Hausdorff, J.M., Zemany, L., Peng, C.K., Goldberger, A.L. (1999): Maturation of gait dynamics: stride-to-stride variability and its temporal organization in children. Journal of Applied Physiology 86: 1040-1047

(109) Hayafune, N., Hayafune, Y., Jacob, H.A.C. (1999): Pressure and force distribution characteristics under the normal foot during the push-off phase in gait. The Foot 9(2): 88-92

(110) Headlee, D.L., Leonard, J.L., Hart, J.M., Ingersoll, C.D., Hertel, J. (2008): Fatigue of the plantar intrinsic foot muscles increases navicular drop. J Electromyogr Kinesiol 18(3): 420-425

(111) Heath, C.H., Staheli, L.T. (1993): Normal limits of knee angle in white children – genu varum and genu valgum. J Pediatr Orthop 13(2): 259-262

(112) Heidenfelder, J., Sterzing, T., Milani, T.L. (2010): Systematically modified crash-pad reduces impact shock in running shoes. Footwear Science 2(2): 85-91

(113) Hennig, E.M., Lafortune, M.A. (1991): Relationships between ground reaction force and tibial bone acceleration parameters. International Journal of Sport Biomechanics 7: 303-309

(114) Hepp, W.R., Debrunner, H.U. (2004): Orthopädisches Diagnostikum, 7. Aufl., Thieme Verlag, Stuttgart, New York

(115) Hermann, B. (1995): Form und Statik der Metatarsalköpfchenreihe beim Erwachsenen – sonographische und podometrische Untersuchung. Zeitschrift für Orthopädie und ihre Grenzgebiete 133(4): 335-340

(116) Herrington, L., Nester, C. (2004): Q-angle undervalued? The relationship between Q-angle and medio-lateral position of the patella. Clinical Biomechanics 19(10): 1070-1073

(117) Hintermann, B., Holzach, P. (1992): Sub-Achilles bursitis – a biomechanical analysis and clinical study. Zeitschrift für Orthopädie und ihre Grenzgebiete 130: 114-119

(118) Hirschmüller, A.N. (2004): Untersuchungen zur Analyse biomechanischer und neuromuskulärer Adaptationsprozesse der menschlichen Gang- und Laufbewegung. Dissertation, Medizinische Fakultät der Eberhard-Karls-Universität Tübingen

(119) Hirschmüller, A., Baur, H., Müller, S., Helwig, P., Dickhuth, H.H., Mayer, F. (2011): Clinical effectiveness of customized sport shoe orthoses for overuse injuries in runners: a randomised controlled study. British Journal of Sports Medicine 45(12): 959-965

(120) Höhne, A., Ali, S., Stark, C., Brüggemann, G.P. (2012): Reduced plantar cutaneous sensation modifies gait dynamics, lower-limb kinematic and muscle activity during walking. European Journal of Applied Physiology 6. PMID: 22391682

(121) Holden, J.P., Orsini, J.A., Siegel, K.L., Kepple, Th. M., Gerber, L.H., Stanhope, S.J. (1997): Surface movement errors in shank kinematics and knee kinetics during gait. Gait & Posture 5 (3): 217-227

(122) Horak, F.B., Dickstein, R., Peterka, R.J. (2002): Diabetic neuropathy and surface sway-referencing disrupt somatosensory information for postural stability in stance. Somatosensory and Motor Research 19: 316-326

(123) Horst, R. (2005): Motorisches Strategietraining und PNF. 1. Aufl., Thieme, Stuttgart, New York

(124) Hreljac, A., Imamura, R.T., Escamilla, R.F., Edwards, W.B. (2007): When does a gait transition occur during human locomotion? Journal of Sports Science and Medicine 6: 36-43

(125) Hreljac, A. (2004): Impact and overuse injuries in runners. Med Sci Sports Exerc. 36(5): 845-849.

(126) Hruska, R. (1998): Pelvic stability influences lower-extremity kinematics. Biomechanics (6/98): 23-29

(127) Huerta, J.P., Moreno, J.M.R., Kirby, K.A., Carmona, F.J.G, García, A.M.O. (2009): Effect of 7-degree rearfoot varus and valgus wedging on rearfoot kinematics and kinetics during stance phase of walking. Journal of the American Podiatric Medical Association 99(5): 415-421

(128) Hunt, A.E., Smith, R.M. (2004): Mechanics and control of the flat versus normal foot during the stance phase of walking. Clinical Biomechanics 19: 391-397

(129) Hunt, A.E., Fahey, A.J., Smith, R.M. (2000): Static measures of calcaneal deviation and arch angle as predictors of rearfoot motion during walking. Australian Journal of Physiotherapy 46: 9-16

(130) Hvid, I., Andersen, L.I. (1982): The quadriceps angle and its relation to femoral torsion. Acta Ortop Scand 53: 577-579

I

(131) Inman, V.T. (1966): Special article: Human locomotion. Can Med Assoc J 94: 1047-1054
(132) Ivanenko, Y.P., Poppele, R.E., Lacquaniti, F. (2006): Motor control programs and walking. The Neuroscientist 12(4): 339-348

J

(133) Jahss, M.H., Michelson, J.D., Desai, P., Kaye, R., Kummer, F., Buschmann, W., Watkins, F., Reich, S. (1992): Investigations into the fat pads of the sole of the foot: anatomy and histology. Foot Ankle 13: 233-242
(134) James, R. (2004): Considerations of movement variability in biomechanics research. In: Stergiou, N.: Innovative analysis of human movement. Human Kinetics, 29-62
(135) Janda, V. (2000): Manuelle Muskelfunktionsdiagnostik. 4. Aufl., Urban & Fischer, Elsevier, München
(136) Jöllenbeck, T. (2012): Bewegungsanalyse – wesentliches Element moderner sportmedizinischer Diagnostik. Deutsche Zeitschrift für Sportmedizin 63(3): 59-60
(137) Jørgensen, U. (1985): Achillodynia and loss of heel pad shock absorbency. American Journal of Sports Medicine 13(2): 128-132
(138) Jørgensen, U. Ekstrand, J. (1988): The significance of heelpad confinement for the shock absorption at heel strike. International Journal of Sports Medicine 9: 468-473
(139) Juhn, M.S. (1999): Patellofemoral pain syndrome: a review and guidelines for treatment. American Family Physician 60: 2012-2018

K

(140) Kapandji, I.A. (2009): Funktionelle Anatomie der Gelenke. 5. Auflage, Thieme, Stuttgart, New York
(141) Katoulis, E.C., Boulton, A.J., Raptis, S.A. (1996): The role of diabetic neuropathy and high plantar pressures in the pathogenesis of foot ulceration. Horm Metab Res 28(4): 159-164
(142) Kaufman, K.R., Sutherland, D.A. (2006): Kinematics of normal human walking. In: Rose J., Gamble, J.G.: Human walking. 3rd edition, 2006, Lippincott, Williams & Wilkins, Philadelphia, Baltimore, New York
(143) Kendall, F.P., Kendall, E.M., Provance, P.G. (2001): Muskeln - Funktionen und Test. 4. Aufl., Gustav Fischer, Stuttgart, New York
(144) Ker, R.F., Bennett, M.B., Bibby, S.R., Kester, R.C., Alexander, R.McN. (1987): The spring in the arch of the human foot. Nature 325(8): 147-149
(145) Kernozek, T.W., Greer, N.L. (1993): Quadriceps angle and rearfoot motion: relationships in walking. Arch Phys Med Rehabil 74(4): 407-410
(146) Kernozek, T.W., Torry, M.R., Vanh, H., Cowley, H., Tanner, S. (2005): Gender differences in frontal and sagittal plane biomechanics during drop landings. Med Sci Sports Exerc 37: 1003-1012
(147) Kersting, U.G., Brüggemann, G.P. (2006): Midsole material-related force control during heel-toe running. Research in Sports Medicine 14(1): 1-17
(148) Khamis, S., Yizhar, Z. (2007): Effect of feet hyperpronation on pelvic alignment in a standing position. Gait and Posture 25(1): 127-134
(149) Khandoker, A.H., Taylor, S.B., Karmakar, C.V., Begg, R.K., Palaniswami, M. (2008): Investigating scale invariant dynamics in minimum toe clearance variability of the young and elderly during treadmill walking. IEE Trans Neural Syst Rehabil Eng 16: 380-389
(150) Kimani, J.K. (1984): The structural and functional organization of the connective tissue in the human foot with reference to the histomorphology of the elastic fiber system. Acta Morphol Neerl Scand 22: 313-323
(151) Kirtley, C. (2006): Clinical gait analysis. Theory and practice. 2nd edition, Elsevier Churchill Livingstone, Edinburgh, London, New York
(152) Klein, P., Sommerfeld, P. (2004): Biomechanik der menschlichen Gelenke. 1. Aufl., Elsevier, Urban & Fischer, München
(153) Klein-Vogelbach, S. (1995): Gangschulung zur funktionellen Bewegungslehre. Rehabilitation und Prävention 16. Springer-Verlag, Berlin, Heidelberg
(154) Klein-Vogelbach, S. (1993): Funktionelle Bewegungslehre. 4. Aufl., Springer-Verlag, Berlin, Heidelberg
(155) Kobayashi, Y., Hobara, H., Matsushita, S., Mochimaru, M. (2014): Key joint characteristics of the gait of fallers identified by principal component analysis. Journal of Biomechanics 47: 2424-2429
(156) Kouchi, M., Kimura, M., Mochimaru, M. (2009): Deformation of foot cross-section shapes during walking. Gait & Posture 30: 482-486
(157) Kram, R., Powell, A.J. (1989): A treadmill-mounted force platform. Journal of Applied Physiology 67: 1692-1698
(158) Krames-de Quervain, I.A., Stüssi, E., Stacoff, A.

(2008): Ganganalyse beim Gehen und Laufen. Schweizerische Zeitschrift für Sportmedizin und Sporttraumatologie 56(2): 35-42

(159) Krauss, I., Valiant, G., Horstmann, T., Grau, S. (2010): Comparison of female foot morphology and last design in athletic footwear - are men's lasts appropriate for women? Res Sports Med. 18(2): 140-156

(160) Krauss, I. (2006): Frauenspezifische Laufschuhkonzeption - Eine Betrachtung aus klinischer, biomechanischer und anthropometrischer Sicht. Dissertation, Fakultät für Sozial- und Verhaltenswissenschaften, Universität Tübingen

(161) Kuo, A.D. (2002): The relative roles of feedforward and feedback in the control of rhythmic movements. Motor Control 6:129-145

L

(162) Labovitz, J.M., Yu, J., Kim, C. (2011): The role of hamstring tightness in plantar fasciitis. Foot Ankle Spec. 4(3): 141-144

(163) Lackmann, A. (2010): Lernen zu Laufen. Orthopädieschuhtechnik 5: 42-45

(164) Lafortune, M.A., Cavanagh, P.R., Sommer, H.J., Kalenak, A. (2005): Foot inversion-eversion and knee kinematics during walking. Journal of Orthopaedic Research 12(3): 412-420, doi:10.1002/jor.1100120314

(165) Lemke, M.R., Wendorff, T., Mieth, B., Buhl, K., Linnemann, M. (2000): Spatiotemporal gait patterns during over ground locomotion in major depression compared with healthy controls. J Psychiatr Res 34(4-5): 277-283.

(166) Levens, A.S., Inman, V.T., Blosser, J.A., (1948): Transverse rotation of the segments of the lower extremity in locomotion. J Bone Joint Surg 30-A: 859

(167) Levinger, P., Murley, G.S., Barton, C.J., Cotchett, M.P., McSweeny, S.R., Menz, H.B. (2010): A comparison of foot kinematics in people with normal- and flat-arched feet using the Oxford Foot Model. Gait & Posture 32(4): 519-523

(168) Lieberman, D.E. (2012): What can we learn about running from barefoot running: an evolutionary medical perspective. Exerc Sport Sci Rev 40(2): 63-72

(169) Lieberman, D.E., Venkadesan, M., Werbel, W.A., Daoud, A.I., D' Andrea, S., Davis, I.S., Mang' Eni, R.O., Pitsiladis, Y. (2010): Foot strike patterns and collision forces in habitually barefoot versus shod runners. Nature 463: 531-535, doi:10.1038/nature08723

(170) Lincoln, T.L., Suen, P.W. (2003): Common rotational variations in children. J Am Acad Orthop Surg 11(5): 312-320

(171) Liu, M.W., Hsu, W.C., Lu, T.W., Chen, H.L., Liu, H.C. (2010): Patients with type II diabetes mellitus display reduced toe-obstacle clearance with altered gait patterns during obstacle-crossing. Gait & Posture 31(1): 93-99

(172) Lohrer, H., Nauck, T. (2006): Das Supinationstrauma des Fußes. Eine Übersicht unter besonderer Berücksichtigung der calcaneocuboidalen Kapselbandverletzung. Dtsch Z Sportmed 57 (11/12): 271-276

(173) Loudon, J.K., Dolphino, M.R. (2010): Use of foot orthoses an calf stretching for individuals with medial tibial stress syndrome. Foot Ankle Spec 3 (1): 15-20

(174) Ludwig, O., Möhl, B., Nachtigall, W., Dillmann, U. (1999): Human walking stability and reaction to disturbances. In. Gantchev, N., Gantchev, G.: From basic motor control to functional recovery. Academic Publishing House, Sofia

(175) Ludwig, O. (2002): Untersuchungen zur Schrittphasenabhängigkeit von Hindernisvermeidungsreaktionen beim menschlichen Gang. Dissertation, Naturwissenschaftliche Fakultät III, Universität des Saarlandes

(176) Ludwig, O. (2003): Medizinisches Präventionstraining - Ganganalyse in der therapeutischen Praxis. Therapie + Praxis (3): 11 - 13

(177) Ludwig, O. (2009): Neue Ansatzpunkte in der Beurteilung von Haltungsschwächen bei Kindern und Jugendlichen. Die Säule 19(4): 172-177

(178) Ludwig, O. (2011): Anatomische und funktionelle Beinlängendifferenzen. Fuss und Schuh 137(5): 4-7

(179) Ludwig, O., Quadflieg, R., Koch, M. (2013a): Sensorimotor foot orthotics with peroneus spot - first electromyographic evidence proof. foot & shoe 2(2013): 13-16

(180) Ludwig, O., Quadflieg, R., Koch, M. (2013b): Einfluss einer sensomotorischen Einlage auf die Aktivität des M. peroneus longus in der Standphase. Dtsch Z Sportmed 64(3): 77-82

(181) Lunsford, B.R., Perry, J. (1995): The standing heel-rise test for ankle plantar flexion: criterion for normal. Physical Therapy 8: 694-698

M

(182) Maier, E., Killmann, M. (2003): Kinderfuß und Kinderschuh - Entwicklung der kindlichen Beine und Füße und ihre Anforderungen an fußgerechte Schuhe. 1. Aufl., Verlag Neuer Merkur, München

(183) Maiwald, C., Grau, S., Krauss, I., Mauch, M., Axmann, D., Horstmann, T. (2008): Reproducibility of plantar pressure distribution data in barefoot

running. Journal of Applied Biomechanics 24(1): 14-23

(184) Marquart, M. (2012): Laufen und Laufanalyse. 1. Aufl., Thieme, Stuttgart

(185) Matussek, J. (2013): Kinderorthopädie und Kindertraumatologie. 1. Aufl. Springer, Berlin, Heidelberg

(186) Mayer F., Grau, S. (2000): Achillessehnenbeschwerden im Laufsport – eine aktuelle Übersicht. Deutsche Zeitschrift für Sportmedizin 51: 161-167

(187) McClay, I.S., Manal, K. (1997): Coupling parameters in runners with normal and excessive pronation. Journal of Applied Biomechanics 13(1): 109-124

(188) McConell, J.S. (2002): Anterior knee pain. In: Brukner, P., Khan, K.: Clinical sports medicine. 2nd ed. McGraw, Hill

(189) McCrory, J.L., Young, M.J., Boulton, A.J.M., Cavanagh, P.R. (1997): Arch index as a predictor of arch height. The Foot 7: 79-81

(190) McPoil, T.G., Warren, M., Vicenzino, B., Cornwall, M.W. (2011): Variations in foot posture and mobility between individuals with patellofemoral pain and those in a control group. J Am Podiatr Med Assoc 101(4): 289-296

(191) McPoil, T.G., Cornwall, M.W. (1996): The relationship between static lower extremity measurements an rearfoot motion during walking. JOSPT 24(5): 309-314

(192) Medved, V. (2001): Measurement of human locomotion. 1st edition, CRC Press LLC, Boca Raton

(193) Meinecke, R., Gräfe, K. (2002): Bewegungs-, Längen- und Umfangmessungen. Neutral-Null-Durchgangsmethode. 4. Aufl., Lau-Verlag, Reinbek

(194) Michel, F.I., Kälin, X., Metzger, A., Campe, S. (2009): Wahrnehmung und Kundennutzen des funktionellen Sportschuhparameters „Torsion" am Laufschuh. Orthopädieschuhtechnik 5: 24-30

(195) Mickel, Ch., Schmidtbleicher, D. (2009): Vergleich des freien Gehens mit dem Gehen auf dem Laufband – eine EMG-Studie. Sportverletzung – Sportschaden 23(3): 133-137

(196) Miller, R.H., Lowry, J.L., Meardon, S.A., Gillette, J.C. (2007): Lower extremity mechanics of iliotibial band syndrome during an exhaustive run. Gait & Posture 26(3): 407-413

(197) Mizrahi, J., Verbitsky, O., Isakov, E. (2000a): Shock accelerations and attenuation in downhill and level running. Clinical Biomechanics 15: 15-20

(198) Mizrahi, J., Verbitsky, O., Isakov, E., Daily, D. (2000b): Effect of fatigue on leg kinematics and impact acceleration in long distance running. Human Movement Science 19: 139-151

(199) Molloy, J.M., Christie, D.S., Teyhen, D.S., Yeykal, N.S., Tragord, B.S., Neal, M.S., Nelson, E.S., McPoil, T. (2009): Effect of running shoe type on the distribution and magnitude of plantar pressures in individuals with low- or high-arched-feet. J Am Podiatr Assoc 99(4): 330-338

(200) Mueller, M.J., Host, J.V., Norton, B.J. (1993): Navicular drop as a composite measure of excessive pronation. J Am Podiatr Med Assoc 83: 198-202

(201) Murray, H.J., Young, M.J., Hollis, S., Boulton, A.J.M. (1996): The association between callus formation, high pressures and neuropathy in diabetic foot ulceration. Diabetic Medicine 13: 979-982

(202) Murray, M.P. (1967): Gait as a total pattern of movement. Am J Phys Med 46: 290-333

(203) Murley, G.S., Menz, H.B., Landorf, K.B. (2009a): A protocol for classifying normal- and flat-arched foot pressure for research studies using clinical and radiographic measurements. Journal of Foot and Ankle Research 2:22, doi: 10.1186/1757-1146-2-22

(204) Murley, G.S., Menz, H.B., Landorf, K.B. (2009b): Foot posture influences the electromyographic activity of selected lower limb muscles during gait. Journal of Foot and Ankle Research 2:35, doi: 10.1186/1757-1146-2-35

● N

(205) Nagel, A., Möller, U. (2014): Fuß-, Knie- und Hüftstabilität im Laufen – Abhängigkeiten und effektive Intervention. Deutsche Zeitschrift für Sportmedizin 65 (7-8): 202

(206) Natrup, J. (2008): Druckverteilungsmessungen in der Diabetikerversorgung. Orthopädieschuhtechnik 6: 30-34

(207) Nawoczenski, D.A., Saltzman, C.L., Cook, T.M. (1998): The effect of foot structure on the three-dimensional kinematic coupling behavior of the leg and rear foot. Phys Ther 78(4): 404-416

(208) Nester, C.J., Hutchkins, S., Bowker, P. (2000): Shank rotation: a measure of rearfoot motion during normal walking. Foot and Ankle 21: 578-783

(209) Nester, C. (2000): The relationship between transverse plane leg rotation and transverse plane motion at the knee and hip during normal walking. Gait & Posture 12(3): 251-256

(210) Nguyen, A.D., Shultz, S. (2007): Sex differences in clinical measures of lower extremity alignment. Journal of Orthopaedic & Sports Physical Therapy 37(7): 389-398

(211) Nielsen, R.O., Bulst, I., Parner, E.T., Nohr, E.A., Soerensen, H., Lind, M., Rasmussen, S. (2014): Foot pronation is not associated with increased injury risk

in novice runners wearing a neutral shoe: a 1-year prospective cohort study. Br J Sports Med 48(6): 440-447

(212) Nietert, M. (1977): Das Kniegelenk des Menschen als biomechanisches Problem. Biomedizinische Technik 22(1-2): 13-21

(213) Nigg, B.M., Lüthi, S. (1980): Bewegungsanalysen beim Laufschuh. Sportwissenschaft 3: 309-320

(214) Nigg, B.M., Bahlsen, A.H. (1988): Influence of heel flare and midsole construction on pronation, supination and impact forces for heel-toe running. International Journal of Sport Biomechanics 4: 205-219

(215) Nigg, B.M., Segesser,B. (1992): Biomechanical and orthopedic concepts in sport shoe construction. Med Sci Sports Exerc 14: 595-602

(216) Nigg, B.M., Cole, G., Nachbauer, W. (1993): Effects of arch height of the foot on angular motion of the lower extremities in running. Journal of Biomechanics 26: 909-916

(217) Nigg, B.M., De Boer, R.W., Fisher, V. (1995): A kinematic comparison of overground and treadmill running. Med Sci Sports Exerc 27: 98-105

(218) Nigg, B.M. (2001): The role of impact forces and foot pronation: A new paradigm. Clin J Sport Med 11: 2-9

(219) Nikooyan, A.A., Zadpoor, A.A. (2011): Mass-spring-damper modelling of the human body to study running and hopping – an overview. Proc Inst Mech Eng H 225(12):1121-1135

(220) Niu, W., Yang, Y., Fan, Y., Ding, Z., Yu, G. (2008): Experimental modeling and biomechanical measurement of flatfoot deformity. IFMBE Proceedings 19: 133-138

(221) Nixon, M.S., Tan, T., Chellappa, R. (2010): Human identification based on gait. Springer Science + Business Media Inc., New York

(222) Novacheck, T.F. (1998): The biomechanics of running. Gait & Posture 7: 77-95

(223) Nüesch, C., Huber, C., Romkes, J., Göpfert, B., Camathias, C. (2010): Anwendungsmöglichkeiten der instrumentierten Gang- und Bewegungsanalyse in der Klinik, der Forschung und im Sport. Sport Ortho Trauma 26:158-164

(224) Nurse, M.A., Hulliger, M., Wakeling, J.M., Nigg, B., Stefanyshyn, D.J. (2005): Changing the texture of footwear can alter gait parameters. J Electromyography Kindesiology 15(5): 496-506

● O

(225) Obens, T., Becker, N. (2004): Die Gait-Linie als Beurteilungskriterium. Orthopädieschuhtechnik 7/8: 22-24

(226) Öberg, T., Karsznia, A., Öberg, K. (1994): Joint angle parameters in gait: reference data for normal subjects, 10-79 years of age. J Rehabil Res Dev 31(3): 199-214

(227) Öberg, T., Karsznia, A., Öberg, K. (1993): Basic gait parameters: reference data for normal subjects, 10-79 years of age. J Rehabil Res Dev 30(2): 210-223

● P

(228) Paolini, M., Mangone, M., Fratocchi, G., Murgia, M., Saraceni, V.M., Santilli, V. (2010): Kinematic and kinetic features of normal level walking in patellofemoral pain syndrome: More than a sagittal plane alteration. Journal of Biomechanics 43: 1794-1798

(229) Patla, A.E. (ed.) (1991): Adaptability of human gait. Implications for the control of locomotion. Advances in Psychology 78. North-Holland, Amsterdam, New York

(230) Patla, A.E., Greig, M. (2006): Any way you look at it, successful obstacle negotiation needs visually guided on-line foot placement regulation during the approach phase. Neuroscience Letters 397: 110-114

(231) Pedowitz, W.J., Kovatis, P. (1995): Flatfoot of the adult. Journal of the American Academy of Orthopaedic Surgeons 3(5): 293-302

(232) Perry J.E., Hall, J.O., Davis, B.L. (2002): Simultaneous measurement of plantar pressure and shear forces in diabetic individuals. Gait & Posture 15: 101-107

(233) Perry, J. (2003): Ganganalyse – Norm und Pathologie des Gehens. 1. Aufl. Urban & Fischer, München, Jena

(234) Perry, J., Burnfield, J.M. (2010): Gait analysis: normal and pathological function. 2nd edition. SLACK Incorporated, Thorofare

(235) Perry, S.D., Lafortune, M.A. (1995): Influences of inversion / eversion of the foot upon impact loading during locomotion. Clinical Biomechanics 10(5): 253-257

(236) Petersen, W., Ellermann, A. (2011): Multimodales Therapiekonzept – das patellofemorale Schmerzsyndrom beim Sportler. Medical sports network 02.11: 18-22

(237) Peterson, L., Renström, P. (2002): Verletzungen im Sport. 3. Aufl., Deutscher Ärzte Verlag, Köln

(238) Pohl, M.B., Rabbito, M., Ferber, R. (2010): The role of tibialis posterior fatigue on foot kinematics during walking. J Foot Ankle Res 20(3): 6

(239) Pohl, M.B., Messenger, N., Buckley, J.G. (2007): Forefoot, rearfoot and shank coupling: effect of

variations in speed and mode of gait. Gait & Posture 25(2): 295-302
(240) Pomarino, D., Stock, S., Zörnig, L., Meincke, P., Walter, C., Klawonn, L. (2011): Therapie des habituellen Spitzfußgangs mittels Typisierung und Stufenkonzept. Orthopädie Technik 7:520-526
(241) Pomarino, D., Kühl, F., Pomarino, A. (2007): Der Innenrotationsgang - Spezielle Ursache Anteversion des Acetabulums. Physiotherapie med 3
(242) Powers, C.M. (2003): The influence of altered lower-extremity kinematics on patellofemoral joint dysfunction: a theoretical perspective. The Journal of Orthopaedic and Sports Physical Therapy 33(11): 639-646

● Q

(243) Quaqish, J.H., McLean, S.M. (2010): Foot type and tibialis anterior muscle activity during the stance phase of gait: A pilot study. International Journal of Physiotherapy and Rehabilitation 1(1): 19-29
(244) Queen, R.M., Mall, N.A., Hardaker, W.M., Nunley, J.A. (2007): Describing the medial longitudinal arch using footprint indices and a clinical grading system. Foot & Ankle International 28(4): 456-462

● R

(245) Radler, Ch., Kranzl, A., Manner, H.M., Höglinger, M., Ganger, R., Grill, F. (2010): Torsional profile versus gait analysis: Consistency between the anatomic torsion and the resulting gait pattern in patients with rotational malalignment of the lower extremity. Gait & Posture 32(3): 405-410
(246) Razeghi, M., Batt, M.E. (2002): Foot type classification: a critical review of current methods. Gait & Posture 15: 282-291
(247) Reule, C.A. (2010): Das subtalare Gelenk als Risikofaktor - Der Einfluss der subtalaren Gelenkachse und der Fußanatomie auf die Entstehung von Überlastungsfolgen der unteren Extremität, svh-Verlag, Saarbrücken
(248) Richards, C.E., Magin, P.J., Callister, R. (2009): Is your prescription of distance running shoes evidence-based? British Journal of Sports Medicine 43(3): 159-162
(249) Riskowski, J.L., Dufour, A.B., Hagedorn, T.J., Hillstrom, H.J., Casey, V.A., Hannan, M.T. (2013): Associations of foot posture and function to lower limb extremity pain: results from a population-based foot-study. Arthritis Care Res (Hoboken) 65(11): 1804-1812

(250) Robbins, S., Waked, E., Allard, P., McClaran, J., Krouglicof, N. (1997): Foot position awareness in younger and older men: the influence of footwear sole properties. J Am Geriatr Soc 45(1): 61-66
(251) Robbins, S., Gouw, G.J., McClaran, J., Waked, E. (1993): Protective sensation of the plantar aspect of the foot. Foot Ankle 14(6): 347-352
(252) Rodgers, M.M. (1995): Dynamic foot biomechanics. Journal of Orthopaedic & Sports Physical Therapy 21(6): 306-316)
(253) Rodgers, M.M. (1988): Dynamic biomechanics of the normal foot and ankle during walking and running. Physical Therapy 68(12): 1822-1830
(254) Rose J., Gamble, J.G. (2006): Human walking. 3rd edition, Lippincott, Williams & Wilkins, Philadelphia, Baltimore, New York
(255) Rosenbaum, D., Lorei, T. (2003): Einfluss der Drucksensorgröße auf Parameter der plantaren Fußbelastung - ein pedographischer Vergleich zweier Druckmessplattformen. Biomedizinische Technik 48: 166-169
(256) Rothbart, B.A. (2006): Relationship of functional leg-length discrepancy to abnormal pronation. Journal of the American Podiatric Medical Association 96 (6): 499-504
(257) Ryan M., Elashi, M., Newsham-West, R., Taunton, J. (2013): Examining injury risk and pain perception in runners using minimalist footwear. British Journal of Sports Medicine Dec 19. doi: 10.1136/bjsports-2012-092061

● S

(258) Sajko, S.S., Pierrynowskis, M.R. (2005): Influence of treadmill design on rearfoot pronation during gait at different speeds. Journal of the American Podiatric Medical Association 95(5): 475-480
(259) Salenius, P, Vankka, E. (1975): The development of the tibiofemoral angle in children. J Bone Joint Surg Am. 57: 259-61
(260) Saltzman, C.L., Nawoczenski, D.A. (1995): Complexities of foot architecture as a base of support. Journal of Orthopaedic & Sports Physical Therapy 21(6): 354-360
(261) Samson, M.M., Crowe, A., de Vreede, P.L., Dessens, J.A., Duursma, S.A., Verhaar, H.J. (2001): Differences in gait parameters at a preferred walking speed in healthy subjects due to age, height and body weight. Aging (Milano) 13(1): 16-21
(262) Saunders, J.B., Inman, V.T., Eberhard, H.D. (1953): The major determinants in normal and pathological gait. J Bone Joint Surg 35-A: 543
(263) Savelberg, H.H.C.M., Vorstenbosch, M.A.T.M.,

Kamman E.H. (1998) Intra-stride belt-speed variation affects treadmill locomotion. Gait & Posture 7: 26-34

(264) Schmeltzpfenning, T. (2006): Laufanalyse: 2D oder 3D? - Vergleichende Untersuchung der Kinematik bei Läufern ohne Beschwerden und Läufern mit iliotibialem Bandsyndrom. 1. Aufl., C. Maurer Verlag, Geislingen (Steige)

(265) Schneider, F. (2006): Korpuskuläre und enkapsulierte Nervenendigungen im Bereich der Fußsohle des Menschen. Dissertation. Medizinische Fakultät der Julius-Maximilians-Universität, Würzburg

(266) Schneider, M. (2009): Möglichkeiten und Grenzen der Übertragbarkeit kinetischer und kinematischer Kriterien der beobachtenden Ganganalyse auf die Laufanalyse. Master Thesis, Universität Salzburg. Grin-Verlag

(267) Schomacher, J. (2003): SIG - Handeln trotz fehlender Evidenz? Manuelle Therapie 7: 197-208

(268) Scott, G., Menz, H.B., Newcombe, L. (2007): Age-related differences in foot structure and function. Gait & Posture 26: 68-75

(269) Seber, S., Hazer, B., Köse, N., Göktürk, E., Günal, I., Turgut. A. (2000): Rotational profile of he lower extremity and foot progression angle: computerized tomographic examination of 50 male adults. Arch Orthop Trauma Surg 120: 255-258

(270) Segesser, B., Nigg, B.M. (1980): Insertionstendinosen am Schienbein, Achillodynie und Überlastungsfolgen am Fuß - Ätiologie, Biomechanik, therapeutische Möglichkeiten. Orthopäde 9: 207-214

(271) Sheehan, F.T., Derasari, A., Fine, K.M., Brindle, T.J., Alter, K.E. (2010): Q-angle and J-sign: indicative of maltracking subgroups in patellofemoral pain. Clin Orthop Relat Res 468(1): 266-275

(272) Shumway-Cook, A., Woollacott, M.H. (2011): Motor control. 4 th edition, Wolters Kluwer Health, Lippincott Williams & Wilkins, Philadelphia

(273) Siegele, J., Horstmann, T., Bunc, V., Shifta, P., Verle, S., Nieß, A. (2010): Zusammenhang zwischen einseitiger Beckenfehlstellung und funktionell bedingten Knieschmerzen am Beispiel des Langstreckenlaufs. Sportverletzung Sportschaden 24(3): 144-149

(274) Sobel, E., Levitz, S., Caselli, M., Brentnall, Z., Tran, M.Q. (1999): Natural history of the rearfoot angle: preliminary values in 150 children. Foot Ankle Int 20(2): 119-125

(275) Soderberg, G.L. (1986): Kinesiology: Application to pathological motion. Williams & Wilkins, Baltimore

(276) Souza, Th.R., Pinto, R.Z., Trede, R.G., Kirkwood, R.N., Pertence, A.E., Fonseca, S.T. (2009): Late rearfoot eversion and lower-limb internal rotation caused by changes in the interaction between forefoot and support surface. Am Pod Med Assoc 99 (6): 503-511

(277) Souza, Th.R., Pinto, R.Z., Trede, R.G., Kirkwood, R.N., Fonseca, S.T. (2010): Temporal couplings between rearfoot-shank complex an hip joint during walking. Clinical Biomech 25 (7): 745-748

(278) Spooner, S.K., Smith, D.K., Kirby, K.A. (2010): In-shoe pressure measurement and foot-orthosis research: a giant leap forward or a step too far? J Am Podiatr Med Assoc 100(6): 518-529

(279) Stacoff, A., Kälin, X. (1983): Pronation and sport shoe design. In: Nigg, B.M., Kerr, B.A.: Biomechanical aspects of sport shoes and playing surfaces. Calgary 1983, 143-151

(280) Staheli, L.T., Corbett, M., Wyss, C., King, H. (1985): Lower-extremity rotational problems in children. Journal of Bone and Joint Surgery 67-A(1): 39-47

(281) Stanek, J.M., McLoda, T.A., Csiszer, V.J., Hansen, A.J. (2011): Hip- and trunk-muscle activation patterns during perturbed gait. J Sport Rehabil 20(3): 287-295

(282) Stolze, H., Kuhtz-Buschbeck, J.P., Mondwurf, C., Boczek-Funcke, A., Jöhnk, K., Deuschl, G., Illert, M. (1997): Gait analysis during treadmill and overground locomotion in children and adults. Electroencephalography and Clinical Neurophysiology 105(6): 490-497

(283) Stolze, H., Kuhtz-Buschbeck, J.P., Mondwurf, C., Jöhnk, K., Friege, L. (1998): Retest reliability of spatiotemporal gait parameters in children and adults. Gait & Posture 7(2): 125-130

(284) Sun, P.C., Shih, S.L., Chen, Y.L., Hsu, Y.C., Yang, R.C., Chen, C.S. (2011): Biomechanical analysis of foot with different foot arch heights: a finite element analysis. Comput Methods Biomech Biomed Engin 1: 1-7

(285) Sutherland, D.H., Olshen, R., Cooper, L., Woo, S.L. (1980): The development of mature gait. J Bone Joint Surg Am 62: 336-353

(286) Sutherland, D. (1997): The development of mature gait. Gait & Posture 6 (2): 163-170

(287) Sutherland, D. (1996): Dimensionless gait measurements and gait maturity. Gait & Posture 4(3): 209-211

● T

(288) Taga, G. (1998): A model of the neuro-musculo-skeletal system for anticipatory adjustment of human locomotion during obstacle avoidance. Biological Cybernetics 78(1): 9-17

(289) Tartaruga, M.P., Cadore, E.L., Alberton, C.L., Nabinger, E., Tartaruga, L.A.P., Ávila, A.O.V., Kruel,

L.F.M. (2010): Comparison of protocols for determining the subtalar joint angle. Acta Ortop Bras 18(3): 122-126

(290) Tateuchi, H., Wada, O., Ichihashi, N. (2011): Effects of calcaneal eversion on three-dimensional kinematics of the hip, pelvis and thorax in unilateral weight bearing. Hum Mov Sci 30(3): 566-573

(291) Tönnis, D., Heinecke, A. (2009): Verringerte Pfannenanteversion und Schenkelhalsantetorsion verursachen Schmerz und Arthrose (Teil 2: Ätiologie, Diagnostik und Therapie), Zeitschrift für Orthopädie und ihre Grenzgebiete, Band 137, Heft 2, Seite 160-167

(292) Tönnis. D., Skamel, H.J. (2003): Besonderheiten bei der Bestimmung der Hüftpfannenanteversion und Schenkelhalsantetorsion durch Computertomographie, Radiologe 2003-43: 735-739

(293) Turner, D.E., Helliwell, P.S., Emery, P., Woodburn, J. (2006): The impact of rheumatoid arthritis on foot function in the early stages of disease: a clinical case series. BMC Musculoskeletal Disorders 7: 102

● U

(294) Uhlmann, K. (1996): Lehrbuch der Anatomie des Bewegungsapparates. 4. Aufl., Quelle & Meyer, Wiesbaden

● V

(295) Valerius, K.P., Frank, A., Kolster, B.C., Hirsch, M.C., Hamilton, C., Lafont, E.A. (2002): Das Muskelbuch. 1. Aufl., Hippokrates, Stuttgart

(296) Van Boerum, D.H., Sangeorzan, B.J. (2003): Biomechanics and pathophysiology of flat foot. Foot Ankle Clin N Am 8: 419-430

(297) Van de Crommert, H.W.A.A., Mulder, T., Duysens, J. (1998): Neural control of locomotion: sensory control of the central pattern generator and its relation to treadmill training. Gait & Posture 7: 251-263

(298) Van de Putte, M., Hagemeister, N., St.Onge, N., Parent, G., de Guise, J.A. (2006): Habituation to treadmill walking. Bio-Medical Materials and Engineering 16(1): 43-52

(299) Van Gheluwe, B., Tielemans, R., Roosen, P. (1995): The influence of heel counter rigidity on rearfoot motion during running. Journal of applied biomechanics 11: 47-67

(300) Vaughan, C.L. (1984): Biomechanics of running gait. Critical Reviews of Biomedical Engineering 12(1): 1-48

(301) Veves, A., Fernando, D.J.S., Walewski, P., Boulton, A.J.M. (1991): A study of plantar pressures in diabetic clinic population. The Foot 1(2): 89-92

(302) Vtasalo, J.T., Kvist, M. (1983): Some biomechanical aspects of the foot and ankle in athletes with and without shin splints. Am J Sports Med 11(3): 125-130

● W

(303) Waaijman, R., Bus, S.A. (2012): The interdependency of peak pressure and pressure-time integral in pressure studies on diabetic footwear: No need to report both parameters. Gait & Posture 35: 1-5

(304) Walther, M. (2011a): Der Fersenschmerz beim Sportler. Orthopädie-Report. 22: 13-20

(305) Walther, M. (2011b): Platt- und Hohlfuß – Fußfehlstellungen, Verletzungen und Überlastungsreaktionen im Laufsport. medical sports network 05.11: 12-16

(306) Walther, M. (2012): Natural Running. Dtsch Z Sportmed 63: 91-92

(307) Walter, M. (2005): Gang- und Laufbandanalyse der unteren Extremität. In: Engelhardt, M., Krüger-Franke, M., Pieper, H.G., Siebert, C.H. (Hrsg.): Sportverletzungen – Sportschäden. 1. Aufl, 2005, Thieme Verlag, Stuttgart, New York

(308) Warne, J.P., Kilduff, S.M., Gregan, B.C., Nevill, A.M., Moran, K.A., Warrington, G-D. (2013): A 4-week instructed minimalist running transition and gait-retraining changes plantar pressure and force. Scand J Med Sci Sports 7. doi: 10.1111/sms.12121

(309) Warren, B.L., Jones, C.J. (1987): Predicting plantar fasciitis in runners. Med Sci Sports Exerc 19: 71-73

(310) Waryasz, G.R., McDermott, A.Y. (2008): Patellofemoral pain syndrome (PFPS): a systematic review of anatomy and potential risk factors. Dyn Med Jun 26: 7-9

(311) Wheelwright, E.F., Minns, R.A., Law, H.T., Elton, R.A. (1993a): Temporal and spatial parameters of gait in children I: normal control data. Development Medicine & Child Neurology 35(2): 102-113

(312) Wheelwright, E.F., Minns, R.A., Law, H.T., Elton, R.A. (1993b): Temporal and spatial parameters of gait in children II: pathological gait. Development Medicine & Child Neurology 35(2): 114-125

(313) White, S., Yack, H.J., Tucker, C.A., Lin, H.Y. (1998): Comparison of vertical ground reaction forces during overground and treadmill walking. Medicine and Science in Sports and Exercise 30(10): 1537-

(314) Whittle, M.A. (2007): Gait analysis: an introduction. Fourth Edition. Butterworth Heinemann, Elsevier

(315) Williams, A., Nester, C. (2010): Footwear and foot orthosis. First edition. Churchill Livingstone Elsevier, Edinburgh, London, New York

(316) Williams, D.S. 3rd, Davis, I.M., Scholz, J.P., Hamill, J., Buchanan, T.S. (2004): High-arched runners exhibit increased leg stiffness compared to low-arched runners. Gait and Posture 19(3): 263-269

(317) Willson, J.D., Petrowitz, I., Butler, R.J., Kernozek, T.W. (2012): Male and female gluteal muscle activity and lower extremity kinematics during running. Clin Biomech (Bristol, Avon) 27(10): 1052-1057

(318) Willy, R.W., Davis, I.S. (2014): Kinematic and kinetic comparison of running in standard and minimalist shoes. Med Sci Sports Exerc 46(2): 318-323

(319) Winter, D.A. (2009): Biomechanics and motor control of human movement. 4 th edition, John Wiley & Sons, Hoboken, New Jersey

(320) Wolf, S., Simon, J., Patikas, D., Schuster, W., Armbrust, P., Döderlein, L. (2008): Foot motion in children shoes: a comparison of barefoot walking with shod walking in conventional and flexible shoes. Gait & Posture 27(1): 51-59

(321) Wolf, U. (2001): Angewandte Manuelle Therapie. 1. Aufl., Urban & Fischer, München, Jena

(322) Wolff, H.D. (1996): Neurophysiologische Aspekte des Bewegungssystems. 3. Aufl., Springer, Berlin, Heidelberg, New York

(323) Woodburn, J., Udupa, J.K., Hirsch, B.E., Wakefield, R.J., Helliwell, P.S., Reay, M., O' Connor, P., Budgen, A., and Emery, P. (2002): The geometric architecture of the subtalar and midtarsal joints in rheumatoid arthritis based on magnetic resonance imaging. Arthritis Rheum 46: 3168-3177

(324) Woollacott, M. (1993): Age-related changes in posture and movement. The Journals of Gerontology 48 (Special Issue): 56-60

(325) Wosk, J., Voloshin. A. (1981): Wave attenuation in skeletons of young healthy persons. J Biomechanics 14: 261-267.

(326) Wren, T.A.L., Rethlefsen, S.A., Healy, B.S., Do, K.P., Dennis, S.W., Kay, R.M. (2005): Reliability and validity of visual assessments of gait using a modified physician rating scale for crouch and foot contact. J Pediatr Orthop 25(5): 646-650

(327) Wren, T.A.L., Gorton, G.E., Ounpuu, S., Tucker, C.A. (2011): Efficiacy of clinical gait analysis: a systematic review. Gait & Posture 34(2): 149-153

(328) Wülker, N. (2000): Untersuchung des oberen und unteren Sprunggelenks in der Sportmedizin. Deutsche Zeitschrift für Sportmedizin 51(2): 65-66

(329) Wydra, G. (2003): Zur Effektivität verschiedener Dehntechniken unter besonderer Berücksichtigung von Seitenunterschieden. Krankengymnastik – Zeitschrift für Physiotherapeuten, 55: 788-795

(330) Wydra, G. (2004): Zur Problematik von Normen in der Bewegungstherapie. Krankengymnastik – Zeitschrift für Physiotherapeuten, 56: 2280-2289

● Y

(331) Yizhar, Z., Boulos, S., Inbar, O., Carmeli, E. (2009): The effect of restricted arm swing on energy expenditure in healthy men. Int J Rehabil Res 32(2): 115-123

(332) Young, M.J., Cavanagh, P.R., Thomas, G., Johnson, M.M., Murray, H., Boulton, A.J.M. (1992): The effect of callus removal on dynamic foot pressures in diabetic patients. Diabetic Medicine 9 (1): 55-57

● Z

(333) Zafiropoulos, G., Prasad. K.S., Kouboura, T., Danis, G. (2009): Flat foot and femoral anteversion in children – a prospective study. Foot (Edinb) 19(1): 50-54

(334) Zapf, J. (2011): Überlastungsbeschwerden beim Ausdauersport. http://www.loges.de/files/tmp/Überlastungsbeschwerden_beim_Ausdauersportler.pdf

(335) Zatsiorky, V.M., Werner, S.L., Kaimin, M.A. (1994): Basic kinematics of walking. Step length and step frequency. A review. J Sports Med Phys Fitness 34(2): 109-134

(336) Zehr, E.P., Duysens, J. (2004): Regulation of arm and leg movement during human locomotion. Neuroscientist 10(4): 347-361

(337) Zukunft-Huber, B. (2005): Der kleine Fuß ganz groß – dreidimensionale manuelle Fußtherapie bei kindlichen Fußfehlstellungen. 1. Aufl., Urban & Fischer, München, Jena

付録1
歩行分析において確認するべきポイント

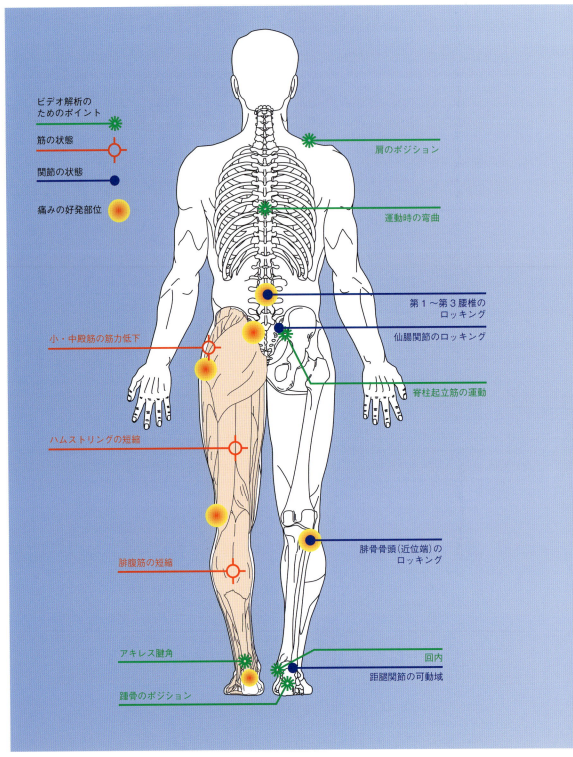

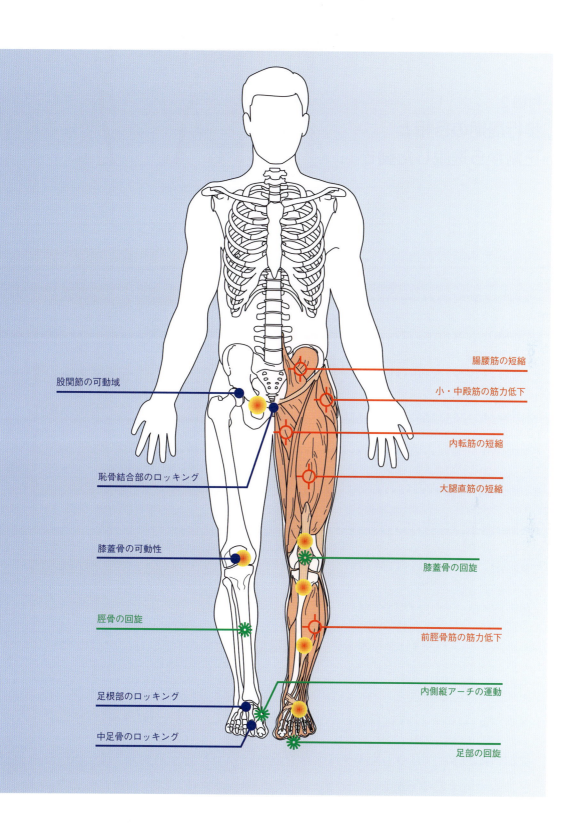

付録 229

付録2
歩行周期の各相と正常から逸脱した動き

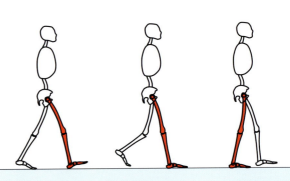

	initial contact イニシャル コンタクト	loading response ローディング レスポンス	mid stance ミッド スタンス
大腿四頭筋の筋力低下		体幹の前屈	
股関節内転筋群の短縮	足部の内旋		膝の内旋
股関節外転筋群の筋力低下			
前捻股	足部の内旋		膝の内旋
後捻股	足部の外旋		膝の外旋
股関節屈筋群の短縮			骨盤前傾
膝の回旋		膝蓋骨の内旋	
前脛骨筋の筋力低下			
下腿の内旋	足部の内旋		膝の外旋
下腿の外旋	足部の外旋		膝の内旋
後足部のポジション	内反/外反		
距腿関節の可動域			
中足部の運動		回内/回外	
中足趾節関節の可動域			

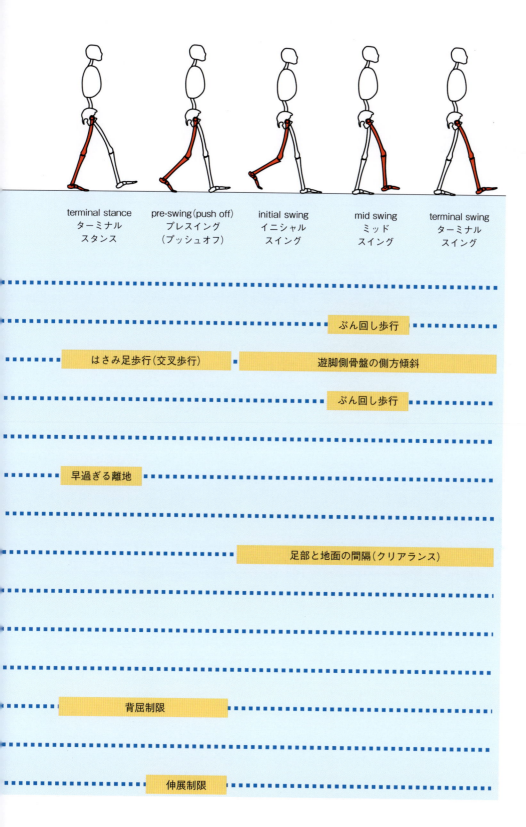

付録 3-1

歩行分析シート 1

姓：.............................. 名：..............................
生年月日：.............................. 男性/女性
検査日：.............................. 検者名(担当者名)：..............................
既往歴：..............................
....
....

距離〔cm〕	A	A/B	速度〔cm/秒〕
時間〔秒〕	B	A/C	歩幅〔cm〕
歩数	C	C/B	ケイデンス〔歩数/秒〕

歩幅　　左：[　　]〔cm〕　　右：[　　]〔cm〕　　　　歩隔 [　　]〔cm〕

歩行速度〔cm/秒〕　　　　　　　　男性
40 50 60 70 80 90 100 110 120 130 140 150 160 170 180

歩行速度〔cm/秒〕　　　　　　　　女性
40 50 60 70 80 90 100 110 120 130 140 150 160 170 180

ケイデンス〔歩数/秒〕　　　　　　男性
1.2 1.3 1.4 1.5 1.6 1.7 1.8 1.9 2.0 2.1 2.2 2.3 2.4 2.5 2.6

ケイデンス〔歩数/秒〕　　　　　　女性
1.2 1.3 1.4 1.5 1.6 1.7 1.8 1.9 2.0 2.1 2.2 2.3 2.4 2.5 2.6

歩幅〔cm〕　　　　　　　　　　　男性
50 52 54 56 58 60 62 64 66 68 70 72 74 76 78

歩幅〔cm〕　　　　　　　　　　　女性
42 44 46 48 50 52 54 56 58 60 62 64 66 68 70

参照値(Öberg et al, 1993 より)

所見：..............................
....
....
....

付録 3-2

歩行分析シート 2-1

姓： .... 名： ....

生年月日： .... 男性/女性

検査日： .... 検者名(担当者名)： ....

既往歴： ....
....
....

静的検査

足部タイプ	左	右	歩行分析で注目するポイント
	☐ 開張足 ☐ 外反足 ☐ 垂下足 ☐ 凹足 ☐ 内転足 ☐ 内反足 ☐	つま先立ちテスト で矯正可能 ☐ はい ☐ いいえ	☐ 開張足 ☐ 外反足 ☐ 垂下足 ☐ 凹足 ☐ 内転足 ☐ 内反足	つま先立ちテスト で矯正可能 ☐ はい ☐ いいえ	
	OK	OK	
足趾の変形	第1趾 第2趾 第3趾 第4趾 第5趾 ☐ ☐ ☐ ☐ ☐	第1趾 第2趾 第3趾 第4趾 第5趾 ☐ ☐ ☐ ☐ ☐	
	OK	OK	
足部の形状	エジプト型 ☐ ○○○○● ローマ型 ☐ ○○○●● ギリシャ型 ☐ ○○○●○ ○	●○○○○ ☐ エジプト型 ●●○○○ ☐ ローマ型 ○●○○○ ☐ ギリシャ型 ○	
中足趾節関節の 可動域	伸展(背屈) OK	OK 伸展(背屈)	
	○	○	
距腿関節の 可動域	背屈 OK	OK 背屈	
	○	○	
	底屈 OK	OK 底屈	
	○	○	
ねじれ 前足部/後足部	前足部回内 OK	OK 前足部回内	

付録 233

付録 3-3

歩行分析シート 2-2

姓: .... 名: ....

検査日: .... ページ 2

静的検査

	左	右	歩行分析で注目するポイント

下腿の回旋 .... o OK | OK .... o
- □ 外旋   □ 外旋
- □ 内旋   □ 内旋

膝関節（大腿脛骨角）
- □ 外反膝 OK | OK □ 外反膝
- □ 内反膝   □ 内反膝
- ICA 顆間距離 IMA 果間距離   ICA 顆間距離 IMA 果間距離
- □ 反張膝   □ 反張膝

股関節
大腿骨頸部前捻角   大腿骨頸部前捻角
.... o OK | OK .... o

骨盤
骨盤前傾   骨盤前傾
.... o OK | OK .... o
- □ 片側前傾   □ 片側前傾
- □ 片側前方回旋 □ 片側前方回旋
- □ 側方傾斜   □ 側方傾斜
.... mm OK | OK .... mm
前面からの判定は可能か?   前面からの判定は可能か?
　□ はい □ いいえ　　　□ はい □ いいえ

背面
- □ 脊柱前弯症　腰椎
- □ 脊柱後弯症　胸椎
- □ フラットバック　胸椎
- □ 頸椎過前弯　頸椎
OK

□ ウエスト三角の増大   □ ウエスト三角の増大

脊柱側弯症 左凸   脊柱側弯症 右凸
□ 腰椎 □ 胸椎 OK | OK □ 腰椎 □ 胸椎

肩
- □ 翼状肩甲   OK | OK   □ 翼状肩甲
- □ 肩が下方へ傾斜   □ 肩が下方へ傾斜
- □ 肩が前方へ突出   □ 肩が前方へ突出

付録 3-4

歩行分析シート 2-3

姓: .... 名: ....

検査日: .... ページ 3

筋の分析

腸腰筋
	左	右
OK	■	■
短縮	□	□
重度の短縮	□	□

股関節外転筋
	左	右
OK	■	■
筋力低下	□	□
重度の筋力低下	□	□

大腿直筋
	左	右
OK	■	■
短縮	□	□
重度の短縮	□	□

前脛骨筋
	左	右
OK	■	■
筋力低下	□	□
重度の筋力低下	□	□

後脛骨筋
	左	右
OK	■	■
筋力低下	□	□
重度の筋力低下	□	□

脊柱起立筋
	左	右
OK	■	■
筋力低下	□	□
重度の筋力低下	□	□

股関節内転筋
	左	右
OK	■	■
短縮	□	□
重度の短縮	□	□

大腿二頭筋
	左	右
OK	■	■
短縮	□	□
重度の短縮	□	□

腓腹筋
	左	右
OK	■	■
短縮	□	□
重度の短縮	□	□

ヒラメ筋
	左	右
OK	■	■
短縮	□	□
重度の短縮	□	□

機能不全

付録 3-5

歩行分析シート 2-4

姓: .... 名: ....

検査日: .... ページ 4

動的検査

　　　　　　　　　　　　　　左　　　　　　右　　　　　　　　　　　　　　機能不全

プレスイング

蹴り出し　　　　☐ 第1　　[OK]
(中足骨頭)　　　☐ 第2/ 第3
　　　　　　　　☐ 第4/ 第5

中足趾節関節の伸展 _____°
　　　　☐ 制限

後足部 _____° ☐ 内反 ☐ 外反

イニシャルコンタクト

[OK] 後足部 _____° ☐ 内反 ☐ 外反

接地　☐ 外側　　☐ 踵
　　　☐ 中央　　☐ 中足部
　　　☐ 内側　　☐ 前足部

距腿関節 外側から計測 _____°

歩幅 _____cm

イニシャルスイング

距腿関節 外側から計測 _____°　[OK]
　　☐ 過度の底屈

膝の回旋
☐ 内旋 ☐ ニュートラル ☐ 外旋

ローディングレスポンス

[OK] 足部ポジション _____° ☐ 内旋
　　　　　　　　　　　　　　☐ 外旋

歩隔 _____cm
　　　　☐ はさみ足歩行

後足部 _____° ☐ 内反 ☐ 外反

回内　☐ 過度　☐ 回外

膝の角度 外側から計測 _____°

ミッドスイング

クリアランス _____ cm　　　[OK]
　　☐ クリアランスの減少

膝関節 外側から計測 _____°
☐ ぶん回し歩行

上後腸骨棘の低下 _____°
　　☐ 過度の低下
　　☐ デュシェンヌ跛行

上後腸骨棘のリサージュ図形
　　☐ 対称　☐ 非対称

ミッドスタンス

[OK] Q角 _____° ☐ 外反 ☐ 内反

膝蓋骨の回旋
☐ 内旋 ☐ ニュートラル ☐ 外旋

距腿関節の背屈 _____°
　　　　☐ 制限

☐ 過度の骨盤前傾
☐ 体幹前屈

ターミナルスイング

膝関節 外側から計測 _____°　[OK]
膝　☐ 屈曲　☐ 伸展

☐ ぶん回し歩行

股関節 外側から計測 _____°
　　☐ 制限

大腿の運動
☐ 内旋 ☐ ニュートラル ☐ 外旋

ターミナルスタンス

[OK] 距腿関節の背屈 _____°
　　　　☐ 制限

中足趾節関節の伸展 _____°
　　　　☐ 制限

☐ 後足部が体幹の下にあるか
☐ 前足部に対する後足部のねじ
　　れが不足しているか

後足部 _____° ☐ 内反 ☐ 外反

付録 3-6

歩行分析シート 2-5

姓: .... 名: ....

検査日: .... ページ 5

動的検査

左　　　　　　　　右　　　　　　　　　　　　　　機能不全

イニシャルコンタクト

後足部 _____°　☐ 内反　☐ 外反　OK

接地　☐ 外側　☐ 踵
　　　☐ 中央　☐ 中足部
　　　☐ 内側　☐ 前足部

距腿関節 外側から計測 _____°

歩幅 _____ cm

プレスイング

OK　蹴り出し　　　　☐ 第 1
　　（中足骨頭）　　☐ 第 2/第 3
　　　　　　　　　　☐ 第 4/第 5

中足趾節関節の伸展 _____°
　　　　☐ 制限

後足部 _____°　☐ 内反　☐ 外反

ローディングレスポンス

足部ポジション _____°　☐ 内旋　OK
　　　　　　　　　　　　☐ 外旋

歩隔 _____ cm
　　☐ はさみ足歩行

後足部 _____°　☐ 内反　☐ 外反

回内　☐ 過度　☐ 回外

膝関節 外側から計測 _____°

イニシャルスイング

OK　距腿関節 外側から計測 _____°
　　　　☐ 過度の底屈

膝の回旋
☐ 内旋　☐ ニュートラル　☐ 外旋

ミッドスタンス

Q 角 _____°　　☐ 外反　☐ 内反　OK

膝蓋骨の回旋
☐ 内旋　☐ ニュートラル　☐ 外旋

距腿関節の背屈 _____°
　　　☐ 制限

☐ 過度の骨盤前傾
☐ 体幹前屈

ミッドスイング

OK　クリアランス _____ cm
　　　　☐ クリアランスの減少

膝関節 外側から計測 _____°
☐ ぶん回し歩行

上後腸骨棘の低下 _____°
　　　☐ 過度の低下
　　　☐ デュシェンヌ跛行

上後腸骨棘のリサージュ図形
　　　☐ 対称　☐ 非対称

ターミナルスタンス

距腿関節の背屈 _____°　OK
　　　☐ 制限

中足趾節関節の伸展 _____°
　　　☐ 制限

☐ 後足部が体幹の下にあるか
☐ 前足部に対する後足部のねじれが
　不足しているか

後足部 _____°　☐ 内反　☐ 外反

ターミナルスイング

OK　膝関節 外側から計測 _____°

膝　☐ 屈曲　☐ 伸展

☐ ぶん回し歩行

股関節 外側から計測 _____°
　　　☐ 制限

大腿の運動
☐ 内旋　☐ ニュートラル　☐ 外旋

索引

太字は主要な説明がある頁を示す．

欧文

●数字・ギリシャ
1分間の歩数　113
2点間角度　92
3点間角度　93
α角　95
β角　**95**, 148, 166, 175, 197
γ角　94, 147, 166, 174, 199

●A
anterior superioriliac spine：ASIS　16
arch index：AI　15

●C
center of pressure：COP　69
central pattern generator：CPG　1, 139
compartment syndrom　178

●D
DARPA　2
double support　128

●F
femur-tibia-angle：FTA　16
foot posture index：FPI　14
foot progression angle　97

●G・H
gait line　69
heel rocker　**131**, 141, 164
Hunter's hat-petella　181

●I
initial contact　64, 72, **130**, 140, 144, 161, 166
initial swing　**136**, 156
intercondylar distance：ICD　16
intermalleolar distance：IMD　16

●L・M
loading response　104, **131**, 145, 166

maximal peak pressure：MPP　67
medial collapse　46, 167
mid stance　**133**, 151, 161
mid swing　**137**, 142, 157

●N
navicular drop　41, 75
navicular index：NI　14
normal force　64
nutation　11, **44**, 80, 187

●O
over crossing　111, 147
O 脚　16, **150**, 187

●P
patello-femorales schmerz syndrom：PFPS　181
posterior superior iliac spine：PSIS　23, 56
pre-swing　**135**, 155, 161
push off　34, 37, 64, **134**, 143, 153, 167

●Q・R
Q 角　16, **96**, 151
runner's hip　187
runner's knee　183

●T・X
terminal stance　**134**, 153
terminal swing　**138**, 159
Tiptherm 検査器　39
toe-in　46, 97, 124, 146, 182
two-toe-sign　146, 176
X 脚　16, **145**, 181

和文

●あ
アーチサポート　208
アーチ指数　14
アウトライン，背面の　29
アキレス腱角　**95**, 148, 166, 175, 197

アキレス腱痛　155
アライメント，肩の　28
アライメント異常　8, 145
　──，膝の　145
アンバランス，筋の　28
あぶみ　130, 140
圧合力　70
圧作用面　70
圧受容体，皮膚の　4

●い
イニシャルコンタクト　64, 72, **130**, 140, 144, 161, 166
　──，走行分析　166
イニシャルスイング　**136**, 156
インソール型システム，ペドバログラフィー　58
いぼ　172

●う
ウィンドラス機構　36
ウィンドラス効果　**144**, 153
ウエスト三角　26
ウェッジ　208
うなずき運動　12, **44**, 80, 187
右腓骨神経麻痺　82
腕の振子運動　**139**, 167
　──，走行分析　167
運動学　207
運動シーケンス　118
運動プログラム　1, 5
運動力学　207

●え
エジプト型足　15
エネルギー回生　10
遠近歪曲　97
遠心性　4
遠心性収縮　10

●お
凹足　15, 76, **149**, 174
凹足歩行　72
音叉テスト　38
温度感覚　39

●か

カップリングモーション　50, 198
下腿角　95
下腿三頭筋の短縮　33
加速度　5
加速度運動　66
可動域テスト　36
仮想圧作用点　69
仮想体重　66
果間距離　16
顆間距離　16
回外　40
回旋　25
回旋異常　17
回転モーメント　28
回内　11, 39, 40
回内運動　41
回内角度　41
回内サポート　50, 196
開張足　15, 69, 73, 146, 170, 205
潰瘍形成のリスク　67
外旋，異常な　49
外側ウェッジ　208
外転筋筋力低下　35
外反　40
外反凹足　76
外反膝　16, 145, 181
外反足　15, 42, 77
外反扁平足　45
外反母趾　15, 171
踵接地　140
学習プロセス　1
片側補高　23
肩（上肢帯）の回旋　139
感覚的フィードバック　2
関節角度再現テスト　39
関節受容器　4
関節モビリゼーション　80
関節リウマチ　190
緩衝特性　72

●き

キャリブレーション　60
キャリブレーションボード　88
ギリシャ型足　15
機械受容器　4
機能的脚長差　23, 45
騎乗，足趾の　15
脚長差　23, 55, 80, **82**
脚長補正　23
求心性　4
距舟関節　41

距腿関節　38, 81, 175
　――の可動性　38
　――の愁訴　175
強剛母趾　37, 172
棘突起　27
筋収縮　10
筋電図検査　116
筋疲労　7
筋紡錘　4

●く

クッショニング　195
クラッシュパッド　195
クリアランス　137, 142, 192
クリティカルフェーズ　140
クロートゥ　15
空間分解能　58

●け

ケイデンス　105, 111, 113
蹴り返し運動　198
蹴り返しの特性　59
蹴り出し期　34, 37, 64, **134**, 143, 153, 167
脛骨内側症候群　178
脛骨捻転角　46

●こ

ゴニオメーター　39
ゴルジ腱器官　4
股関節外転筋の筋力低下　35
股関節屈筋短縮テスト　32
股関節屈筋の短縮　31
股関節内転筋群　185
股関節内転筋短縮テスト　35
股関節の回旋　20
固有受容　4
固有受容器インサート　210
固有受容性感覚障害　157
交叉性歩行　36
拘縮，仙腸関節の　80
拘縮，中足部の　79
後脛骨筋症候群　177
後足部の角度　14
後捻股　54
骨格サポート，足底板　209
骨格的脚長差　23
骨盤前傾　25, 56
　――，小児　125
骨盤前傾角　26
骨盤側方傾斜　23
骨盤のねじれ　23, 25, 45

●し

ショパール関節　41, 201
シンスプリント　178
しびれ感　69
支持期　127
姿勢矯正ベルト　29
視覚情報　5
視差　93
趾騎乗症　171
軸のアライメント異常　52
膝蓋大腿疼痛症候群　25, 118, 181
膝蓋軟骨軟化症　181
膝関節屈筋　36
膝痛　180
受容体　4
舟状骨指数　14
舟状骨低下　41, 75, 149
終末強制回旋運動　181
小児期の内旋歩行　47
小児の歩行分析　47, 124
衝撃緩衝機能　8, 194
踵骨角　14, 94, 147, 199
踵骨隆起外側突起　18
踵足　15
踵足棘　174
踵立方関節　41
上後腸骨棘　23
上前腸骨棘　16
触覚　38
身体緩衝メカニズム　12
身体センサー　5
振動感覚　38
深部感覚　4
尋常性疣贅　172

●す

スクエア型足　15
水平回旋　103
水疱　64
垂下足　74, 147
垂直位　161
垂直抗力　64

●せ

セグメント間角度　93
センサー　4
セントラルパターンジェネレータ　1
せん断力　64, 67
生体認証，歩容による　2
生理的X脚　16
制御ループ　6
静的アライメント　13
静的クローズドループ制御　21

静的なアライメント異常　181
脊柱　11
脊柱前弯症　24, 56
脊椎後弯症　44
仙腸関節　80
尖足　15
尖足歩行　83, 125
　——, 小児　125
前足部回外可動域　37
前足部回内可動域　37
前足部接地　82
前庭器官　5
前捻角　54
前捻股　54

●そ
鼠径部痛症候群　184
走行分析　161
総腓骨神経麻痺　82
足圧中心　69
足圧中心軌跡　59, 69, 198, 209
足角　97
足関節捻挫　78
足趾球ランナー　203
足趾変形　15
足底圧計測プレート　58, 62
足底圧分布　57, 61
足底腱膜炎　174
足底最大ピーク圧　67
足底全面接地　72
足底板
　　59, 164, 165, 207, 208, 209, 211, 212
足部アーチ　10
足部アライメント異常　50
足部回外可動域　37
足部回旋位　115
足部外旋角　46
足部回内可動域　37
足部衝撃緩衝機能　11
足部進行角　46
足部接地　163
足部長軸　19
足部の外反扁平　24
足部の解剖学的長軸　18
足部の機能的長軸　18

●た
ターミナルスイング　138, 159
ターミナルスタンス　134, 153
たこ（胼胝）　73, 190
多発性神経炎　191
多発性ニューロパチー　141
体幹のポジション，走行分析　168

大腿筋膜張筋　32, 187
大腿脛骨角　16
大腿骨頸部前捻角　20
大腿骨軸　19
大腿直筋　32
大内転筋　34
代償運動　83
縦アーチサポート　10, 208
短内転筋　34

●ち
知覚障害　38
知覚連動　31
知覚連動インサート　7, 141, 210
知覚連動エレメント　208
恥骨筋　34
中枢パターン発生器　139
中足骨骨頭　67
中足骨痛症　170
中足骨パッド　31
中足趾節関節の可動性　37
中足部回内運動　208
中足部関節のロッキング　173
長趾屈筋　34
長短腓骨筋　34
長内転筋　34
長母趾屈筋　34
腸脛靭帯炎　183
腸脛靭帯摩擦症候群　183
腸腰筋　32

●つ
椎間板　11
槌趾，足趾の　15

●て
デュシェンヌ徴候　36, 104, 168
デュシェンヌ跛行　186
底屈　43
底屈筋の筋力低下　34

●と
トーヌス抑制　210
トラジェクトリ　98
トレッドミル歩行　97, 105
トレンデレンブルグ徴候　55, 168
　——　陽性　36
トレンデレンブルグテスト　35, 186
投影誤差　93
糖尿病足　58, 67, 190
動的クローズドループ制御　21

●な
内旋，異常な　47
内旋歩行　46, 124, 146, 182
　——, 小児　124
内側ウェッジ　208
内側縦アーチ　14
内側縦アーチ構造　10
内転筋　35
内転足　15, 78
内反　40
内反膝　16, 149
内反小趾　74
内反足　15, 78
軟骨軟化症　181

●に
ニューテーション　11, 44, 80, 187
ニュートラルポジション　25
ニューロパチー　191

●の
脳漿　11
脳震とう　8
脳脊髄液　11

●は
ハムストリングの短縮　36
バジス　74
バネ運動　11
パチニ小体　4
パッセンジャー　98
パテラトラッキング　104
パンヌス　190
はさみ足歩行　111, 147
跛行，筋力低下による　186
背屈　42
薄筋　34
裸足ランニング　163, 200
反張膝　30
半月板　10
半腱様筋　34
半膜様筋　34

●ひ
ヒールカウンター　201, 208
ヒールカップ　208
ヒールストライク走法　164
ヒールパッド　195
ヒールロッカー　131, 141, 164
ヒラメ筋　33
ピエゾ抵抗式計測システム　65
皮下脂肪組織　9
飛翔期　161

索引　241

腓腹筋　33, 34
膝の内旋　104
膝折れ　11

●ふ
ファインチューニング　1
フォアフット走法　165, 193, 203
フォアフットロッカー　139, 143, 165
フットスキャナー　57
フットプリント　14, 57
フラットバック　29
フラットフット走法　164
ブループリント　14
プッシュオフ　34, 37, 64, 134, 143, 153, 167
　――, 走行分析　167
プレスイング　135, 155, 161
　――, 歩行　161
プログラミングプロセス　1
プロトラクト　29
ぶん回し運動　49
ぶん回し歩行　142, 157

●へ
ベアフットシューズ　200
ペドバログラフィー　14, 57
平均外旋角　46
平衡感覚　5
片側骨盤アライメント異常　55
変形性膝関節症　180
扁平足　15, 42, 72, 76
胼胝（べんち）　73, 190

●ほ
ポドメーター　57

ポリニューロパチー　191
歩隔　97, 111, 138
歩行角　46, 97
歩行周期　59, 127
歩行相　127
歩行速度　113
歩行の動力学　57
歩行プロセス　5
歩行分析, 小児　123
歩幅　97, 112
歩容　2
歩容パラメータ　118
縫工筋　32

●ま
マイスナー小体　4
末梢神経障害　191

●み
ミッドスイング　**137**, 142, 157
ミッドスタンス　**133**, 151, 161
ミッドソール構造　194
ミニマルシューズ　200

●め
メカノレセプター　1, 130
メディアルコラプス　46, 167
メルケル細胞　4

●も
モーメント計測　42
モノフィラメント　38

●ゆ・よ
床反力　58, 116

床反力計　116
床反力ベクトル　116, 139
遊脚期, 走行分析　167
予備活性　11
腰椎前弯　24
腰椎軟性コルセット　30
横アーチパッド　208, 210

●ら
ラテラルシフト　176
ランナーズニー　183
ランナーズヒップ　187
ランニングシューズ　193

●り
リウマチ　189
リサージュ図形　98
力学的カップリングモーション　140
立位分析　13
立脚期　127
両脚支持期　128

●る・れ
ルフィニ小体　4
レバーアーム　**39**, 42, 55, 139, 194

●ろ
ローディングレスポンス　104, **131**, 145, 166
　――, 走行分析　166
ローマ型足　15
ロコモーター　98
ロッカーファンクション　164
ロッキング, 仙腸関節の　102